# 新时代健康湖北发展与展望
## ——湖北健康政策与管理学术论文集

U0251305

主　审　高忠明（湖北省预防医学会

副主审　杨连第（湖北省预防医学会）

主　编　方鹏骞（华中科技大学）

副主编　张　强（华中科技大学）

　　　　张　敏（襄阳市第一人民医院）

　　　　毛宗福（武汉大学）

　　　　李　阳（湖北省疾病预防控制中心）

　　　　徐育松（湖北省妇幼保健院）

　　　　李习平（湖北中医药大学）

基金来源：国家社会科学基金重大项目（15ZDC037）

华中科技大学出版社
http://www.hustp.com
中国·武汉

# 内 容 简 介

在"健康中国"战略的引领下,湖北省以"健康湖北"为突破口,全省卫生健康事业改革发展成效显著,为确保全面建成小康社会打下了坚实的健康基础。本书总结了湖北省卫生健康事业改革的相关经验,紧扣我国医改新形势、新政策,内容包括总论、健康管理与健康促进、医疗保障体系构建、公立医院改革、分级诊疗体系构建、公共卫生与疾病预防、"互联网＋"医疗卫生服务七个部分,通过鲜明的见解、典型的案例、翔实的数据展示了湖北省健康政策与管理领域专家和学者们对"健康"这一重大民生问题的思考与求索。

本书可供各级卫生健康行政人员,各级各类医疗机构管理人员,疾病预防与公共卫生、卫生监督、妇幼保健等领域的工作人员,以及各类高校相关专业的专家学者和研究生等学习与参考。

**图书在版编目(CIP)数据**

新时代健康湖北发展与展望:湖北健康政策与管理学术论文集/方鹏骞主编.—武汉:华中科技大学出版社,2019.6
ISBN 978-7-5680-5282-5

Ⅰ.①新… Ⅱ.①方… Ⅲ.①医疗保健事业-湖北-文集 Ⅳ.①R199.2-53

中国版本图书馆 CIP 数据核字(2019)第 097172 号

新时代健康湖北发展与展望
——湖北健康政策与管理学术论文集                     方鹏骞  主编
Xinshidai Jiankang Hubei Fazhan yu Zhanwang
——Hubei Jiankang Zhengce yu Guanli Xueshu Lunwenji

策划编辑:居   颖
责任编辑:张   琳
封面设计:廖亚萍
责任校对:阮   敏
责任监印:徐   露
出版发行:华中科技大学出版社(中国·武汉)        电话:(027)81321913
　　　　　武汉市东湖新技术开发区华工科技园        邮编:430223
录　　排:华中科技大学惠友文印中心
印　　刷:北京虎彩文化传播有限公司
开　　本:710 mm×1000 mm  1/16
印　　张:18
字　　数:372 千字
版　　次:2019 年 6 月第 1 版第 1 次印刷
定　　价:88.00 元

本书若有印装质量问题,请向出版社营销中心调换
全国免费服务热线:400-6679-118　竭诚为您服务
版权所有　侵权必究

# 本书编委会

主　审　高忠明（湖北省预防医学会）
副主审　杨连第（湖北省预防医学会）
主　编　方鹏骞（华中科技大学）
副主编　张　强（华中科技大学）
　　　　张　敏（襄阳市第一人民医院）
　　　　毛宗福（武汉大学）
　　　　李　阳（湖北省疾病预防控制中心）
　　　　徐育松（湖北省妇幼保健院）
　　　　李习平（湖北中医药大学）

编　委（按姓氏笔画排序）

万福尧（鄂州市中心医院）　　　　　李文洲（武汉市第四医院）
王　全（武汉大学）　　　　　　　　李文敏（湖北大学）
王　岚（武汉市第四医院）　　　　　李卓能（武汉市疾病预防控制中心）
王一琳（华中科技大学）　　　　　　李剑如（华中科技大学）
王培刚（武汉大学）　　　　　　　　肖　杰（宜昌市第二人民医院）
毛道元（潜江市卫生健康委员会）　　肖　燕（湖北省肿瘤医院）
史廷明（湖北省疾病预防控制中心）　吴文莉（武汉市第一医院）
白　雪（华中科技大学）　　　　　　吴清明（武汉科技大学）
乐　虹（华中科技大学）　　　　　　何克春（宜昌市第一人民医院）
吕国营（中南财经政法大学）　　　　闵　锐（华中科技大学）
任伯绪（长江大学）　　　　　　　　沈　晓（武汉大学）
刘　冰（湖北医药学院）　　　　　　张　新（仙桃市卫生健康委员会）
刘云赟（湖北省卫生健康委员会）　　张安录（华中农业大学）
刘建忠（湖北省中医院）　　　　　　陈秋生（华中科技大学）
刘胜林（华中科技大学）　　　　　　周二华（华中科技大学）
刘智胜（武汉市妇女儿童医疗保健中心）　周永明（武汉大学人民医院）
关云鹏（华中科技大学）　　　　　　周爱芬（武汉市妇女儿童医疗保健中心）
李　丹（武警湖北省总队医院）　　　赵　云（三峡大学）
李　文（黄冈市卫生健康委员会）　　赵　光（武汉市第三医院）
李　彬（华中科技大学）　　　　　　胡　真（湖北中医药大学）
李　蜜（武汉市中心医院）　　　　　胡　慧（湖北中医药大学）

柯中古（黄石市疾病预防控制中心）　　　　梁　辰（武汉大学中南医院）

钱　辉（湖北省卫生健康委综合监督局）　　彭　玲（湖北省预防医学会）

徐向阳（华中科技大学）　　　　　　　　　彭再生（恩施土家族苗族自治州疾病预

徐静东（湖北省疾病预防控制中心）　　　　防控制中心）

高尚仁（荆门市疾病预防控制中心）　　　　童　强（湖北医药学院附属太和医院）

高金龙（十堰市卫生健康委员会）　　　　　熊昌娥（湖北科技学院）

郭世俊（湖北健康之路健康科技有限公司）　戴小喆（华中科技大学）

唐迎春（武汉市第八医院）　　　　　　　　戴晓婧（中国人民解放军中部战区总医院）

陶红兵（华中科技大学）


**编委会秘书**　　王一琳（华中科技大学）

# 序
Xu

  习近平总书记在中国共产党第十九次全国代表大会上提出：实施健康中国战略，要完善国民健康政策，为人民群众提供全方位全周期健康服务。让人民享有公平可及的健康服务，是对卫生工作最准确和最直接的指引，在 2016 年 8 月的全国卫生与健康大会上，习近平总书记提出了"以基层为重点，以改革创新为动力，预防为主，中西医并重，将健康融入所有政策，人民共建共享"的新的卫生与健康工作方针。

  2018 年 4 月，习近平总书记到湖北省视察时强调：推动长江经济带高质量发展，要破除旧动能和培育新动能。而对于卫生健康事业，就是用"以健康为中心"的新动能来破除"以疾病治疗为中心"的旧动能。维护和促进国民健康是事关国家可持续发展的国计民生大事，必须通过健康管理和健康促进等措施来调动全社会的积极性，整合社会各类资源，全面促进国民健康。

  中华人民共和国成立后，特别是改革开放以来，我国全民健康与医药卫生事业取得举世瞩目的成就，医疗卫生服务体系不断完善，公共卫生服务和疾病防控能力显著增强，人民健康水平和身体素质不断提高。与此同时，随着我国社会经济高速发展，工业化、城镇化进程加快，生态环境、人口结构、生活方式改变，导致疾病谱发生了广泛、深刻、急剧的变化，人民群众"看病难、看病贵"的问题尚未得到根本解决，我国全民健康与医药卫生事业发展面临着严峻挑战。

  党的十八大以来，湖北省围绕深化医改和调整完善生育政策中心工作，抓改革、谋发展，全省人民健康和医疗卫生服务水平显著提升：人均期望寿命从 2012 年的 75.9 岁提高到目前的 76.5 岁，孕产妇死亡率从 13.40/10 万降为 9.76/10 万，婴儿死亡率从 8.82‰降为 5.43‰，优于全国平均水平，领先中部地区。新时代、新背景下湖北省也面临着新的机遇和挑战，这为广大卫生事业管理研究者和工作者开展理论研究及政策转化提出了新的要求。

  卫生事业管理学是研究卫生事业发展规律和宏观卫生发展规划，

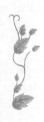

寻求最佳卫生服务,科学合理地配置和使用卫生资源,最大限度满足人们对医疗预防保健需求的一门学科。它作为卫生事业建设和发展的重要组成部分,是健康政策和管理领域的交叉学科。湖北省预防医学会卫生事业管理分会在省卫生健康委员会的指导下,在省预防医学会的领导与支持下,一直致力于我省卫生事业管理学科的研究,积极参与我省深化医疗卫生体制改革、医院管理、卫生监督和突发公共卫生事件应对等工作,在卫生行政部门科学决策、民主决策方面发挥了重要的辅助作用,为健康湖北的实现与我国、我省的卫生事业改革与发展作出了较大的贡献。

湖北省预防医学会卫生事业管理分会一直都聚焦湖北省健康事业的发展,此次借湖北省健康政策与健康服务产业论坛的契机,集结了一批着眼于湖北省健康事业关键问题与可持续发展的优秀论文,其中不仅有立足新时代、分析新策略的文章,还有为健康管理与促进、医疗保障体系构建、分级诊疗体系构建、"互联网十"医疗等方面谏言献策的优秀论文。

当前,建设"健康中国"已上升为国家战略,加快推进健康中国建设,将为实现"两个一百年"奋斗目标、实现中华民族伟大复兴的中国梦打下坚实健康基础。这不仅需要政府的全新智慧和策略,而且需要社会公众的共同努力,需要我们积极履行义务、参与健康治理。"他山之石,可以攻玉",希望各位读者能够从本书中受益,也希望湖北省预防医学会卫生事业管理分会能够成为人才荟萃、成果显著的学术团体,不断在理论研究与实践探索中开辟新思路、新路径,为开创湖北省卫生事业发展新局面作出更大的贡献。

湖北省卫生健康委员会党组书记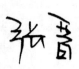

# 前言

Qianyan

　　健康是促进人类全面发展的必然要求,是国家全面建成小康社会目标和人民大众追求幸福生活的核心内容。健康政策是社会为了满足人们的健康需要而采取的行动方案和行为依据,科学有效的健康政策能够促进人民健康水平的提升和卫生事业的发展。随着我国医药卫生体制改革的逐步深化,健康政策与健康服务产业发展的重要性也日益突出。习近平总书记2018年4月底到湖北省视察时强调:推动长江经济带高质量发展,要破除旧动能和培育新动能。新时代背景下必须以新破旧,树立大健康工作理念、构建大健康工作格局、完善大健康服务体系、健全大健康工作机制,促进湖北省卫生健康事业的可持续发展。

　　开展健康政策与管理研究是推进健康中国战略的重要理论支持和探索,是我国社会经济发展进入新常态后,面向医药卫生体制改革、医疗卫生服务体系建设、健康环境与产业,以人民群众健康需求与结局为导向的重要研究领域,对于深化医药卫生体制改革、加速卫生政策转化、促进全民健康覆盖具有重要的现实意义。

　　湖北省积极响应国家号召,在健康湖北建设、医药卫生体制改革、健康扶贫、医疗卫生服务能力提升、生育服务转型发展、党的建设和行业治理能力完善等方面取得新进展、新突破,全省卫生健康事业改革发展成效显著,其中人均期望寿命、孕产妇死亡率等主要健康指标均优于全国平均水平,继续保持中部优势地位,公立医院改革、公共卫生服务建设、健康管理信息化等都取得了显著成果,这些为确保全面建成小康社会打下了坚实的健康基础。

　　为推动研究成果转化来切实服务湖北省卫生事业建设,湖北省预防医学会卫生事业管理分会将健康政策与健康服务产业论坛中的优秀论文集结出版。本书紧扣我国医改新形势、新政策,内容包括总论、健康管理与健康促进、医疗保障体系构建、公立医院改革、分级诊疗体系构建、公共卫生与疾病预防、"互联网＋"医疗卫生服务七个部分。

鲜明的见解、典型的案例、翔实的数据，无不体现着湖北省各领域专家和学者们对"健康"这一重要民生问题的思考与求索。

论文集在编辑过程中收到了湖北省内各行政部门、高校与科研机构、医院、疾控部门等多家单位的踊跃来稿，并获得了热忱帮助，受到了国家社会科学基金重大项目（15ZDC037）及中华医学会基金项目（CMB15-223）的资助。同时本论文集的出版也得益于华中科技大学出版社的鼎力支持，在此表示衷心的感谢。鉴于时间仓促、篇幅有限，仍有许多优秀的论文未及收录，是以为憾。

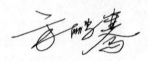

# 目录
■■■■ Mulu

# 第一章

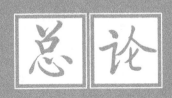

总论

ZONGLUN

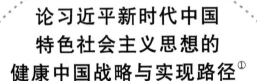

# 论习近平新时代中国特色社会主义思想的健康中国战略与实现路径①

方鹏骞[1]　李璐[2]

1 华中科技大学健康政策与管理研究院（智库）

2 华中科技大学同济医学院医药卫生管理学院

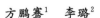

【摘要】党的十九大把习近平新时代中国特色社会主义思想确立为党必须长期坚持的指导思想，习近平总书记在大会中提出"实施健康中国战略"，进一步强调"人民健康是民族昌盛和国家富强的重要标志"。本文分析了中国健康领域面临的主要矛盾，探讨了习近平新时代中国特色社会主义思想指导下的健康中国要求与内涵，提出相应对策和实现路径。

【关键词】习近平新时代中国特色社会主义思想　健康中国战略

金秋十月，中国共产党第十九次全国代表大会在北京胜利召开。党的十九大，是在全面建成小康社会决胜阶段、中国特色社会主义进入新时代这一关键时期召开的重要大会。习近平总书记在大会中提出"实施健康中国战略"，进一步强调"人民健康是民族昌盛和国家富强的重要标志"。健康领域的发展阔步迈入新时代，深入贯彻十九大精神，全面理解健康中国战略及其实现路径具有重要意义。

## 一、中国健康领域的主要矛盾

面对外部环境和国内经济社会的深刻变化，党的十九大把习近平新时代中国特色社会主义思想确立为党必须长期坚持的指导思想，并提出我国社会主要矛盾已经转化为"人民日益增长的美好生活需要和不平衡不充分的发展之间的矛盾"这一重要论断，对各个领域的发展均具有指导意义，也是我们为实现中华民族伟大复兴而奋斗的行动指南。

同理，在健康领域，中国社会主要矛盾表现为人民日益增长的健康需要和健康资源不平衡不充分的发展与分布之间的矛盾，其主要表现在以下几方面。

3

①　基金来源：国家社会科学基金重大项目 15ZDC037。

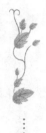

## （一）居民健康水平存在明显的城乡及地区差异

最新《中国卫生和计划生育统计年鉴》显示，我国各地区期望寿命不同，东部城市和经济社会发展较快的地区（如上海、北京、天津等）人均期望寿命在 2010 年均超过 78 岁，一些城市甚至超过 80 岁，达到目前世界先进发达国家水平；而西部一些经济相对落后的地区（如云南、西藏、青海等）人均预期寿命在 2010 年不足 70 岁。不同地区的婴儿死亡率、5 岁以下儿童死亡率和孕产妇死亡率同样存在差异。2016 年，我国农村地区婴儿死亡率（9‰）是城市地区（4.9‰）的 1.84 倍；5 岁以下农村地区儿童死亡率（12.4‰）是城市地区（5.2‰）的 2.38 倍；城市孕产妇死亡率为 19.5/10 万，农村地区为 20.0/10 万。这些数据表明我国不同地区居民的健康水平差异虽然在逐渐减小，但仍存在一定的差异，有些地区的差异显著。

## （二）居民健康素养存在城乡、地区和人群差异

2013 年国家卫生计生委（现更名为国家卫生健康委员会）发布的 2012 年中国居民健康素养监测报告显示，2012 年城市居民健康素养水平（11.79%）是农村居民（7.13%）的 1.65 倍；东、中、西部地区居民健康素养水平分别为 10.31%、8.59% 和 6.86%，且东部地区居民健康素养水平提高幅度最大；女性健康素养水平（9.09%）高于男性（8.52%）。

## （三）医疗卫生资源总量仍显不足，结构不甚合理

在经费投入上，2016 年全国卫生总费用为 4.6 万亿，占 GDP 的比例为 6.2%。2012 年美国卫生总费用占 GDP 比例为 17%，德国为 11.3%，日本为 10.3%。与其他发达国家相比，我国卫生经费投入不足，优质医疗资源缺乏将是长期存在的突出问题。在人员配置上，2016 年城市每千人口卫生技术人员数（10.42）是农村（4.08）的 2.55 倍，城市每千人口执业（助理）医师数（3.79）是农村（1.61）的 2.35 倍，城市每千人口注册护士是农村的 3.17 倍。这三项指标中，东、中、西部地区差异均不大，但是西部地区的城乡差异最大。在床位配置上，城市每千人口医疗卫生机构床位数（8.41）是农村（3.91）的 2.15 倍，每千农村人口乡镇卫生院床位数为 1.27 张。

## （四）医疗保险制度"碎片化"不利于平衡、充分的发展

我国基本医疗保险制度管理分割、资源分散的"碎片化"格局暴露出许多问题。加之保障水平、保障内容、报销比例、给付水平差异显著，与平衡、充分发展的全民医保制度要求存在一定差距。首先，居民与职工医保制度的筹资和保障水平差异大，缺乏稳定的筹资增长机制；其次，由于各地经济水平、健康保障发展历程不一，同种制度的区域差异也十分明显；虽然当前各地都已开始城乡居民医保整合的实践，但在实际操作层面依然面临着接续困难、管理成本高、资源浪费多的困境。

## 二、健康中国战略的内涵要求

要深刻领会新时代中国特色社会主义思想的精神实质和丰富内涵,坚持新时代中国特色社会主义思想和基本方略的指导,才能在实施健康中国战略的工作中全面准确地贯彻落实。

### (一)坚持全面深化改革

自 2009 年 4 月初发布了国家新医改方案,新一轮医药卫生体制改革正式启动。医改经验证明,随着改革向纵深推进,牵涉的利益格局越大,体制性、结构性等深层次矛盾集中暴露,深化改革日益重要。医改取得的成绩还是初步的、阶段性的,与人民群众的期盼相比,还有一定的差距。当前医改已经进入"深水区",触及的深层次矛盾和问题越来越多,难度越来越大。人民群众对医改的期盼越来越高,医改对经济社会的影响也越来越广泛。深化医药卫生体制改革作为推进健康中国建设的核心环节之一,是一项长期、艰巨、复杂的系统工程,吸取前期新医改的经验和教训,是健康中国建设研究领域的基本问题与战略思考。

### (二)坚持新发展理念

健康中国的实现,第一是坚持创新发展,通过理念创新、制度体制创新、发展方式创新、文化创新和科技创新,持续推进医疗卫生服务体制改革,建立健康友好型社会。第二是坚持协调发展,将健康融入所有政策,统筹城乡区域协调发展,完善分级诊疗制度建设,维护健康的公平性。第三是坚持绿色发展,打造健康社会、生态社会,打造绿色医疗卫生服务体系。第四是坚持开放发展,以开放、融合的态度推进健康服务业发展,积极跟进全球健康战略的动态,支持和促进健康服务业多元发展,满足不同健康需求。最后是坚持共享发展,完善基本医疗卫生制度,提高医疗服务可及性、可负担性、公平性,共享发展成果,实现全民健康覆盖。

### (三)坚持在发展中保障和改善民生

健康中国作为一个问题导向型和需求牵引型的发展战略,从大健康、大卫生和大医学的视角出发,根据居民的疾病负担和健康的主要影响因素来确定主要的发展问题,并以此作为确定战略目标和行动准则的基本依据。国民的健康是拥有强大综合国力和可持续发展能力的前提和基础。健康中国是全面建成小康社会的奋斗任务和基础,是社会转型期的发展新常态。明确健康中国的内涵及其发展目标,有利于对健康中国发展方向及战略导向的正确把握和充分判断,同时是切实推进健康中国战略的必然要求。

### (四)坚持人与自然和谐共生

当前经济发展及社会、自然环境等仍存在不利于健康的诸多因素,有利于健康的经济发展态势和社会管理模式尚未建立,健康危险因素亟待控制,健康中国体系尚未形成。

自然环境与生活行为方式方面,环境污染成为影响健康的重要因素。特别是空气质量严重恶化,城市地区大气污染,农村地区水污染、土壤污染成为主要问题。自然环境和生活行为方式是对人类健康产生影响的重要因素。

经济发展方面,健康服务业发展滞后,高端、多元化健康服务供给短缺。

社会环境方面,人口老龄化、新型城镇化、全面脱贫要求医疗保障和医疗卫生服务更加公平可及。一是人口老龄化水平不断提高。二是流动人口增加为基本公共卫生服务均等化带来挑战。随着工业化、城镇化的推进,我国流动人口不断增加,2013年达到2.45亿,占全国总人口的18%,预计到2030年将达到3.1亿。如何合理解决流动人口公平享有基本医疗服务和基本公共卫生服务,是促进社会稳定、加快城镇化建设的必要条件。三是贫困人口实现脱贫对健康精准扶贫提出更高要求。推进贫困地区基本医疗卫生服务均等化、防止"因病致贫、因病返贫"任务艰巨。

坚持以上基本方略,健康中国战略的内涵可以理解为四个维度,即健康环境、健康保障、健康人群、健康产业。

(一)健康环境

健康中国要求人与自然协调共生,绿色发展,包括自然环境健康和社会环境健康。实现自然环境健康,必须有效控制影响健康的危险因素,完善环境卫生和文化体育等基础设施,改善生态环境。因此要坚持预防为主,深入开展爱国卫生运动。实现社会环境健康,要加强社会治理,构建和谐的社会关系,实施食品安全战略,让人吃得放心。促进生育政策和相关经济社会政策配套措施衔接,构建养老、孝老、敬老政策体系和社会环境。

(二)健康保障

完善国民健康政策,提供健康保障以人的健康为根本出发点和落脚点,加强顶层设计,突出健康的优先发展地位。深化医药卫生体制改革,全面建立中国特色基本医疗卫生制度、医疗保障制度和优质高效的医疗卫生服务体系。健全现代医院管理制度。加强基层医疗卫生服务体系和全科医生队伍建设。构建完善的公共安全保障体系和社会支持系统,坚持中西医并重,传承发展中医药事业。全面取消以药养医,健全药品供应保障制度,为实现人人享有健康提供保障和支持。

(三)健康人群

加强人口发展战略研究,积极应对人口老龄化。改善老人、妇幼、贫困人口、流动人口等重点人群健康状况,关注职业健康,以居民健康需求为导向,倡导健康文明的生活方式,预防重大疾病。提升健康素养,改善健康行为,达到身心健康、社会适应相协调的全面健康。

(四)健康产业

随着我国经济发展进入"新常态"和供给侧改革的进一步深入,需要转变经济发展模式,将健康需求作为拉动内需的重要抓手,在经济结构转型升级过程中大力发展健康服务,大力发展覆盖医疗护理、康复保健、健康管理和咨询服务、人才培训、科技创新等领域的健康服务产业。支持社会办医,发展健康产业。推进医养结合,加快老龄事业和产业发展。探索共享经济在医疗健康领域的实现。

## 三、健康中国的实现路径

针对以上主要矛盾和战略的要求与内涵,提供以下对策。

### (一)积极推进城乡统筹,促进区域协调发展

积极推进城乡统筹的各项工作,减少由城乡、地区、人群间差距过大引起的健康服务不公平现象,促进全国各区域协调发展。关注弱势群体,加大对流动人口、空巢老人、留守儿童等特殊群体的帮扶和转移支付力度,贯彻健康扶贫,以解决其实际生活困难。

### (二)加强健康促进与教育

以健康融入所有政策为指导思想,倡导人人参与、人人有责、共建共享的理念,促进推动全民健身与全民健康的深度融合,形成全民性的健康生活态势,培养国民健康的生活习惯,充分利用"互联网+"形式推进健康科普工作,提升群众健康素养水平。全面建成小康社会,实现社会各方面的协同可持续发展需要我们进一步加强健康中国研究,加快健康中国理论创新和政策转化,特别是战略层面的顶层设计研究。

### (三)重点建设五项基本医疗卫生制度

继续全面纵深推进医药卫生体制改革,以医联体建设、家庭医生制度、公立医院改革("腾笼换鸟")、医保支付制度改革、医药流通两票制、信息化等为重要抓手,在分级诊疗制度、现代医院管理制度、全民医保制度、药品供应保障制度、综合监管制度五项基本医疗卫生制度建设上着力突破。

### (四)实现医疗、医保、医药联动改革

要同步、协调推进三个领域的改革,落实医疗、医保、医药三医联动的顶层设计与发展规划。相互合作,优势互补,构建科学合理的医疗服务体系,实现健康资源的合理配置。

### (五)由医疗保险向健康保障转变

积极探索支付方式改革,更加合理有效地控制医疗费用,保障可持续发展,并逐步贯穿健康促进、疾病预防、重点人群保健、康复、老年长期护理和临终关怀等全生命周期,激励医疗机构由治疗为主的方式向预防、治疗和康复并重的健康保障方式转变,同时促使居民的健康观念转变,全方位、全周期保障全人群健康。

长期以来我国健康领域取得了许多成绩与突破。但在新时代,要牢牢把握十九大精神,围绕主要矛盾进一步深化改革,才能逐渐满足人民日益增长的健康需要,共筑"全民健康梦"。

# 参 考 文 献

[1] 王宗凡,张兴.完善居民医保筹资机制的思路和建议[J].中国医疗保险,
    2015(9):9-12.

[2] 王超群,赵斌,孙杨,等.城乡居民医保制度整合面临的三大挑战及应对[J].
    卫生经济研究,2016(4):3-6.

[3] 陈婷,方鹏骞.健康中国建设需要评价指标[J].中国卫生,2016(8):84-85.

[4] 方鹏骞,苏敏.论我国健康扶贫的关键问题与体系构建[J].中国卫生政策研
    究,2017,10(6):60-63.

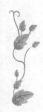

# 发展健康产业
# 建设健康大武汉——基于
# 医疗健康大数据新型产业集群

毛宗福

市政府参事 武汉大学全球健康研究中心主任

我国进入新时代后国内生产总值(GDP)稳居世界第二,220多种主要工农业产品产能居世界第一,居民收入持续提高,恩格尔系数降到30.1%,消费对经济增长的贡献率达到64.6%,人民群众的常用问候语由"吃饭""发财"逐步演变到"健康"。健康已经成为人民日益增长的美好生活需要的基本期盼和支撑保障。在此背景下,党的十九大报告指出:人民健康是民族昌盛和国家富强的重要标志。第一次在党的文件中将健康上升到国家战略。

站在新的历史方位,以人民对美好生活向往为着力点,倡导健康文化、普及健康生活,加大健康投资、发展健康产业,优化健康服务、提升健康消费,既是经济转型发展的重大实践,更是补齐短板、化解发展不平衡不充分社会主要矛盾的重要举措。2016年我国医药产业规模以上企业利润总额同比增长15.6%,增速较上年同期提高3.4个百分点,高于全国工业整体增速7.1个百分点。健康产业和健康服务业快速增长是一种全球性现象,是物质文明进步的必然结果。

近10年全球健康产业增长率为25%~30%,是全球GDP年增速的近10倍。健康产业已经成为世界主要发达国家的支柱产业。例如,美国健康产业已成为其第一大产业,在国民经济中的占比约为20%,到2020年将进一步提高到25%;印度近年健康产业平均增幅达16.5%,已占GDP的9%;而我国健康产业GDP占比为5%左右。

从世界健康产业发展历程来看,当一个国家人均GDP超过5000美元时,健康产业就会进入迅速发展期。据权威机构测算,到2020年,我国健康服务业规模将由现在的4.6万亿元增长到8万亿元,2030年将突破16万亿元。因此,国家出台了一系列大力支持健康产业与健康服务业发展的政策文件。一些知名企业纷纷涉足健康产业。例如,阿里巴巴集团设立阿里健康信息技术有限公司,万达、恒大不约而同注资健康大数据,顺丰、京东公布第三方医药物流解决方案,富士康以可穿戴医疗设备为抓手进军健康产业,武汉大学校友成立健康产业联盟。

面对新时代新要求,结合我市产业基础、科教人才、区位交通、发展空间、生态禀赋等优势,市委市政府果断将信息技术、生命健康和智能制造产业列为未来发展的三大战略性新兴产业。原武汉市委书记陈一新强调要推进"光谷""药谷""智谷""金谷""才谷"五谷建设。"药谷"重点要建设国际生命健康产业基地,打造一流的生物产业园区,代表中国同全球生物巨头竞争。

从单项看,在传统生命健康产业领域,武汉市虽有良好基础,发展态势也不错,但没有一个叫得响、立得住的"大品牌"或行业领军企业(如江苏省连云港市的恒瑞医药,其市值超过 2000 亿)。武汉做大做强传统健康产业的先天优势并不十分明显,但我市具有人才科教、现代信息技术与智能制造综合优势;在医疗服务领域,我市有着"医疗高地"之称,医疗卫生资源中部第一,位居全国前列。基于我市优质医疗卫生资源,可以通过获取人群健康大数据,引导现代信息技术与健康产业、智能制造深度融合,可以培育新兴健康产业集群,新增 1~2 家千亿元企业,打造大健康支柱性新兴产业。还可以通过互联网医疗健康大数据,促进医疗卫生资源共享和服务模式转变,提高服务质量、效率和能力,具体建议如下。

第一,建设全市医疗健康互联网,实现医疗健康万物互联。

医疗健康互联网覆盖地域和机构范围的建立可以分两步。对于前者:首先,以我市为基础,实现信息互通;其次,将该模式覆盖武汉城市圈,辐射全省及中部省市。对于后者:首先,将各类医疗、卫生、保健、康复等医疗健康服务机构资源共享,推进医疗健康服务行为数字化电子化。例如,电子处方、电子病历、电子健康档案等;其次,将互联互通单元拓展至健康产业等相关领域,例如,药品企业、医保环保机构等,实现疾病健康相关因素数字化电子化,建成武汉大健康互联网。目前相关技术模式相对成熟,枝江市、遵义市已有成功经验,其关键是市委市政府下决心,破除藩篱,整合全方位全生命周期健康信息,纳入公共战略资源管理范畴。

通过"互联网+"医疗健康,可以优化区域医疗卫生资源,重构医疗卫生体系,改变"大医院人满为患,基层医院门可罗雀"的状态,节约医疗费用。有利于医生多点执业、药师多点审方,有利于打破处方垄断实现"医药分离"等。总之,现代信息网络技术与传统医疗服务深度融合,可以将优质医疗资源从"深宫大院"中解放出来,有利于深化医改,有助于建设健康大武汉。

第二,建立武汉医疗健康大数据中心,夯实健康产业创新平台。

从全国情况看,医疗机构 HIS 系统基本完善,一定区域一定层次的信息互联互通和远程医疗已经不是个案。上海市的医疗健康信息网已经涵盖了医药企业、零售药店。但是,多数只是围于优化医疗卫生服务,加强政府综合监管,推进分级医疗等。医疗健康大数据作为新型战略资源,仍然沉睡在各自医疗机构内部。我市医疗健康大数据具有质量高(医疗水准高)、数据信息量大(人口与患者规模大)的特点,极具开发利用价值,是 21 世纪的"黑色石油、黄金富矿"。

因此,建议市政府成立"武汉医疗健康大数据中心",将医疗健康大数据作为公共资源统一采集、统一存储、统一管理;建立基于产学研融合的"武汉医疗健康大数据研究院",该研究院由政府主导,引入企业、风投、创新团队和在校大学生积极参与,建成开放型大健康创新创业共享平台,在生命健康产业、健康管理服务业、智慧医疗等方面,为已有的传统健康产业插上"腾飞的翅膀";培育一批由微小、中小和大型企业共同组成的新型大健康产业集群。通过激活实际存在并沉睡的医疗健康大数据,激发全市健康金融、健康投资、健康产业、健康消费的活力,实现经济社会转型发展。

第三,完善相关政策规划,推动健康产业和健康服务业发展。

医疗健康大数据既是公共资源,也涉及公民隐私、健康伦理及信息安全等问题。医疗健康大数据创新应用,既可转化为健康产业,又能发展健康服务业。因此,亟须市政府完善相关规制、技术标准及鼓励性政策措施,颁布基于医疗健康大数据的产业集群规划和健康服务提升计划,以便人才、资金、产业汇聚,持续快速发展。基于医疗健康大数据的产品开发,是基于人群真实数据的研发设计,对于传统药物、医疗器械研发而言,是颠覆性革命。现代信息技术、生命健康产业和智能制造深度融合,产业前景广阔。信息技术的创新引领了我国经济过去 20 年的高速发展,未来 20 年,生命健康科技将引领我国科技创新,继信息技术革命之后,生命健康科技已登上我国新经济舞台,成为新主角。因此,尽快出台"医疗健康大数据产业规划"及相关政策,包括"百万校友资智回汉工程"在内的大批招商引资、引智项目嫁接"新型增长点",可以为百万大学生留汉搭建创新创业平台,实现人生价值梦想。

# 筑牢预防堤坝保障公众健康——浅谈如何做好基层农村的基本公共卫生服务项目工作

钱丙鄂
湖北宜昌枝江市卫生和计划生育局

【摘要】目的:进一步提高各级政府重视程度和基层医疗服务机构的服务意识,加强基层医疗机构公卫人员基本公共卫生服务的责任心和规范性,积极主动地提供规范、真实、优质的基本公共卫生服务,使老百姓有真切的获得感。方法:主要是通过解读国家基本公共卫生服务的政策背景、服务模式、目的意义,分析阻碍项目工作可持续发展的难点问题,以及破解这些问题的重要性和必要性,提出破解壁垒和瓶颈的措施和建议。结果:各级政府高度重视,加大对基层医疗机构的建设投入以及人员队伍和经费的保障;财政、卫计等相关部门建立长效机制,严格绩效考核,落实好公卫资金的管理和拨付;各项目技术指导单位履行好培训、指导、督导、考核的职责,基层医疗机构做好培训考核服务工作,增强医护人员的责任心,主动规范开展各项基本公共卫生服务工作。通过以上的各项措施,国家基本公共卫生项目这项惠民工程才会落到实处,才会持续健康发展。结论:现阶段要破解的难点问题:一是基层医疗机构(卫生院、村卫生室)人才队伍匮乏,服务能力不足的问题。二是解决公卫人员待遇,特别是村医的待遇和养老保险等保障制度不到位的问题。三是要解决信息化建设滞后,各项表格记录、录入任务繁重的问题。解决了这"三座大山",国家基本公共卫生服务项目工作才会有效落实,老百姓才会提高健康意识,主动改变不良生活方式,主动加强自我健康管理,减少主要健康危险因素,从而浇筑一道坚固的"预防之堤"。

作为一名基层的卫计系统的工作人员,近年来和国家基本公共卫生服务项目工作有着较多的接触,对此项工作谈一下自己的认识和感受。

## 一、政策解读

今年湖北省对12项惠民政策的落实情况开展了大数据比对核查工作,将国家基本公共卫生服务项目工作纳入了比对核查的范畴。本地因核查组的大部分同志都是从各部门抽调的,对国家基本公共卫生服务项目不是很了解,在大数据核查比对动员会上,笔者用一句话给核查组的同志们对这项工作进行了描述和解读:国家基本公共卫生服务项目就是中央、省、地方各级财政部门出资向基层的医疗机构(卫生院、卫生室)为辖区内的常住居民(居住达半年以上)购买12项(2017年调整为14项)基本的公共卫生服务。这是我国公共卫生制度建设的重要组成部分,是深化医改配套措施的一项重要内容。具体解读如下。

（一）谁出资

用于基本公共卫生服务项目的补助资金由中央、省、地方各级政府财政部门按比例出资。2017年枝江市(湖北省宜昌地区县级市)筹资水平是人均50元。各级政府出资,说明这是一项国家政策,老百姓接受12大项46小项规定的服务是不用自己出钱的,是由政府买单的(2017将避孕药具管理和健康素养促进项目并入基本公共卫生服务项目,在2016年人均45元标准之上增加5元,人均50元)。

（二）向谁购买服务

向卫生院、社区卫生服务中心(站)和村卫生室购买服务,也就是说卫生院、社区卫生服务中心(站)、村卫生室是基本公共卫生服务的具体执行单位。这些基层的医疗机构开展了服务,资金就拨付给这些机构。经费如何拨付,采取预算＋考核结算的办法。按国家、湖北省卫健委的实施方案和考核方案,各地结合当地实际制定和实施考核方案,对卫生院和村卫生室的服务进行考核,主要在服务的质量和数量上进行考核。质量上主要考核服务的规范性和真实性,制定各项目的评分细则;数量上主要考核服务人群的覆盖面和管理率。

（三）为谁服务

具体享受免费服务的对象是辖区内本镇(乡)村(居委会)内的所有常住居民,即居住达到半年以上的居民,在知情同意、自愿接受服务的前提下,都可免费享受基本公共卫生服务(流动人口中儿童免疫接种和孕产妇建卡服务可以即时开展,无须长期居住达到半年以上)。对整个国家来说,相当于13亿多居民都有权利在居住地享受这些免费的服务,即实现公共卫生服务均等化。

（四）有哪些服务内容

现阶段包含建立居民健康档案、开展健康教育、慢病管理等共计12大项46小项服务内容。12项服务内容中,面对全人群的项目有4项,包括建立居民健康档案、开展健康教育、传染病管理和突发公共卫生事件处置、卫生计生监督协管;面对重点人群的项目有8项,也是现阶段基本公共卫生服务的重点人群,包括0～6岁儿童健康管理、孕产妇健康管理、老年人健康管理、儿童预防接种、中医药健康管理、慢病(高血压、糖尿病)管理、结核病患者管理、重度精障碍患者管理。

（五）服务的目的和意义

国家基本公共卫生服务项目是我国深化医改的配套的措施之一,能从一定程度上缓解"看病难、看病贵"的问题。个人理解,基本公共卫生服务(健康管理)的理念宗旨(目的)就是要对居民从出生到生命终结的一个全生命周期内的健康状况进行预防和干预。着重在"防"。曾经有位学者打过一个比喻:我们的二甲、三甲大型医疗机构动用大量的人力、财力等公共资源对已患病的患者进行救治,就如同一条打捞船在河流中奋力地打捞落水者。但随着物质生活水平的提高,各种疾病发病率也增高,人们对治疗疾病的要求也越来越高,久而久之出现了患者涌向大型医疗机构,也就是"落水者"越来越多(随之出现的医患纠纷矛盾也增多),造成"看病难、看病贵"的问题。国家制定这项基本公共卫生服务制度就如同在河边筑起一道堤坝,做到"早预防(接种疫苗)、早发现(筛查疾病)、早干预(健康评估和指导)、少发病(结果和目的)",通过干预指导,让人们形成健康的生活方式和良好的行为习惯,减少疾病的发生。而预防投入成本相对要少,又可以阻止"岸上的人掉入河流",可以让"落水者"越来越少,从而缓解"看病难、看病贵"的问题。所以政府在基本公共卫生服务上的投入逐年增加,目的就是希望基层更好地落实和执行这项服务工作,来配合家庭医生签约、分级诊疗,以及基本药物制度建立、医保支付方式改革等医改措施向纵深推进。

## 二、国家基本公共卫生服务项目如何更好地实施

基层的医疗机构的服务到不到位直接影响国家的基本公共卫生服务这道预防之堤的工程质量。当地政府的重视程度、对基层医疗机构的投入和保障,基层医疗机构的内部管理这些因素就显得尤为重要。

(一)政策、经费保障要到位

这关系到基层卫生院公共卫生人员和村医等具体的执行者、服务者的薪酬待遇和工作积极性。各级政府和卫生计生行政部门都应高度重视基本公共卫生服务项目工作,各级财政都要足额保障项目经费;卫生行政部门的领导和基层卫生院的管理者也都要提高认识,逐步转变观念,从以前的"重医疗、轻预防"转变为现在的"医防并重,预防为主";基层卫生综合改革的步伐也要加快,出台一系列有利于基层医疗机构人员待遇的相关的机制体制,让基层医疗机构能够留得住人。

(二)宣传要到位

要让老百姓知晓国家基本公共卫生服务这项民生政策,要提高老百姓主动参与、接受服务的积极性。湖北省开展的以"我服务、你健康"为主题的基本公共卫生服务宣传月活动很及时,就是要让老百姓知道基层的公共卫生医务人员为他们建立健康档案、上门(或电话)追踪随访、免费体检、进行健康指导等工作就是在为他们进行基本公共卫生服务,要让他们乐于接受服务,避免"门难开、门难进""电话一接就挂"现象的发生。

(三)服务要到位

要让老百姓认可,并积极主动地接受服务,就要求基层医疗机构提供规范的、

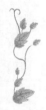

让老百姓信任的健康服务,这就涉及提高基层服务能力的问题。一是硬件保障,要求卫生院、卫生室搞好"四化""五化"创建工作,房屋、设施设备要按标准化建设配备。二是公卫人员、全科医生和村医等服务人员的个人业务素养和服务能力要提高,责任心要加强,要让老百姓有实实在在的获得感。三是加大人才培养和储备的力度,服务都是要靠基层的医务人员去落实的,人员配备和业务能力要满足为老百姓服务的需求。只有搞好基层的硬件设施建设,加强卫生院和村卫生室的内部管理,定期培训和学习,加大人才队伍建设,才能更好地为老百姓服务。

### (四)考核要到位

服务规不规范,老百姓认不认可,这都是服务的核心内容,要通过严格考核去体现和评判。这12项服务内容制定了各项的服务规范、技术指南、考核指标,技术指导机构、卫生院公卫人员、村医都要熟练掌握各项技术指标和服务要求。要从数量、质量、满意度进行考核,考核结果与资金拨付紧密挂钩,奖勤罚懒、奖优罚劣、奖实罚虚。通过严格考核,督促卫生院加强管理,搞好培训,做实服务,规范服务,让老百姓认可这项民生政策,让预防的"大坝"更加牢固。

## 三、落实基本公共卫生服务中几个亟待解决的问题

国家基本公共卫生服务从2009年实施以来,政府越来越重视,投入越来越大,从9项服务内容人均15元到现在的14项服务内容人均50元,这些经费最终是要拨付给卫生院、村卫生室,更好地为老百姓开展基本公共卫生服务。在实际开展工作中,基层医疗机构反映了一些困扰基本公共卫生服务工作的问题,具体如下。

### (一)村医老龄化严重,人员配备不足

国家基本公共卫生服务工作要落实在"服务"上,而基层"服务员"的现状不容乐观,现在农村卫生室的村医青黄不接,年轻人不愿到基层当村医,年龄大的村医偏多,对电脑及信息化服务等掌握不好,对电子档案的录入也不够规范和熟练,急需增加新鲜血液。人员不足和村医老龄化的问题日益突出,需加强基层医疗机构人员队伍培养和储备。宜昌正在探索乡村一体化管理改革,并实施村医定向委培等措施,努力实现一个村培养一名大学生村医的目标,来逐步解决人员短缺的问题。

### (二)村医对基本公共卫生服务工作积极性不够高

相比较前些年没有实施基药制度之前,村医的收入差距很大,导致部分村医服务意识不强,服务的积极性不高,基本公共卫生服务不到位的现象。村卫生室相当于医疗服务体系中最基层的医疗服务机构,属于服务网底,提高村医的待遇和相关保障制度也要进一步加强。

## （三）信息化严重滞后，导致基层工作人员工作繁重，严重影响服务质量

工作繁重并没有体现在实实在在的具体的访视、体检、指导等服务上，而是用在填写大量的信息表格、纸质档案及电子档案数据人工录入上，同一个人的基本信息有时要重复录入四五次，甚至更多，全凭手工书写和人工录入，也易出错，导致给老百姓随访、追踪、健康指导、体检的有效时间减少。另外，公共卫生信息平台五花八门，12 项内容中预防接种有预防接种的平台，妇幼有妇幼的省级平台，重精有重精的国网和地方平台，结核病、传染病有其自己的平台，监督协管有协管的平台等，由于没有一个统一的系统的信息平台，加上各平台要求的网络连接、浏览器不同，导致各个项目的信息平台不能互连互通，增加了重复录入的工作量和信息统计和报送的难度。

在"没有全民健康，就没有全面小康"精神的指引下，卫生行政主管部门和人社、编办等相关部门会深入了解基层的实际问题和困难，积极想办法解决这些阻碍工作发展的难题。所以基层卫生行政部门、基层医疗机构要加强管理，搞好服务，严格考核，更好地落实国家基本公共卫生服务这项民生工程。

# 论社会资本办医以何种模式助力中国特色社会主义新时代的发展

姚洪武

武汉市北斗星耳鼻喉专科医院

2017年11月18日习近平总书记在中国共产党第十九次全国代表大会报告中提出了我国发展新的历史方位——中国特色社会主义进入了新时代的理论,并针对新时代我们要坚持和发展什么样的中国特色社会主义提出了"八个明确",其中第二点即是"明确新时代我国社会主要矛盾是人民日益增长的美好生活需要和不平衡不充分的发展之间的矛盾,必须坚持以人民为中心的发展思想,不断促进人的全面发展、全体人民共同富裕。"

作为医务工作者,在了解学习了这"八个明确"后不禁思考:人民日益增长的美好的医疗生活需求究竟是什么?

在这个越来越讲求个人尊严和个性的时代,越来越多的年轻中产及富裕阶层的医疗生活需求已从早期的基本医疗服务转向人性化及个性化的需求服务,医疗消费升级已不仅仅是医疗产品的升级,更是用户心智的升级,这部分用户对于医疗消费中的排队等待时间、医生沟通时长、就医流程体验等方面都有着更加个性化和高品质的要求,他们更加愿意在提供更高质量体验的医疗场所消费,相对于价格,他们更多看重的是医疗消费质量。公立医院由于其病原众多,难以实现合理分流等客观原因,其专家门诊或特需门诊也难以实现这部分用户想要个性化服务和精准预约就诊的期望,反而越来越多地被这部分用户诟病为提供"伪特需服务"。此时,社会资本办医的进入恰逢其时地解决了公立医院这一方面的问题,所以说,社会资本办医绝不是对公立医院的威胁或竞争,而是作为差异化医疗的提供者,成为公立医疗体系的最佳补充。

那么,社会资本办医以何种模式运营才能真正做出品牌和建立良好口碑,成为公立医疗体系的最佳补充呢?我们通过多年的实践探索得出社会资本办医必须做到以下几点才能真正解决医疗资源不均衡和人民医疗消费需求升级之间的矛盾。

(1)社会资本办医要给用户提供更加便捷和精准的服务,如就医预约方式实现互联网线上线下及传统方式的多渠道同步,不论处于何种年龄段的用户均能找到适合自己的预约方式,预约时即提供轻问诊以便实现更加精准的导诊,预约适配度更高的医生,以实现客户到院后最快速直接到达所需就诊的诊室,真正做到精准就医,将用户从排队挂号及排队等专家诊疗中解脱出来,实现更舒适的医疗消费体验需求。

(2) 社会资本办医要帮助实现专家的医者情怀,改变用户对专家"为钱服务"的误解。已升级的医疗消费需求中,最普遍的需求是针对专家与患者之间充分沟通的需要,社会资本办医有必要也有条件为专家和患者建立一个充分信任、充分沟通的桥梁,通过限定每位专家每天的门诊量,要求专家与每位用户沟通交流达到一定时长来帮助专家更加全面深入地了解每位用户的病程、病史及周边情况,以便专家做出更加精准的判断和更具针对性的诊疗方案,这不仅让用户感受到专家的用心,对专家充满感激和尊重,同时也给予了专家更多深入病案研究、实现学术提升的时间和机会。这一过程中,用户自然愿意花更多的钱为这种更加被尊重、更加个性化的服务买单,从而让专家不再需要单纯靠患者流量赚钱,而是从患者满意消费中获得更高的收入,真正体现出专家的诊疗价值。

(3) 社会资本办医要帮助实现一部分用户的特殊医疗消费需求,让这部分用户最大限度地感受到被尊重和被重视。通过从预约、挂号、诊疗、检查、缴费、取药的全过程导诊;通过为住院患者提供全程一对一护理及延展至医疗服务以外的私人生活管家服务,让用户时时、处处感受到被尊重和被重视,整个过程既能满足用户的需求,在用户需要时得到最快速、最有效的反馈,也能保证用户的就诊私密性,用户在获得满意治疗的同时,也得到了心理尊荣感的最大满足,甚至会将这种医疗消费体验作为其个性与身份的象征。

(4) 社会资本办医要打造品牌和建立良好口碑,其流程和服务价值大于技术。在美国约翰霍普金斯医学院曾经有过这样的一个研究结果,在医疗服务满意度的因素调查中,流程和服务因素是主要的,而医疗技术排在所有因素中的第四十三位。我们在社会资本办医过程中也会发现,常见病、多发病仍然是就诊病种中的绝对多数,其医疗的核心是沟通与安慰,所以服务就显得尤为重要。如何实现服务上的细致入微和周到呢?这就需要完善的流程和制度来约束和规范服务行为,使每一个环节每一个动作做到场景标准化,这些流程和制度不仅仅局限于医院诊中环节,甚至需要延展至院外诊前诊后的各个环节,从诊前的预防健教到诊中的规范引导再到诊后的贴心回访,对于用户而言,独立的一次到院就诊动作能够为其带来此后一生的健康跟踪管理服务。

(5) 社会资本办医必须从医院空间功能设置及就诊动线设计上最大限度地满足用户的舒适便捷的体验需求。医疗消费需求升级的这部分用户,其追求的高品质医疗除了对其心理尊荣感和身心愉悦感的细致服务外,还包括了用户本身在就医过程中的行动便捷舒适感。这就好比中高端的商业消费人群在选择购物中心时,不仅会考虑购物中心内的专柜品牌知名度,同时还会考虑其购物时的行走路

线是否流畅、空间是否宽敞舒适。同样,医疗消费心智上已升级的这部分用户,必然会对在医院就医过程中需经过的科室空间布局及行走路线上提出更高的要求,不走回头路、不走弯路、形成闭环路线只是最基本的要求,我们甚至需要根据就医者年龄段的不同来设置不同的楼层路线,比如对于儿童诊疗区而言,我们的科室功能和路线设计需要最大限度地避免孩子上下楼梯而引发的安全隐患,所以这对于社会资本办医者在对科室功能的布局分配能力和院内结构设计能力上提出了更高的要求。

(6)社会资本办医有条件实现对客户的合理分流,以实现资源的最大有效利用率。前文中已经提到,在十多年的社会资本办医过程中,我们已经很清楚地发现常见病、多发病仍然是就诊的主要病种,因此用户对于服务体验感的要求远高于对临床技术的要求,我们可以非常精准地将一小部分的疑难杂症比例分流给处于"技术金字塔"塔尖的知名专家,而这些知名专家分散在全国各地,我们采取与名医共建工作室、点名医手术等方式,为疑难病患者和知名专家之间建立起联系桥梁,让患者只在一地即能享受到全省甚至全国范围内的医疗服务。同时,由于我们在接诊之初即已对患者情况做出了第一步的诊断,我们的品牌及服务口碑对常见病、多发病的医疗消费升级患者已形成高黏性和高信任度,这就很有效地避免了任由患者自己选择,大量常见病、多发病患者花钱找顶尖专家诊疗而造成的医疗资源浪费的现象,将顶尖技术专家资源最大限度地还给真正有迫切需要的用户。

综上所述,社会资本办医要助力中国特色社会主义新时代的发展,最恰当的方式就是通过对所办医院的就诊环境、用户预约方式、用户就诊流程、医患沟通方式、用户服务标准、就诊全过程导医、点名医手术、与名医共建工作室、入院全程护理等各环节的全方位、精细化的打造,为一部分的用户提供个性化和差异化的医疗消费升级服务,从而使社会资本办医成为现有公立医疗体系中特殊医疗消费需求的完美补充,与公立医疗体系一起携手,为有效解决人民日益增长的医疗消费升级需要和不平衡的医疗服务资源之间的矛盾谏言献力。

# 湖北省医药卫生体制改革现状及问题探析

张利平

武汉大学中南医院

2017年以来,全省积极响应国家卫计委(现更名为国家卫生健康委员会)关于推进医疗卫生体制改革(医改)工作,全面深化公立医院综合改革,全部取消药品加成,协调推进医疗价格、人事薪酬、药品流通、医保支付方式等综合改革。医疗卫生体制改革再次成为全省人民热烈关心和积极谈论的重点话题。笔者认为,我省医药卫生体制改革整体上已经取得了不俗的成就,但综合改革路程依旧还很漫长,还需我省医务管理人员继续发挥聪明才智,将改革进行到底。

## 一、2017年全省医药卫生改革成果

近年来,省委、省政府坚持把医改纳入全面深化改革的重要内容,加强组织领导,健全投入机制,完善政策体系,加强督导检查,推动医疗、医药、医保"三医联动",国家"规定动作"落实扎实有效,我省"自选动作"探索创新有力,深化医改取得了重要进展。"两控四改"医改思路入选全国深化医改十大创新举措,走出了一条医改的湖北路径。

其中,2017年是全国公立医院改革的重要一年,也是我省深化医药卫生体制改革的关键一年。在2017年,全省推开了全面取消药品加成、进一步改善医疗服务行动计划、卫生计生重点问题专项整治、推进公立医院综合改革、进一步控制医疗费用不合理增长等系列活动,取得了很大的成效。全省所有公立医院全面取消药品加成之后,打破了长期以来"以药养医"的机制,有效降低了患者的就医负担;公立医院综合改革的持续推进,对医院的现代化管理能力提出了挑战,各级医院的改革适应能力不断强化;改善医疗服务行动计划不断开展,各级医疗卫生机构的医疗服务面貌焕然一新,医疗服务质量不断提升;控制医疗费用不合理增长深入推进,各级医院医疗费用年增长幅度不得超过10%,患者医疗费用负担年度增长率得到有效遏制,患者人均费用不断降低。从整体来看,2017年全省医药卫生体制改革取得了重大突破,医院整体管理水平和医疗质量不断得到提升,患者就

医满意度不断提高。具体来看,新一轮医改实施以来,我省的改革举措、进展成效如下。

（一）公立医院综合改革全面推进

2015年,全省县级公立医院综合改革实现全覆盖;2017年7月31日,全面启动城市公立医院综合改革,在鄂国家部委医院、部队医院、国企医院、学校医院同步参与属地改革,提前实现了全面推开的改革目标。在全面取消药品加成的基础上,系统推进公立医院管理体制、运行机制、价格调整、人事薪酬、医保支付等综合改革,实现了新旧体制平稳转换,现代医院管理制度初步建立。

（二）分级诊疗制度建设加快推进

全省共成立医疗集团、医疗共同体、健康联合体、专科联盟、远程医疗协作网等五种模式医疗联合体495个,覆盖89个三级医疗机构、185个二级医疗机构、960个一级医疗机构。紧抓、落实家庭医生签约服务,目前全省常住人口全人群签约率为30.76%,重点人群签约率为46.52%。制定各级医疗机构诊疗清单,明确出入院标准和转诊流程,并通过医保支付阶梯化、患者付费差异化、评估考核定量化、过程运行智能化等手段,引导患者合理有序地就医。

（三）全民医疗保障网进一步织牢织密

基本医保实现提标扩面,城乡居民医保参保率稳定在96%以上,政府补助标准提高到2017年的人均450元,政策范围内住院费用报销比例达到76.5%,城乡居民医保制度整合基本完成。重特大疾病保障机制不断完善,大病保险累计报销金额近20亿元,50万人受益;疾病应急救助基金年规模在1.3亿元以上,并与大病医疗救助等有序衔接。积极推进总额预付与按人头付费、按床日付费、按病种付费等相结合的复合支付方式改革,制定了远程医疗、日间手术、家庭医生签约服务的价格政策和医保支付标准,明确医保资金结余留用、超支合理分担的医保支付激励政策。

（四）药品供应保障机制不断完善

在国家基本药物目录的基础上,省级增补到800种,全省所有的基层医疗卫生机构和村卫生室全部配备使用基本药物。大力推进以省为单位药品集中招标采购和高值医用耗材阳光采购,新一轮药品集中采购挂网价格较上一轮平均下降10.64%。建立低价药品清单管理和短缺药品常态储备制度,加强供需对接和协商调剂。

（五）着力巩固基层卫生综合改革成果

统筹各级财政资金1000多亿元,加强基层医疗机构建设,全省基本实现村村有卫生室、乡乡有卫生院,每个县都有一所县级医院(达到二甲标准)。2017年4月,出台了《省人民政府办公厅关于进一步深化基层医疗卫生机构综合改革的意见》,推动各地组建县域医共体,改革财政补偿机制、基层薪酬制度、医保支付方式,探索"县管乡用、乡管村用"的人才柔性流动机制,加快推进医疗卫生信息化建设,维护公益性,调动积极性,保障可持续的基层运行新机制不断巩固完善。

（六）相关改革统筹推进

加强综合监管制度建设,启动湖北省医疗服务智能监管平台建设,推广医保智能监控,推动监管重心转向医药卫生全行业监管。全面落实国家基本公共卫生服务项目,政府补助标准提高到人均 50 元,项目类别增加到 12 类 45 项,规范化电子健康档案建档率达到 75% 以上。推进智慧"健康湖北"建设,初步实现全省人口健康信息互联互通,发行居民健康卡 1000 多万张。加快建立适应行业特点的人才培养机制,医教协同加强卫生人才培养,大力推进住院医师规范化培训、全科医师培养;加强乡村医生队伍建设;突出急需紧缺专门人才培养,共培训儿科医师、护理师、药师、精神科医师 7.6 万人。

## 二、新形势下全省医药卫生改革存在的难点

（一）医院现代化管理水平的要求和现实之间存在差距

在新的医药卫生改革形势之下,公立医院综合改革将是重中之重,对医院的管理水平、成本控制等提出了更加严苛的要求。总体来看,全省各级医院的管理水平还处于比较低级的阶段,距离现代化医院管理的要求还有很大差距。尤其是取消药品加成及即将进行的取消耗材加成,医院整体费用增长也将受到限制,对医院的运营管理和成本控制的要求自然也会提高。那么相对应的医院薪酬制度改革、人事制度改革也将面临严峻挑战。如果医疗机构不能适应形势变化,不能及时提高自身管理水平,必将会被时代所淘汰。

（二）医院趋利倾向和功利性质矛盾加剧

在市场经济中公立医院的发展和改革本身就是一个难题。在现有经济环境之下,既要保持公立医院的总量发展和适当拓展,要保障医院医务人员的合理薪酬待遇,又要保持公立性质,对医院来说三方兼顾已经是力不从心。但是随着医药卫生体制的深入改革,医院的挑战还将更多。市场经济下医院趋利的倾向要在医院内部调整结构、优化制度、提高效率、强化质量等手段和医院外部政府加入医疗投入、保障医院发展环境等综合改革中得到遏制和弱化,进而增强公立医院的整体公立性,更好地为一方百姓保障生命健康。

（三）医院人事制度改革步履坎坷

纵观全省医院,大多数医院人事制度还处于 20 世纪 90 年代之后的人事管理模式,大部分公立医院编内体制中存在很多冗员、杂员的情况,整体工作效率还亟待提升。由于医院事业单位的特殊性,限制其不能采取企业的人事管理制度进行现代化的人事管理。但是,医院人事制度的改革迫在眉睫,事业单位人事制度既要充分参考企业人事制度的优势,也要考虑事业卫生单位的独特性,积极拓展聘用制、人事代理等新的人事制度,做好招聘、培训、规划、薪酬、人事关系等一系列人力资源管理工作。深入挖掘医务人员的积极性和创造力,推进医院的整体

发展。

（四）分级诊疗制度有待落地生根

分级诊疗制度是国家医药卫生体制改革中的重要一环，涉及医疗资源合理分配、患者术后康复等诸多环节，是保障公立医院综合改革顺利进行的有力抓手。而在先行基层医疗资源匮乏、医疗水平和质量有待提升、社区卫生服务基本配套设施不够完善等诸多条件的制约下，分级诊疗制度难以落地生根。患者到大型三级医疗机构的倾向愈加明显，医疗资源分配和分布的不均衡也是制约分级诊疗制度落实的重要客观事实。

## 三、今后全省医药卫生体制改革的方向

随着党的十九大胜利召开，如何将党的十九大精神贯彻落实到具体举措和实际行动中，湖北省卫健委有关领导已经明确指出，我省医药卫生体制改革将以习近平新时代中国特色社会主义思想为指导，着力解决人民对健康的新需求和医疗卫生服务供给的不平衡不充分之间的矛盾，以"健康湖北"建设为重点，以人民健康为中心，着力满足新时代人民群众日益增长的多样化的健康需求。

重点推进分级诊疗制度建设，构建科学合理的就医秩序；不断深化公立医院综合改革，加快建立维护公益性、调动积极性、保障可持续的运行新机制；健全医保筹资和待遇调整机制、医保支付机制，加快建立保基本、全覆盖、可持续的全民基本医疗保障制度；从药品生产、流通、使用全流程发力，不断完善药品供应保障制度；深化"放管服"改革，推动监管重心转向全行业监管，着力控制医疗费用不合理增长，构建综合监管制度，确保基本医疗卫生制度行稳致远。推动基本医保、大病保险、大病保障、疾病应急救助等衔接互补，积极发展商业健康保险，不断完善医疗保障制度。进一步完善以公立医院为主体的医疗服务体系、以预防为重点的公共卫生服务网络，增强基层医疗卫生机构常见病、多发病的诊疗能力。落实政事分开和管办分开，推动医院管理模式和运行方式转变，提高医院管理的科学化、精细化、信息化水平，健全现代医院管理制度，为人民群众提供优质高效的医疗卫生服务。

# 健康扶贫政策优化路径探析
## ——以湖北省宜昌市为例

刘亚孔[1]　张霄艳[2]
1 三峡大学第一临床医学院
2 湖北大学政法与公共管理学院

【摘要】近年开展的健康扶贫在减轻就医负担、缓解贫困方面取得了一定成效,却没有缩小贫困人群在医疗服务利用方面的社会差距。受阿马蒂亚·森可行能力理论的启示,精准健康扶贫中除了减轻个人负担外,更应注重贫弱者健康反贫困能力建设。结合宜昌市健康扶贫经验,提出了强调贫困对象参与、动员社会力量、挖掘基层医疗机构资源、完善一站式医疗扶贫结算体系等措施,提高将扶贫资源转化为健康状态的可行能力。

【关键词】健康贫困　可行能力　扶贫

与非贫困家庭相比,贫困家庭普遍存在严重的健康问题。张忠朝(2015)调查得出贫困者长期患病率高,农村贫困者身体健康状况差的占比高达52.1%,城市贫困者为42.0%。贫困家庭往往承受着更大的经济负担,王黔京(2017)对云南省10个贫困县的885个家庭进行调研,发现贫困家庭年均医疗支出占家庭总支出的18.39%,仅次于食品消费支出,很多家庭由于巨大的灾难性医疗卫生支出陷入贫困。健康贫困这一"顽疾"若不根治,贫弱者就无法走出病贫循环的怪圈。我国各地健康扶贫仍在探索阶段,实际操作中随意性较大,较少关注健康素养,因此提升健康脱贫能力是一个新的制度安排。

## 一、健康反贫困内涵

对健康贫困的研究开展得较早,孟庆国(2000)认为健康贫困是指由于经济发展水平低下、支付能力不足导致的参与医疗保障和享受基本公共卫生服务的机会丧失,造成健康水平下降,参与经济活动的能力被剥夺,随之而来的是贫困发生或加剧。与之相对应,健康反贫困指贫困者主动参与国家医疗卫生服务,利用国家和社会提供的卫生资源,改善健康状况,进而提升人力资本,增加收入,逐步摆脱贫困。

以宜昌市健康扶贫工作为例,截至2016年底,宜昌市建档立卡贫困人口有21.05万人,其中因病致贫者占48.7%。在因病致贫对象中,长期慢性病患者占81.5%。这表明疾病仍是导致贫困的重要原因。宜昌市卫生支出每年都在增长,全社会医疗条件持续改善,但因病返贫、因病致贫人数及比例都较高,超出全省平均水平的16%,健康扶贫任务仍旧艰巨。笔者2017年8月在湖北长阳调研时发现基层民政干部一致认为,低保及健康扶贫工程是一种生存性支持,而不是发展性支持,这种认识势必影响脱贫攻坚目标的实现。

## 二、可行能力启示下健康扶贫目标转型

国内已有不少学者基于阿马蒂亚·森的可行能力理论研究我国贫困问题。周明海(2009)认为贫困的根源在于能力不足,他认为农村反贫困的终极目标是农民所有人权和基本自由都能获得充分实现,农民的可行能力得以提升。杨帆(2016)指出可行能力在贫困识别、长效脱贫和脱贫成效评估方面对我国精准扶贫事业具有重要的现实意义。王前强(2017)认为贫困人口获得健康保障权利能力低下,直接降低了健康扶贫政策的实际绩效,从完善社会支持系统对如何提高贫困人群的医疗保障可行能力进行了阐述。

阿马蒂亚·森认为可行能力指一个人实现功能性活动的能力,具体包括健康可行能力、自尊可行能力等。一个人若具有维持健康的可行能力,可以免受贫困、疾病等所带来的困苦。目前的健康扶贫政策的目标只是有限地减轻个人医疗负担,难以从根本上消除因病致贫、因病返贫。未来的精准健康扶贫可以借鉴可行能力理论,将各类健康扶贫资源进行整合,提高促进健康的可行能力。

## 三、健康扶贫中遇到的困境分析

健康扶贫减轻了贫困者的疾病负担,但从贫困者可行能力角度来看,依然面临着诸多问题和困境。贫困者个人所拥有的资源有限,缺乏系统性的社会支持,依旧羸弱的基层医疗服务,在割裂的运行机制下各部门信息交流不畅,都限制了健康可行能力的提升。

一是贫困者参与意识不足。贫困往往在健康扶贫中处于被动地位,参与度极低。很多贫困者患病后,没有主动寻求治疗和救助。小病拖成大病,有些偏远山区的居民甚至寻求土方法治疗,延误了治疗的最佳时机,大病拖成难以救治的疾病,很多人因此丧失了劳动力,那么就失去了脱贫的基础条件。二是企事业单位、社会团体等社会力量参与意识不足。特别是最应该发挥作用且具备救治条件的医院,参与健康扶贫时,主要是完成上级部门交给的任务,没有去主动寻求最迫切需要救治者。三是基层医疗机构力量薄弱。有的偏远地区基层医疗机构较少,覆盖不足,贫困人群就医不便。现有的基层医疗机构大多条件差、设备少、医务人员水平低,除了完成国家规定的为贫困人群提供基本公共服务外,很少有动力去为

贫困农民解决病痛。四是健康扶贫各部门各自为政,缺乏互联互通。很多地方没有建立起基本医保、大病保险、医疗救助一站式信息对接和即时结算系统,各部门信息没有互通,割裂运行。贫困患者出院时,承担了大额的自负医疗费用,之后要奔波于各相关部门申请救济,填写各类表格,提供繁杂的医疗文书资料。

## 四、健康扶贫政策优化路径阐释

特困家庭及大病家庭受益于健康扶贫工程,有效缓解了疾病造成的经济困难。但一旦遇到灾难性卫生支出,仍会陷入"因病致贫、因病返贫"的困境。因此,提高健康反贫困能力迫在眉睫。除为贫困人群提供免费的公共卫生服务、资助参保参合、纳入大病保险、实施医疗救助等一系列医疗保障措施外,必须结合内源性与外源性反贫困治理手段,以提高健康反贫困能力。阿马蒂亚·森认为与普遍关注的提高贫困者收入的减贫举措相比,提升可行能力对反贫困具有根本性意义。只有以健康的体魄为基础,贫困者才能充分利用旅游扶贫、产业扶贫、教育扶贫等社会资源。

可行能力视角下健康能力提升路径图如图1所示。

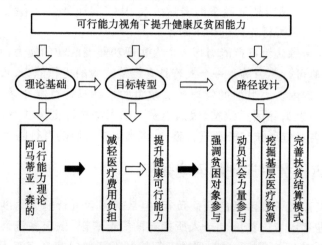

**图1  可行能力视角下健康能力提升路径图**

提升健康反贫困能力可以从四个方面进行阐释。

### (一)强调贫困对象积极参与

#### 1. 贫困者患病后应主动治疗,申请各类救助

《中国农村扶贫开发纲要(2011—2020年)》中明确提到了充分发挥贫困地区、扶贫对象的主动性和创造性,这表明政府开始注重发挥贫困者的主体作用,凸显贫困者的主体地位,体现了贫困治理由外源反贫困向内源反贫困的转型。贫困者患病后应主动就近进行治疗,避免小病拖成大病。贫困者主动参与基本公共卫生预防体系;针对农村贫困人群的生产环境,贫困者在劳动生产中注意劳动卫生和自我保护,在喷洒农药时预防农药中毒,搬举重物时保护关节和肌肉,预防腰肌劳

损和肩袖损伤等。

**2. 政府引导贫困对象参与健康贫困治理**

健康反贫困能力可通过人们实现的和没有实现的健康状态来辨别和衡量。引导贫困对象积极参与健康能力提升活动是正确的实践方向。在澳大利亚新南威尔士州开展的调查发现,健康管理者提供的医疗技术服务和给予家庭的健康服务参与机会具有同等重要的作用。因此,政府应该深入贫困家庭宣传健康扶贫政策,引导健康贫困人群通过教育和培训体系参与健康救助项目,提高其利用卫生服务的能力。

**（二）动员社会力量主动参与**

**1. 搭建政府主导、各方参与的健康脱贫体系**

将慈善总会、红十字会、残联、共青团、医药企业等社会力量的健康扶贫资源进行整合。对积极参与健康扶贫的企业实施税收减免、财政补贴等优惠政策;引导企事业单位出资,以慈善总会为依托设立专项基金为患病的贫困人口提供慈善救助。宜昌市发动社会力量参与健康扶贫的成功经验受到全国关注。湖北长阳"壹佰基金"对贫困户抵御大病风险发挥了重要作用。2016年宜昌动员社会力量实施慈善助医等一系列项目,累计投放慈善救助资金达7200万元,救助对象有38000多人,投放的救助资金总额以及救助对象总数同比均超历史。发挥村(居)委会、社工服务组织和专业社会工作者的作用,为健康扶贫对象提供惠民就医信息、政策咨询等多样化、个性化的救助。

**2. 畅通健康扶贫政策宣传渠道**

发动社会团体、慈善机构、企事业单位等第三方力量开展健康扶贫政策宣传教育,尽量多采用入户宣传手段,使得健康惠民信息准确地传达给贫困居民。针对送医、送药、送医疗设备等医疗保障活动提前做好宣传工作,为农村医疗卫生事业建设提供技术帮扶。此外社会力量可以给予健康扶贫对象精神支持,鼓励其提高自身健康水平,从思想上树立战胜疾病、摆脱贫困的信心,进而提升健康脱贫能力。

**（三）挖掘基层医疗机构资源**

**1. 强化基层医疗组织的支持**

健康扶贫对象的贫弱特征决定了其不能依靠自身力量走出病贫循环的困境,需要社会组织的支持,尤其是基层医疗组织的支持。贫弱对象由于经济条件差无法承担高额医疗费、交通不便出行困难,绝大多数选择在基层医院就医,主要是村卫生室、社区卫生服务中心、乡镇卫生院。笔者2017年8月调研的长阳县火烧坪乡黍子岭村的几个贫困户,离最近的乡镇卫生院有16公里,离县医院车程3小时,山路崎岖,雨天出行不便,贫困农民只有选择就近就医。由此可见,发挥基层医院在健康扶贫中的参与作用具有重要的现实意义。

### 2. 基层医疗机构定期开展体检

随着政府公共卫生服务的延伸,基层医疗机构及医生掌握了贫困居民及慢性病居民详细的健康信息,并定期对血压、血糖进行监测,建立了比较健全的健康档案。基层医院对困难人群的生活及收入情况比较熟悉,可以第一时间治疗健康扶贫对象的疾病,及时采取措施防止病情恶化,预防并发症及伤残,帮助其逐步恢复劳动能力。宜昌秭归县将"健康云家庭医生平台"同健康扶贫相结合,对精准扶贫对象实行100%的签约,有效实现了对居民健康致贫风险的精准识别,采取了针对性措施提升健康可行能力。

### 3. 开展家庭医师签约服务

进一步加大对签约家庭医师的财政支持力度,合理提高其收入,对贫困人群实行家庭医师签约全覆盖;实行一对一的签约健康服务,制订一对一的治疗方案;利用居民健康档案指导贫困人群预防疾病,加强健康教育,并对高血压、高血糖等不良指标及时给予用药指导。根据贫弱对象的健康状况和所患疾病的类别提供有针对性的基础医疗服务。对有劳动能力者提供康复治疗服务,切实提高抗疾病抗风险能力。

## (四) 完善一站式医疗扶贫结算体系

### 1. 建立各部门配合衔接的运行机制

针对健康扶贫各主体割裂运行、碎片化严重的问题,应打破分散在人社部门、保险公司、民政部门等的信息壁垒。借鉴部分地区健康扶贫一站式结算成功经验,在各地全面推广由基本医保、大病保险、医疗救助、临时救助、慈善救助、商业健康保险组成的一站式结算体系,同时与卫生计生部门、红十字会、公益慈善部门建立信息共享的联动机制。政府部门还应主动与商业保险公司进行协商,为贫困对象购买商业医疗保险。简化办理流程,缩短贫困人群获取医疗救助的时间。

### 2. 完善健康扶贫信息网络

政府扶贫办为网络建设和信息汇总牵头。健康扶贫各部门应当与医疗机构建立信息联动机制,便于医疗机构及时获取最新的健康扶贫政策。基于此,患者出院时,公立医院可以通过一站式结算平台进行结算,患者仅需支付自付部分。同时也应向贫困户做好相关救助政策的宣传,让其了解其他的救助资源和项目申请流程,比如临时救助、慈善救助等。公立医院在一站式医疗服务保障流程结束后,将信息上传至健康扶贫大数据平台。各部门审核后,及时将贫困者的病情以及医疗费用支出情况等数据上传至数据平台,做到帮扶救助精准化。

# 参 考 文 献

[1] 张忠朝.我国城乡困难家庭医疗救助支持研究——基于"中国城乡困难家庭社会政策支持系统建设"的调查[J].社会保障研究,215(1):83-90.

[2] 王黔京,沙勇,陈芳.民族地区农村家庭健康现状调查与健康精准扶贫策略

研究——基于云南省的抽样数据[J].贵州民族研究,2017(6):48-53.

[3] 孟庆国,胡鞍钢.消除健康贫困应成为农村卫生改革与发展的优先战略[J].中国卫生资源,2000,3(6):245-249.

[4] 周明海.农民权利贫困及其治理——基于阿马蒂亚·森"可行能力"视角的分析[J].甘肃理论学刊,2009(5):78-81.

[5] 杨帆,章晓懿.可行能力方法视阈下的精准扶贫:国际实践及对本土政策的启示[J].上海交通大学学报(哲学社会科学版),2016,24(6):23-30.

[6] 王前强,董秋红,黄李凤,等.可行能力理论视域下的贫困人群医疗保障现状及健康扶贫对策——以广西壮族自治区为例[J].中国医疗保险,2017(7):32-37.

[7] 文媛.打好精准救助"组合拳"彰显脱贫攻坚"民政力量"[J].中国民政,2016(21):47.

第二章

# 健康管理与健康促进

JIANKANGGUANLIYUJIANKANGCUJIN

# 新时代中国健康老龄化战略的思考与展望

白雪,毛靖

华中科技大学护理学院

【摘要】积极应对人口老龄化是新时代中国的重要课题。中国老龄化存在人口基数大、进程快、差异化明显等特点,而中国健康老龄化服务体系尚未完善,机构与人才队伍的建设问题亟待解决,从长远发展来看,需要从顶层设计入手,优化完善卫生保健体系、医疗保障体系,建立护理服务提供机制,利用现代化技术建立大数据平台,推动跨学科、国际化的科研平台建设,战略性地培养人才队伍。

【关键词】新时代 老龄化 展望

习近平总书记在十九大报告中指出:积极应对人口老龄化,构建养老、孝老、敬老政策体系和社会环境,推进医养结合,加快老龄事业和产业发展。20世纪以来,随着经济社会的发展、人口平均期望寿命的延长和出生率的降低,世界人口结构开始向老龄化发展。寿命的延长和人口结构的变化对每个公民乃至整个社会都有着深远的影响,这些变化给我们带来了前所未有的机遇与挑战。全国老龄工作委员会办公室发布的研究报告指出,中国于2000年正式进入了老龄化社会,目前是世界上老龄人口最多的国家,占全球老龄人口总量的五分之一。

综观全球,未来世界人口还将持续增长。根据联合国人口司的数据显示,2015年世界总人口数量为74亿,预测到2030年为85亿,2100年则将达到112亿。在经济全球一体化发展愈演愈烈的当今世界,人口总量、素质、结构、分布都是关乎各国竞争力的重要因素。

## 一、中国老龄化现状

在我国一般以60岁作为老龄人口的年龄界限。2000年,我国60岁及以上老龄人口比例达到10%,标志着我国正式迈入老龄化社会。该人口特征趋势是平均寿命延长加上生育率下降所致。1950—2015年中国平均每名妇女生育子女总数从6.11下降到1.66。同期,总死亡率也在持续下降(从每万名人口22.2下降到

7.2),这使得人口的期望寿命稳步提高。1949 年,我国人口出生率为 36‰,死亡率为 20‰,自然增长率为 16‰。2015 年我国人口出生率为 12.07‰,人口死亡率为 7.11‰,人口自然增长率为 4.96‰。我国的平均期望寿命已经从 1950 年的 44.6 岁上升到 2015 年的 75.3 岁,而在 2050 年将有望达到 80 岁。

由于我国自身的人口数量和人口政策等原因,与其他国家相比,我国人口老龄化具有许多自身特点,而这些特点使得我国在人口老龄化问题的应对中面临诸多前所未有的挑战。

（一）老龄人口基数大

中国老龄人口基数大是由我国总人口数量多造成的。根据国家统计局数据显示:2016 年我国大于等于 16 岁而小于 60 岁的劳动年龄人口有 90747 万人,占全国总人口的 65.6%;年满 60 周岁的人口有 23086 万人,占总人口的 16.7%;65 周岁及以上人口有 15003 万人,占总人口的 10.8%。预计到 2053 年,我国老龄人口数将达到峰值,数量达到 4.87 亿。这一数量甚至高于部分发达国家的总人口数量。

（二）老龄化进程快

法国、瑞典和美国 65 岁及以上人口比例从 7% 增至 14% 分别用了 115 年、85 年和 66 年。2000 年我国 65 岁以上老龄人口数量为 0.88 亿,占总人口比例达到 7%,达到老龄社会标准。2010 年第六次人口普查数据显示我国 65 岁以上人口增至 1.18 亿,十年间增长了 3000 万。预计到 2028 年,我国 65 岁及以上老龄人口比例将增至 14%。从 2000 年进入老龄化社会开始,我国老龄人口比例将在 28 年内就实现倍增,这个速度是法国、瑞典和美国的 4 倍、3 倍和 2.4 倍。这种快速老龄化也对我国提出了新的挑战。

（三）地域分布差异明显

我国老龄化的地域分布差异体现在两个方面。一是城乡差异大。农村人口老龄化程度高于城市,其中劳动人口从农村向城市流动是农村地区人口迅速老龄化的主要原因。第六次全国人口普查数据显示:2010 年我国农村 60 岁及以上人口比例为 14.98%,城市的比例为 11.48%,农村比城市高 3.5 个百分点。预计到 2030 年,我国农村和城市 60 岁及以上老龄人口比例将分别达到 21.8% 和 14.8%。二是东西部差异大。2010 年第六次人口普查数据显示,我国人口老龄化程度呈现东高西低的现象,东部经济发达的省市,包括北京、上海、天津、重庆、浙江、江苏、山东等地人口老龄化的程度比较严重,其中老龄化程度最高的地区是重庆,老龄人口占比达到 17.42%。西部经济欠发达地区,包括新疆、西藏、青海、宁夏等地人口老龄化程度相对较低,其中老龄化程度最低的是西藏,老龄人口占比为 7.67%。随着人口老龄化程度的进展,经济发达地区劳动力需求吸引不发达地区年轻劳动人口的大量流入,我国东西部老龄化人口程度可能会出现反转,出现不发达地区人口老龄化更严重的情况。

#### （四）高龄、失能老人数量多、增速快

随着社会经济和医疗技术水平的发展,我国人口寿命日渐延长,2015年我国人均期望寿命为75.3岁,到2050年有望达到80岁。人口老龄化同时,老龄人口高龄化的趋势明显。2013年我国高龄老人的数量为2260万,预计到2050年将达到9040万,在2013年的基础上提升4倍。随着人体老化的进展,老年人身体功能逐步退化,最终失去自理能力,而高龄老人失能的风险更高。同时,老年人发生疾病的风险也更高,老年人口慢性病患病率是全国人口的3.2倍,这也进一步增加了老年人发生功能障碍和失能的风险。据统计,2014年我国已有4000万失能老年人,相当于每5位老年人中就有1位生活不能自理。而在人口快速老龄化、老龄人口高龄化的状况下,失能老年人的数量将会持续快速增长,到2050年,预计失能老年人数量将会超过1亿。

#### （五）老年人空巢、独居普遍

原全国老龄工作委员会发布的《中国城乡老年人口状况追踪调查》显示:我国城镇老年人中,独立居住的比例为49.7%,其中空巢家庭(夫妻户)为41.4%,独居老年人户数占8.3%;农村老年人中,独立居住的比例为38.3%,其中空巢家庭为29%,独居老年人户数占9.3%。2014年我国的空巢老年人数量超过1亿,空巢家庭的比例超过40%,部分大中城市高达70%。我国的老年人空巢化主要与人口城乡、地区间的大规模流动有关,2010—2014年我国流动人口由2.21亿人增至2.53亿人,增长率为14.48%。与此同时,我国的家庭观念也在逐渐发生变化,越来越多的老年人倾向于独立居住,这就导致家庭照护能力的下降,许多失能或半失能老年人的照护责任向社会转移。

### 二、我国健康老龄化进程中面临的挑战

#### （一）国家级老龄人口服务体系亟待优化升级

一是医疗资源质量和可及性有待提升。由于医疗资源的分布不均,部分地区医疗人力资源相对缺乏,医疗技术水平有待提升。这一问题主要表现在基层医院和偏远地区的部分社区卫生服务中心、农村乡镇卫生院医疗技术水平无法满足患者需求。大部分患者无法就近获取就医机会,特别是重大疾病患者,往往需要前往大型综合性医院治疗,被迫异地就医。以湖北省为例,优质医疗资源多集中在武汉市内,这就导致各地级市甚至周边各省的患者长途异地就医,而大型医院服务能力有限,导致"一号难求、床位难等",这就加重了患者及其照顾者的身体、精神负担和经济负担。再则,我国的医疗转诊体系有待提升,患者由基层医院向大型医院转诊较为便利,然而当其完成主要治疗后很难转诊到基层医院进行康复治疗。由于"医联体"的建设不到位导致大型医院和基层医院之间缺乏信息沟通渠道,患者转回基层医院后其治疗和护理无法得到延续,这样一来导致医疗资源的浪费,二来增加了家庭照顾负担。

二是医疗保障体系有待完善,社会保险筹资困难,保障范围有限。我国目前医疗保险形成了以城镇职工医疗保险、居民医疗保险、新农村合作医疗为主,以商业医疗保险为补充的医疗保险体系。然而针对日趋增加的长期照护负担,我国还未探索出完善的长期护理保险体系。根据发达国家的经验,长期护理保险体系在应对人口老龄化问题中起到重要作用。我国目前已经在全国范围内开设 15 个试点城市,探索长期护理保险体系的建设。探索过程中主要发现以下几个问题:第一,长期护理社会保险筹资困难,过度依赖医疗保险。由于企业已经承担了较重的"五险一金"比例,个人负担能力有限,因此我国目前的长期护理社会保险主要依靠医疗保险和财政补贴来维持运营。大多数试点城市都采用从医保账户划拨款项作为长期护理保险的启动和运营经费,居民养老金账户和政府财政部门也承担了较大的一部分开支。第二,长期护理商业保险供求双冷、效果不佳。长期护理社会保险主要在于扩大覆盖人群,但其保障能力有限,这就需要商业保险的补充来满足部分高需求人群。然而,由于商业保险公司的逐利性及缺乏相关数据和经验,导致我国长期护理商业保险市场效果不佳。

### (二) 满足人民需求的科学养老机构数量相对不足

一是医养结合型养老机构入住率低,不能满足老年人需求。由于家庭照顾能力的降低,医养结合型的机构养老可以减轻家庭的照护负担。"十二五"期间,我国机构养老床位已经达到 672.7 万张,每千名老年人拥有养老床位数 30.3 张,医养结合型养老机构数量也在不断增加,基本可以满足我国的养老照护需求。但是养老机构的入住率却很低,主要有以下几个原因。第一,养老机构位置偏远、老年人固有的养老观念导致其不愿入住养老机构。以北京市为例,部分养老机构的入住率只有 40%。这些大型养老院,由于场地和成本限制,大多建在五环以外,对于一个长期居住在中心地区的老年人来说,突然转移到偏远地区,是无法接受的。加之中国传统的"落叶归根"的观念,导致老年人倾向于居家养老。第二,大多数老年人无法承担机构养老费用。老年人养老金收入,普通企业为每月 2000 元左右,福利性企业也多在 4000 元以内。而普通养老机构的收费标准为每月 1500 元。如果入住环境较好的机构或者老年人本身伴有失能或半失能,这一费用将在 2000元以上。因此,大部分老年人住不起养老院,即使勉强入住,在遇到重大疾病时也会束手无策。

二是护理需求分级不清,护理服务落地困难。不同老年人有不同的护理需求,缺乏护理需求分级标准就使得为老年人提供服务时采用"一刀切"的办法,这样会使部分老年人的需求无法得到满足,也同时会造成服务资源的浪费。缺乏护理质量的评价标准导致无法对养老机构的服务质量进行评价,也就无法保证服务的落实和服务质量的提升。

### (三) 有针对性的多学科专业性人才队伍建设滞后

一是教育机构未开设养老护理服务培训,缺乏管理型、创新型人才,从业人员缺乏知识体系。行业的发展离不开创新型和管理型的人才,因此,没有经过系统

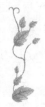

培训的从业人员无法促进行业的进一步提升。目前我国养老服务行业的从业人员主要以女性为主，年龄分布在40～60岁。城市养老机构以外来务工妇女为主，农村养老机构从业人员为当地或附近居民。这些人员大多是家庭妇女，并未接受过系统的老年护理培训，缺乏老年照护的相关知识，尤其缺乏老年人的情绪管理和心理应对等很重要的能力。这主要有两点原因：第一，大专院校大多没有开设养老护理专业；第二，养老服务行业工资待遇、社会地位都有待提升，导致该行业难以吸引人才。

二是人工智能在老年服务业的应用处于起步阶段。将人工智能应用于养老服务行业能够有效缓解老年护理人力资源压力，降低护理成本。英国等较早步入老龄化社会的发达国家，已经开始将智能辅助应用在老年护理服务中并取得部分成效。我国正处于人工智能的研究阶段，投入了大量的精力。目前感应式和监控式辅助器械已经投入使用，但是由于佩戴或夜间光源供给都会影响老年人的正常作息而效果不佳。因此需要积极开发全方位、全天候且不影响老年人生活的人工智能设备，促进其在老年护理行业的应用及其产业化发展。

## 三、中国健康老龄化的建议与展望

采取促进老龄化与健康的行动的重要理由是促进可持续发展。现在世界上大多数人都能够平安步入老年时期，老年人在总人口中的比例将显著增长。如果我们要构建有凝聚力、和平、公平和安全的社会，在今后的发展中必须考虑到这一人口学转变，开展行动时既要发挥老年人对发展做出的贡献，也要确保他们被公平地对待。

（一）用系统化的视角看待老龄化

一是强化政府责任意识。进一步完善老年人合法权益方面的法律法规，提高可操作性，切实维护老年人的合法权益，促进我国健康老龄化事业发展，如全面落实"二孩"政策，建立弹性退休制度等。同时在各级政府和各项政策中支持健康老龄化，包括建立目标任务、明确责任划分、划拨充足预算，以及制定各部门间的协作、监测、评估和报告机制。重点措施包括：就健康老龄化的指标、量化评估和分析方法达成一致；提高对老年人口健康状况、需求及其满足状况的认识；理解健康老龄化过程及应当采取哪些措施予以改善。

二是建立以老龄人群为中心的卫生保健体系。人口老龄化的进程要求卫生系统由疾病治疗模式向以老年人为中心的综合性保健模式转变。这就需要建立综合性长期照护系统，并要求各级政府和多个部门协同响应。具体来讲就是围绕老龄人口的需求和喜好进行体系构建，所提供服务应符合老年人的特点，并与老年人保持密切沟通。重点措施包括：保证所有老年人都得到综合性评估，并获得统一的、旨在提高机能的综合性卫生保健计划；尽可能在老年人居住地就近提供服务，包括开展上门服务及社区服务；建立便于多学科团队共同提供卫生保健的服务架构；为老年人自我护理提供支持，包括促进老龄个体之间的相互支持、培训、咨询和建议；保证老龄人群能够获得改善机能的医疗产品及技术等。

三是建立完善的医疗保障体系。形成医疗保险与长期护理保险共同发展的保障制度。建立社会保险与商业保险共同发展的双轨制长期护理保险制度。逐步形成长期护理社会保险多元筹资机制。将长期照护服务视为重要的社会福利工作；针对长期照护系统的构建，明确职权分工并制订实施计划；为长期照护系统建立公平、可持续的财政机制；确定相关的政府职责并明确相应的工作任务。

四是建立多方参与、多种形式的护理服务提供机制，提倡居家护理。推行CCRC的小型医养结合服务机构，即以城市为中心，不改变老年人的生活地点和习惯的小型医养结合服务机构。建立护理服务需求分级与护理服务标准评价体系，确保护理服务质量，提升利用效率。为满足老龄人口的需求，减少对急性卫生服务的不当依赖，帮助家庭避免高昂的保健费用，以及解放妇女去承担更多社会职能，综合性的长期照护系统都是十分必要的。这一系统的核心目标应当针对已失能或有严重失能风险的老年人，维护其功能发挥水平，并确保服务尊重老年人的基本权利、自由与尊严，包括对老年人获得健康和尊重的愿望予以重视。因此，政府应将优惠政策倾向于老年人群而非家庭或养老机构，保证养老资源准确地惠及每一位老年人。

### （二）用信息化的手段应对老龄化

一是发展智慧老龄化并促进其产业化发展。智慧老龄化主要是指利用现代信息技术（如物联网、云计算等），围绕老年人的生活照料、健康管理、安全保障、应急救助、娱乐休闲和学习分享等诸多方面，按照提供服务用途不同可分为位置定位、提醒服务、日间照料、医疗监测、紧急救助、双向通话、代购缴费等服务形式。位置定位就是由智能设备提供 GPS 定位，防止老年人走失；提醒服务包括时间提醒，即用药提醒、久坐提醒以及事项提醒等，防止老年人忘记时间错过事项；日间照料包括为老年人提供购买帮厨、订餐送饭、保洁洗澡、看病预约、叫车等待等各种家居养老服务；医疗监测包括血压、血糖、心率、心电等医疗项目的定时监测，预防老年人身体突发异常状况；紧急救助包括老年人跌倒报警等紧急状况报警，老年人突发事件的应急措施；双向通话可实现老年人之间、老年人与家庭成员之间的双方或多方通话，提高交流沟通的时效；代购缴费为通过智能设备方便老年人购物和水电煤气等的日常缴费，使其可以在家就享受到各种服务。

二是建立老龄化事业大数据平台，发展"互联网＋健康"。"互联网＋健康"是以互联网为载体，以信息技术为手段（包括通信移动技术、云计算、物联网、大数据等）与传统医疗健康服务深度融合而形成的一种新型医疗健康服务业态的总称，包括健康咨询、预约问诊、候诊提醒、划价缴费、诊疗报告查询、诊后随诊等。目前应致力于打造以居民就诊一卡通、检查化验结果互认平台、数字化终端应用模块、远程医疗系统和大数据中心等为载体的获取医疗卫生服务的新模式，以提高医疗服务系统效率，促进健康老龄化事业发展。

三是推进国际化、跨学科的科研平台建设，促进"产学研"一体化发展。发达国家相对我国来说较早步入老龄化社会,经过长期的研究探索,在健康老龄化的技术成果方面稍领先我国,因此我们应当加强国际间合作,借鉴其他国家在应对老龄化进程中的成果。例如,美国、英国等发达国家相继在 20 世纪步入老龄化社会,而这两个工业和科技强国善于利用自身优势,已经处在老年照护的科技行业领先水平。我国可以通过一批中外高水平大学科研合作平台的建设,促进国际间科研合作的开展,引进一批先进的技术成果。还应当加强多学科共同合作,推进老年照护质量的提升。健康老龄化关系到政府各职能部门和每一个学科,并不只能由某一个学科单独完成。因此,应当促进医科、理工科、管理科学、社会科学等多学科的共同合作与发展,方能全方位地保障健康老龄化建设。同时,提倡研究机构与市场企业合作,促进"产学研"一体化建设。高校或研究机构的研发成果要切实服务老龄化建设就必须要市场化、产业化。因此,研发机构可以与市场企业共同发展,一方面企业可以为研发机构注入研发资金、提供市场数据,另一方面也可以及时促进成果转化,为企业谋发展,为人民谋利益。

（三）用可持续性的战略保障健康老龄化

一是加强学科建设。发展以护理学、老年病学为中心的健康老龄化学科建设工作。积极探索与社会学、心理学、经济学、卫生管理学、保险学、信息工程学等相关学科的交叉研究。可采取的重点措施包括:以执业前培训和继续教育课程形式,向所有卫生从业人员提供老年学及老年病学的基础培训;将老年学及老年病学专业能力纳入所有卫生教学体系中;确保老年病医师的数量能够满足人口需求,鼓励建立老年病科以处理复杂病例;考虑设置新业务骨干(如医护协调员及自我护理咨询员),并扩展现有人员(如社区卫生人员)的业务范围,以便在社区水平安排老龄人群的卫生保健服务。

二是重视人才培养。建立养老护理服务人才培养机制,推动养老产业升级。由专业院校培养管理创新型人才,积极研究人工智能在老年护理中的应用,减轻人力资源需求。为了保障拥有一支训练有素、可持续的 21 世纪卫生队伍,就要针对以老龄人口为中心的综合性服务,认真考察其人力资源需求。服务人员都应具备基本的老年学及老年病学专业技术及整体性服务需要的一些常规能力,包括沟通技巧、团队合作、信息技术等。我国高水平大学在培养医疗、护理学生时应当开设老年医学、老年护理学专业方向课程,培养研究型、管理型人才,促进养老服务行业可持续性发展。同时,还需要培养一批基层服务人员,如大、中专院校开展对口养老机构或老年护理专员的职业培训,提升从业人员的数量和质量。此外推行养老护理服务人员持证上岗。由高水平大学成立培训中心和鉴定中心,对现有和即将从事养老服务行业的社会人员进行技能培训,培训合格后持证上岗。对养老机构的服务能力和服务水平进行鉴定,鉴定合格后方能开业。

三是提升养老护理从业人员待遇。要吸引一批优秀的养老护理从业人员,保证服务质量,就必须提升这些人员的社会地位和工资待遇,建立合理的工作质量评价体系。可采取的重点措施包括:提高长期照护人员的收入,改善工作条件,并为其提供职业发展和收入提高的渠道;从法律层面向家庭照护人员提供灵活的工作安排和请假机制;向照护服务人员提供诸如暂歇照护、专业信息与培训等支持措施;加强公众对长期照护工作的重视和回报,抵制阻碍男性及年轻人成为照护服务人员的社会习俗与偏见;支持社区将老年人组织起来,参与照护及其他社区建设工作;针对关键问题,制定并发布照护服务规范或指南;建立照护服务及专业照护人员认证机制;正式建立照护服务(包括长期照护与卫生保健服务之间)的协同工作机制;建立质量管理系统,将功能发挥的改善作为工作重心。

# 参 考 文 献

[1]  何明芳.基于灰色系统理论的人口预测模型[D].广州:华南理工大学,2012.

[2]  王涛.老年居住体系模式与设计探讨[D].西安:西安建筑科技大学,2003.

[3]  林宝.人口老龄化对养老保障制度带来的挑战及改革方向[J].中国党政干部论坛,2012(11):26-29.

[4]  国务院人口普查办公室.中国 2010 年人口普查资料[M].北京:中国统计出版社,2012.

[5]  第二次全国残疾人抽样调查领导小组.2006 年第二次全国残疾人抽样调查主要数据公报[J].中国康复理论与实践,2006,12(12):1013.

[6]  郭平,陈刚.2006 年中国城乡老年人口状况追踪调查数据分析[M].北京:中国社会出版社,2009.

[7]  姜春力.我国人口老龄化现状分析与"十三五"时期应对战略与措施[J].全球化,2016(8):90-105.

[8]  唐金成,韩顺莉,马艳红.老龄化危机:长期护理保险发展的机遇和挑战[J].西南金融,2015(7):60-63.

[9]  吴玉韶,王莉莉.中国养老机构发展研究报告[M].北京:华龄出版社,2015.

[10]  陈金雄.互联网+医疗健康——迈向 5P 医学时代[M].北京:电子工业出版社,2015.

# 湖北省健康管理
# 服务的运行机制
## ——基于黄陂模式的经验总结

高旭东

武汉市中心医院

【摘要】目的:系统总结黄陂区所开展的健康管理工作运行模式以及相关服务特色,为今后其他地区学习黄陂区的健康管理工作经验提供参考。方法:应用文献复习法查找相关的文件资料及检索中外文献;通过专题小组讨论法组织相关健康管理工作人员进行深入的讨论;通过与事件知情者或健康管理组织领导者的访谈,获取相关重要信息。结果:黄陂区探索并打造了一套"四方管理、五项服务"的运行模式来开展工作,四方管理包括政府部门主管、专业机构直管、社区单位协管、家庭个人自管,五项服务包括健康人群的保健服务、开展高危人群的干预服务、疾病人群的健康管理服务、老年人群的康复疗养服务、个性化健康需求服务。结论:黄陂区搭建了较为成熟的健康管理服务体系,结合本地特色,建立了"四方管理、五项服务"的运行模式,极大改善了本地区健康服务的供给质量,切实提高了居民健康素质,赢得了良好的社会反响。

## 一、背景与目的

健康管理作为近年来新引入的一门学科及行业,健康管理在国内已走过了近二十年的探索历程,健康管理在我国取得了快速的发展,但目前整体还处于初级阶段。国家的"十三五"规划中明确指出:从原来的以解决人民群众看病就医问题,向保障和促进人民健康转变。湖北省为了积极响应国家号召,将政策落到实处,湖北省卫健委开启了健康管理服务的探索,将黄陂、石首、汉川、鄂州列为首批试点地区,对健康管理的模式及工作方法进行实践。经过 4 年的实践,黄陂区一方面严格按照卫健委的要求,开展健康管理实践,一方面积极结合当地人文地理环境进行运行模式创新,逐步形成了自己的服务特色,探索出了一套科学、高效的健康管理工作模式。本研究的主要目的在于全面、系统地总结黄陂健康管理服务的运行模式及相关工作特色,为今后其他地区学习黄陂健康管理工作的经验及复制其成功模式提供参考。

## 二、研究对象

黄陂区是湖北省武汉市辖区,位于湖北省东部偏北,武汉中心城区以北。东连红安县、武汉市新洲区,西接孝感,北与大悟县交界,南邻武汉市东西湖区、江岸区。全区户籍总人口达112.48万人,是武汉市人口最多、面积最大的新城区。黄陂区现有各级各类医疗卫生计生机构818家,是武汉市唯一拥有2家三级医院的新城区,这2家医院分别为黄陂区人民医院、黄陂区中医医院;共有疾病预防机构6家,分别为黄陂区疾病预防控制中心、黄陂区健教所、黄陂区皮防医院、黄陂区血防医院、黄陂区精神病院、黄陂区血站;共有基层医疗卫生机构21家,其中防保所1家、社区卫生服务中心2家、血防站1家、街道卫生院17家。2013年底,黄陂区血吸虫病防治达到国家级传播控制标准,无急感病例发生,成功创建为国家卫生应急示范区、国家慢性病综合防控示范区。

## 三、研究方法

### (一)文献复习法

通过文献复习法查找相关的文件资料及检索中外文献,具体资料来源包括:①湖北省卫健委官方网站、武汉市卫健委官方网站、黄陂区人民政府网站、武汉市黄陂区疾病预防控制中心官方网站、黄陂健康网等相关网站;②黄陂区人民医院、黄陂区中医医院的工作报告、实施办法、政策通知及经验总结等文件;③中国学术期刊数据库、万方期刊数据库、维普中文科技期刊全文数据库。

### (二)专题小组讨论法

专题小组讨论法是指一群相关人员对特定的事件、概念或主题进行自由、坦率、深入的讨论,在主持人的督促及管理下确保讨论的焦点集中于讨论专题上。专题小组讨论法是一种定性研究方法,目前被广泛应用于市场学及社会科学等领域。

### (三)关键人物访谈法

关键人物访谈法又称为主要知情者访谈法,是通过与事件知情者或相关组织领导者的访谈,以获取相关重要信息的研究方法。为了解黄陂区健康管理服务的具体实施情况、存在的问题以及获取相关政策建议,分别联系了黄陂区健康管理中心(2人)、前川卫生院(1人)、滠口街卫生院(1人)、长轩岭卫生院(1人)、盘龙城卫生院(1人)相关负责人进行访谈。

## 四、研究结果

黄陂区卫生部门在搭建起的健康管理服务体系基础上,在实际工作中结合自身地域特点,探索并打造了一套"四方管理、五项服务"的运行模式来开展工作,为

健康管理工作总结出了有益的经验。

## （一）四方管理

为了确保健康管理服务的顺利实施，充分整合及利用不同机构和部门的资源，黄陂区的健康管理工作由政府、专业卫生机构、单位社区以及个人共同完成，具体情况如图1。

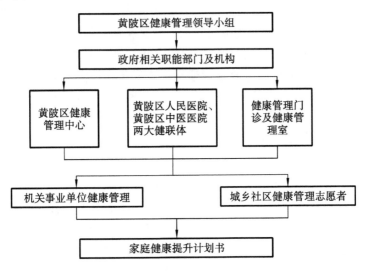

**图1　黄陂区的健康管理工作**

### 1. 政府部门主管

黄陂区的健康管理服务从设计到实施确立了以政府为主导的工作模式，区政府每年将健康管理工作列入了区政府工作报告，并纳入全区经济社会总体发展规划。各相关部门对健康管理工作给予高度重视，成立了以黄陂区区长为组长、30多个政府部门领导为成员的健康管理工作小组，采取政府主管、部门配合、专业机构支撑的多方协作，共同推进健康管理工作的实施。2016年还将健康黄陂发展战略纳入黄陂区"十三五发展规划"，作为建设幸福黄陂的核心工作进行全力推进。

### 2. 专业机构直管

通过在黄陂区疾病预防控制中心设立健康管理中心，强化健康管理中心的核心地位，全面管理、协调各级机构的工作。建立以黄陂区人民医院、黄陂区中医医院为龙头，各基层医疗卫生机构为辅助的健联体，通过二级以上医疗机构向基层医疗卫生机构派驻专家、乡镇（社区）服务团队进村入户，让重大疾病患者及高危人群，既能享有基层健康管理团队的服务，又能获得上级医院专家的支持。并按照国家和省关于建立分级诊疗制度的政策规定，推动健联体内各成员单位按照各自的功能定位，积极实行双向转诊服务。在健联体内部逐步实现"人通、财通、医通"，推进基层首诊、双向转诊、上下联动的分级诊疗模式。

### 3. 社区单位协管

机关事业单位将职工健康管理融入单位发展规划,制定并出台了黄陂区机关事业单位职工健康管理实施方案、黄陂区机关企事业单位职工高危人群干预方案、健康单位创建活动实施方案、黄陂区企业社区卫生应急健康教育工作方案,全区要重点推进"健康机关、健康医院、健康企业、健康饭店"等创建活动。依托各级健康管理单位与企事业单位内部医疗人员的合作,做好相关人群的健康管理工作,保证每年每位职员均会接受健康管理。社区将居民健康管理作为年度社区工作任务之一,出台了黄陂区社区居民高血压、糖尿病及其高危人群管理工作实施方案及黄陂区家庭、乡村医生健康管理签约式服务实施方案等文件,在全区范围内大力推动"健康社区活动",积极组建"社区三大员"的志愿者队伍,即健康生活方式指导员、运动指导员及养生宣传员,自发开展了各类健康宣教活动,并以身作则,起到了引导和示范作用。

### 4. 家庭个人自管

家庭的个人自管主要依靠健康提升计划书项目进行推动。黄陂区健康管理中心引进北京知行智成健康管理有限公司的健康管理系统软件,通过健康管理信息平台录入每户家庭成员的健康信息,平台出具每一个家庭成员的健康评估报告后,由医务人员对居民的健康情况进行整体评估,对每一位居民的健康状态有针对性地提出对现有疾病的注意事项及改善生活方式的详细建议,并为居民制订长远的健康促进计划,形成家庭健康提升计划书,该项目率先在前川、环城、李集三个街道试点运行,并逐步在其他街道进行推广。居民通过简单明了的健康提升计划书,主动提升自己的遵医行为,积极改善膳食、运动、作息等生活方式,完成个人健康自管。

### (二)五项服务

### 1. 健康人群的保健服务

为了针对健康人群开展保健工作,区内两家健康联合体定期组织医疗团队深入社区及乡村为居民开展健康讲座、咨询等活动,提升居民健康素养。发动居民共同参与健康活动,在区内培养并选拔 2000 余名健康志愿者,在社区内起到示范及带头作用。此外,黄陂区于 2014 年 6 月建成武汉市首家以健康为主题的展馆——黄陂健康馆。在打造过程中,黄陂区卫计委特邀了省、市专家对健康馆进行设计和布局,并委派相关工作人员外出学习,建成一个科技含量高、科普知识强,集教学、宣传、体验为一体的健康展馆。黄陂健康馆场馆面积 1000 平方米,共10 个展厅,包括虚拟健康馆、家庭医生、家庭小药箱、科学点餐等大量互动式项目。到目前为止,黄陂健康馆全年对外免费开放,累计参观团体百余家,参观个人近万人。此外,黄陂健康馆还举办了冬病夏治体验月、体彩杯等大量健康活动,并与区内各医疗机构、社会团体共同开展健康宣传及义诊活动数十场次。

### 2. 开展高危人群的干预服务

根据居民的健康状况评估结果,通过建立吸烟、减肥等 15 个高危干预门诊,对高危人群进行个体追踪及干预活动。例如戒烟门诊,在建立戒烟门诊过程中,诚邀湖北省人民医院教授到区健康管理中心传授戒烟相关知识,为戒烟门诊工作人员解难答疑,并对戒烟门诊工作提出指导性意见。戒烟门诊配备有一氧化碳测试仪、肺功能测试仪等专业仪器,以及戒烟替代产品及药物。通过对全人群进行戒烟宣传、无烟单位创建以及各医疗机构呼吸内科就诊吸烟人群的引导,收集吸烟人群信息,有针对性地制订戒烟方案,帮助吸烟者戒烟。此外,戒烟门诊还定期组织工作人员深入各单位、企业发放戒烟问卷、戒烟卡、戒烟手册,宣传戒烟知识。

### 3. 患病人群的健康管理服务

从单纯对疾病的管理转变为对健康的管理,对住院患者实行一病两方(诊疗处方、健教处方)和五师(医师、护师、药师、健康管理师、营养师或心理咨询师)联合查房,在专业化治疗的基础上,实行全面的健康指导,对出院患者及重大公共卫生服务项目筛查出的艾滋病、结核病、妇女两癌、重性精神疾病等重大疾病和慢性病患者,实行 100% 追踪管理,提高患者的自我保健能力。

### 4. 老年人群的康复疗养服务

为了更好地推进老年人的健康管理工作,黄陂区卫计委与区民政局共同发布了《黄陂区关于进一步加强养医结合工作的通知》,选取黄陂区人民医院、黄陂区中医医院以及黄陂区知青岁月、老来乐两家养老机构作为医养结合试点单位。其中黄陂区人民医院联合黄陂区知青岁月养老院、黄陂区中医医院联合老来乐养老院进行联营试点,两家医院分别在两家养老院设置健康管理室与医疗门诊并派遣医护人员入驻。目前已对两家养老院中的老年人进行健康体检,完成了慢性病人群、高危人群的个人信息收集工作,对老年人的身体健康状况进行跟踪监测,并制订了个性化的健康管理方案。此外,两家医院依据自己的资源优势,多次组织医师到养老院开展健康大课堂活动,为老年人普及健康知识,满足老年人的健康需求。除了已经试行了区级医疗机构与民营养老院进行医养结合这一模式,目前还在筹办基层卫生院与公立养老机构联办、基层医疗卫生机构拓展健康养老服务这两种医养结合模式。

### 5. 个性化健康需求服务

为满足居民日益增长的个性化健康需求,黄陂区开展了家庭(乡村)医生签约式服务。通过建立"乡镇社区划片包村指导、乡村(社区)医生包户包人"的签约式服务模式,使签约的每户居民都拥有家庭保健医生,将健康管理加入农村网格化管理并作为重要内容,让卫生人员与居民建立稳定的契约型服务关系。将签约居民作为优先服务对象,为其提供上门诊疗、电话健康咨询、心理咨询、健康体检、健康监测、转诊和预约等全方位的个性化定制服务。

## 五、结论

黄陂区搭建了较为成熟的健康管理服务体系,结合本地特色,建立了"四方管理、五项服务"的运行模式,极大改善了本地区健康服务的供给质量,切实提高了居民健康素质,赢得了良好的社会反响。

## 参考文献

[1] 董民华.健康管理在糖尿病患者社区干预效果评价[D].苏州:苏州大学,2016.

[2] 李哲,冯学山.专题小组讨论[J].上海预防医学,2003,15(11):538-539.

[3] Ureda J R,Byrd T L,Calderón-Mora J A,et al. The use of illustrated story mapping to enhance focus group discussion[J]. Health Promot Pract,2011, 12(1):74-78.

[4] 谭晓东,黄希宝.健康管理的实践与创新[M].武汉:华中科技大学出版社,2016.

[5] 吴然,李晓芸,李阳,等.公共卫生项目社会效应的舆情分析方法探讨——以黄陂健康管理为例[J].公共卫生与预防医学,2016,27(1):123-127.

[6] 刘建华.社区居民健康管理服务模式探析[J].公共卫生与预防医学,2014, 25(5):87-89.

[7] 彭淑珍,李芳,徐亥.高危干预服务对高血压高危人群的影响[J].当代护士(上旬刊),2015(6):37-39.

[8] 张晋.湖北省健康管理的实践与探索[J].公共卫生与预防医学,2014,25(5):1-3.

# 十堰市健康管理问题研究

程时秀,张昌军,黄卉,陈辉,张龙山
十堰市疾病预防控制中心

健康管理可以改善和促进个人健康,极大地提高人民的生活质量和工作质量,是一项利国利民的崇高事业。高度重视健康管理工作,对于改善和提高我国国民身体素质、全面建成小康社会有极为重要的作用。

## 一、健康管理的重大意义

### 1. 健康管理是生命科学与健康研究发展的重大进步

随着人们健康意识的增强,人们对疾病的态度已经从"重治"向"重防"转变,带动人们对健康管理的深入研究,促使现代医学由生物医学模式向"生物-社会-心理"医学模式转变,治疗医学向预防医学转型乃大势所趋。

### 2. 健康管理是提升国民健康素养的有效途径

随着经济的发展、群众生活水平的提高,人类的生活方式和环境发生了巨变,慢性病取代了传染病和营养不良性疾病排在死因谱的首位,处于亚健康状态的人群也逐年增多。需要健康管理服务的介入,给予具体的、个性化和量化的指导,带动国民健康素养的全面提升。

### 3. 健康管理是开展疾病预防控制的基本保证

通过健康管理可以减少或延缓疾病的发生,尤其对于慢性非传染性疾病、生活方式疾病和代谢性疾病这些可干预性强、一级预防效果好的疾病,综合管理可在个体发病前进行早期干预,有效控制一般人群和高危人群进入患者群体,从而降低发病率。

### 4. 健康管理是积极应对人口老龄化的迫切需要

当前中国 60 岁以上的老年人已近 2 亿,占总人口数的近 15%,每年以 3.2% 的速度递增。随着老龄化程度加深,各类慢性病的发病率数以亿计、逐年增高。只有建立正确的健康理念,形成良好的生活习惯,才能改变亚健康状态、降低患病风险、控制慢性病的发生和发展，维持健康和延长寿命。

**5. 健康管理是进一步扩大内需的有效举措**

健康管理是为全体国民服务的朝阳产业，具有资源综合利用、增强可持续发展、关联产业带动力强等特点，对实现经济转型发展具有重要的推动作用。随着社会保障制度的逐步完善、国民消费水平的进一步提高，健康管理市场蕴藏着巨大的商机，必将成为国民经济新的增长点，是调结构、扩内需、惠民生的重要力量。

**6. 健康管理是优化医疗卫生资源配置的重要手段**

健康管理是基于一级预防的全面管理，相对于疾病的二级和三级预防，一级预防的投入产出效能最佳。有效的一级预防和健康管理能够减轻个人和社会的疾病负担，降低医疗费用，减少劳动生产力损失和健康损失。可以说，进行健康管理，能够进一步优化医疗卫生资源配置，逐步实现全人群的疾病公共卫生服务均等化和人人享有健康的全球医疗卫生保健策略，在提高健康水平的同时，体现健康公平。

# 二、十堰市健康管理现状

## （一）十堰市健康管理工作开展情况

一是健全健康管理工作组织体系。十堰市卫计委、市疾控中心分别成立了十堰市健康管理工作领导小组及其办公室、十堰市健康管理专家委员会和健康管理技术指导办公室，建立了工作组织机构与技术指导机构。结合实际，先后制定《关于开展健康管理工作的通知》《进一步推进健康管理工作实施意见》等规范性文件，同步加强督导，保证规范落实。

二是初步建成健康管理服务体系。全市初步形成了以县（区）级医疗卫生计生机构为主导，县（区）乡一体、分工合理、协作密切的健康管理服务体系。组建了十堰市健康管理中心，与十堰市疾控中心"一套班子、两块牌子"，全面负责全市健康管理技术指导、技能培训和督导检查等工作。借助新址迁建，十堰市疾控中心在新址建立了功能完备、设施完善、布局合理、文化氛围浓郁的市级健康管理服务中心和市健康促进与教育馆；各县市区也相继成立了健康管理中心，房县、竹山县、丹江口市等疾控中心在经费困难的情况下，积极筹备资金改善健康管理工作硬件条件；市太和医院、市人民医院、市中医医院等综合性医院结合自身条件和需要，组建了健康管理科，并把健康体检中心升级为健康管理中心，利用自身优势开设健康危险因素干预门诊，积极探索健康管理服务模式和途径。

三是积极搭建健康管理网络体系。十堰市疾控中心（十堰市健康管理中心）作为全市健康管理进修与培训基地，与华中科技大学同济医学院健康管理培训中心联合举办了高级健康讲师、健康管理师提升培训班，分五批培训了健康管理专业人员 625 名，做到了各级重点医疗卫生机构健康管理人员全覆盖。在开展专业培训的基础上，借力全省健康管理技能竞赛东风，在组织开展县、市级选拔赛的基

础上,组建市级竞赛队参加了湖北省健康管理技能竞赛,在团体及个人奖项上均取得较好成绩。

四是构建了健康管理工作信息体系。全市疾控中心、二级以上医疗机构健康体检基本实现了信息化,市人民医院、竹山县和房县疾控中心购置了健康管理软件,充分利用软件的健康管理功能拓展业务,提升了健康管理能力,打开了工作局面,经济效益和社会效益明显提高。

五是积极开展各类人群健康管理服务。各级疾控机构充分利用自身优势,以中小学生、企业有害因素作业岗位人员健康体检为依托,推进健康管理工作。同时,紧密结合基本公共卫生服务提升全民健康管理意识和健康自我管理能力。

### (二)存在的问题

一是政府支持有待加强。健康管理工作当前基本处于卫计系统一家"唱独角戏"状态,工作推进难度大、进展缓慢、效果不佳。

二是公众认知度和接受度不高。现阶段健康管理的一些理念还不能被公众所接受,健康管理服务对象范围较狭窄,主要集中在经济收入高的高端人群,公众重治轻防的观念还没有根本改变,预防疾病也基本采用"跑跑路、吃吃素"的方法,缺乏针对个体健康状况的精准管理。

三是健康管理运行机制尚不健全。政府、健康管理机构、医疗机构、消费者、保险公司等都应该为健康管理进行投资,但相关方对此观念尚未完全接受,且缺乏整体的规划和协同机制,健康信息资源无法实现充分共享。

四是专业机构缺乏健康管理工作保障条件。这种缺乏主要体现在经费和人才匮乏上,缺乏高水平专职健康管理专业队伍。

五是健康管理机构发展模式还有待探索。目前健康管理工作尚处于起步阶段,一方面既没项目支持,也无资金保障,另一方面其发展模式是作为经营实体还是作为公益的资源共享平台,或是有更好方式,有待进一步探索。

## 三、加强十堰市健康管理工作的有关建议

### (一)坚持政府主导,加大扶持力度

#### 1. 加强组织领导

成立高规格健康管理领导小组,由市委书记或市长亲自挂帅,市委市政府有关领导任副组长,市直有关部门负责人为成员,各县市区、各乡镇比照成立相应领导机构,切实加强对本辖区健康管理工作的领导、组织、协调、实施,统筹协调推进本辖区健康管理全局性工作。将健康管理纳入本级经济社会发展规划,将主要健康指标纳入综合目标考核,完善考核机制和问责制度,奖惩兑现,推动各项任务落地、落实。

#### 2. 强化顶层设计

由政府明确责任单位、划拨专项经费、限定任务时间,高标准编制全市健康管

理规划,并将健康管理工作纳入全市经济社会发展规划,明确健康管理的总体要求、功能定位、主攻方向、主要任务、保障措施和阶段性工作重点,促进健康管理的可持续快速发展。

### 3. 健全投入机制

一是加大公共财政投入。各级政府部门应根据本级人口总量、人口结构,设立健康管理专项资金,参照先进地区做法,每年拿出一定数额经费列入财政预算,并与财政收入增幅相挂钩,对健康管理的重大项目建设、重大疾病防治、慢性病防控等进行支持,不断提高健康管理质量和覆盖面。积极争取中央、省加大转移支付力度的同时,逐步加大公共财政对农村卫生计生经费的投入。二是鼓励社会资本参与健康管理。坚持社会化、市场化的发展方向,放宽行业准入门槛,鼓励各类社会组织、市场主体和个人创办健康管理服务机构,共同支持健康管理快速发展。三是发挥金融机构作用。鼓励金融机构创新金融产品、服务方式和抵押担保方式,强化同业合作,统筹各类金融资源,支持健康管理产业发展。

### 4. 完善扶持政策

一是对健康管理日程运营给予补贴。采取以奖代补的方式,根据服务对象数量、结构以及服务项目数量、难易程度等每季度或每半年对健康管理服务机构给予运营补贴,激励健康管理服务机构主动开展业务,降低群众参与健康管理负担,吸引群众积极参与健康管理。二是对健康管理机构给予政策保障。对福利性非营利性健康管理机构,实行定性定向和划拨方式优先保障供地;对营利性养老机构,实行定性定向和有偿使用协议出让方式优先优惠保障供地。三是对健康管理机构的税费予以优惠。对符合条件的非营利性健康管理机构免征营业税、所得税等。健康管理机构自用房产、土地暂免征收房产税、城镇土地使用税。对企事业单位、社会团体和个人等社会力量,向福利性、非营利性健康管理机构的捐赠,免征一切税费。符合条件的各类健康管理机构、服务组织或健康产业,按规定享受国家和省对中小企业、小型微利企业、家庭服务业、健康服务业等其他相应的税费优惠政策。

### (二) 立足市场驱动,培育健康产业

#### 1. 加快发展健康管理服务业

依托三甲医院等丰富的医疗资源,支持鼓励社会力量、民营资本进入健康管理服务领域,大力发展健康体检、健康咨询、健康文化产业、医疗康复、食品药品检测培植等健康服务,促进以治疗为主转向为以预防为主;大力发展母婴照料服务,推进母婴健康家政服务产业不断规范、壮大;推进医疗机构与养老机构合作,鼓励医疗机构将护理服务延伸至居民家庭;依托武当道教养生基地等,将健康与养老有机结合,大力发展养生养老产业。鼓励商业保险公司提供多样化、多层次、规范化的健康保险产品和服务,推行医疗责任保险、医疗意外保险等多种形式医疗执业保险,积极发展以政府购买服务的方式委托具有资质的商业保险机构开展各类

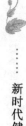

医疗保险经办服务。多措并举培育发展一批具有地域特色的健康管理服务产业。

### 2. 大力发展健身休闲运动产业

加大体育运动场馆、设施建设配套财政投入力度，为全民健身运动的开展提供完善的硬件设施；明确要求各居民小区规划、改造、建设居民健身休闲区和运动设施；创新健身休闲运动项目推广普及方式，进一步健全政府购买体育公共服务的体制机制，打造健身休闲综合服务体。

### 3. 积极优化多元办医格局

以深入推进医疗卫生体制改革为契机，深入推进"放管服"改革，进一步优化政策环境，优先支持社会力量举办非营利性医疗机构；积极支持、鼓励社会资本和个人兴办医疗机构，推动非公立医疗机构向高水平、专业化、规模化方向发展。充分发挥中医医疗预防保健的特色优势，大力提升基层中医药服务能力。

### 4. 扶持发展生物医药产业

积极利用我市天然地理和气候条件，积极开展中药种植、研发、加工，努力做大做强生物医药产业。依托太和医院、人民医院、东风总医院等研发平台，加强专利药、中药新药、新型制剂、医疗器械等创新能力建设。依托武汉国家生物产业基地十堰生物产业园，重点发展生物医药产业，打造"中国武当药谷"。依托华润医药、清大药业等制药企业，大力发展中药材种植。依托湖北医药学院及院士专家工作站，推进中国水生物研究所十堰分院、武当道地中药材研发中心、生物工程检测中心及校企研发中心、市食品检测中心等平台建设。

### （三）深化改革创新，推进健康十堰建设

### 1. 坚持共建共享，大力提升健康管理普及水平

将健康十堰建设列入优先发展战略，动员全社会参与，统筹协调政府卫生健康管理部门、医院、疾病预防控制机构、医保中心、社团组织、第三方评估中介机构等各方面的资源和力量，着力构建"大健康""大管理"的全民健康管理体系。深入开展健康管理宣传教育，积极倡导健康文明的生活方式，深入推进"以疾病管理为重点"向"以健康管理为中心"的深刻转变，培养全民的健康生活习惯，提升全民健康素养和水平。

### 2. 坚持深化改革，全面推进医药卫生体制改革

按照"保基本、强基层、建机制"的基本原则，统筹推进公共卫生、医疗服务、医疗保障、药品供应、监管体制等五大领域综合改革。推进医药分开，破除"以药补医"机制。鼓励支持社会力量兴办健康服务业，推进非营利性民营医院和公立医院同等待遇。

### 3. 坚持预防为主，着力构建全民健康管理体系

一是继续强化以预防为主的方针，坚持防治结合、联防联控、群防群控，为群众提供全生命周期的卫生与健康服务。二是创新健康管理机制。构建"大卫生、

大健康"管理机制,推动健康事业与健康产业有机衔接,全民健身和全民健康深度融合,使健康政策融入全局、健康服务贯穿全程、健康福祉惠及全民。三是全面构建生态安全、质量安全、食品安全体系。抓好大气、土壤、水环境防治,狠抓质量安全、食品安全,为全民健康提供基本保障。四是大力加强重大疾病预防控制。加强传染病、慢性病、地方病等重大疾病综合防治和职业病危害防治,降低大病、慢性病等的医疗费用。

# 新时代下健康促进在
# 健康中国战略中的应用

陈江芸

华中科技大学医药卫生管理学院

【摘要】健康中国已经上升为国家战略,充分体现了党和政府对人民健康的高度重视。健康中国建设进入发展新时代,利用健康促进将进一步赢取健康中国战略的胜利。本文通过总结新时代下健康中国的基本建设进展,梳理健康促进的概念和内涵,进一步提出新时代下健康促进在健康中国战略的应用。

【关键词】新时代　健康促进　健康中国

党的十九大提出,人民健康是民族昌盛和国家富强的重要标志。实施健康中国战略,要完善国民健康政策,为人民群众提供全方位全周期健康服务。同时提出,新时代下需不断满足人民日益增长的美好生活需要,不断促进社会公平正义。"健康促进"是当前各个国家应对健康问题的首选策略和核心策略。本文通过总结新时代下健康中国的基本建设进展、梳理健康促进概念和内涵,进一步提出新时代下健康促进在健康中国战略的应用。

## 一、健康中国进入建设新时代

为推进健康中国建设,提高人民健康水平,中共中央、国务院印发了《"健康中国 2030"规划纲要》,下面结合健康中国建设的主要指标对建设进展进行总结。

### (一)人群健康水平不断提高

"十二五"年末与"十一五"年末相比较,人均预期寿命从 74.83 岁增长到 76.34 岁;婴儿死亡率从 13.1‰下降到 8.1‰;5 岁以下儿童死亡率从 16.4‰下降到 10.7‰;孕产妇死亡率从 30.0/10 万下降到 20.1/10 万。经过"十二五"建设,以上指标均得到了大幅改善,表明我国人群的健康水平不断提高。

### (二)健康服务与保障能力增强

2015 年,每千常住人口执业(助理)医师数达 2.2 人,个人卫生支出占卫生总费用的比重下降在 30％ 以内。我国卫生总费用占 GDP 的百分比为 5.95％,医疗卫生财政支出占国家财政支出的比重为 7.09％,健康投入加大。2015 年末,三项基本医疗保险参保人数超过 13 亿,基本实现人员全覆盖,从"极少数人享有"到"人人享有"。

### (三) 居民健康素养水平提高

2015 年中国居民健康素养水平为 10.25％,较 2012 年、2013 年、2014 年分别增长了 1.45％、0.77％ 和 0.46％,呈现稳步上升态势,实现了《全民健康素养促进行动规划(2014—2020 年)》中提出的"到 2015 年,全国居民健康素养水平提高到 10％"的工作目标。

### (四) 健康环境改善

2015 年全国地级及以上城市均按空气质量新标准要求,开展包括细颗粒物(PM2.5)、可吸入颗粒物(PM10)、二氧化硫($SO_2$)、二氧化氮($NO_2$)、一氧化碳(CO)和臭氧($O_3$)等 6 项指标的监测,平均达标天数比例为 76.7％,PM10、$SO_2$ 和 $NO_2$ 三项可比指标平均浓度同比分别下降了 7.4％、16.1％、6.3％,全国城市空气质量总体呈较好趋势。

## 二、健康中国战略下健康促进内涵的新解读

1986 年,第一届全球健康促进大会将健康促进定义为促使人们维护和提高自身健康的全过程,是协调人类与环境的战略。著名健康教育学家劳伦斯·格林提出,健康促进是一切能促使行为和生活条件向有益于健康改变的教育与环境支持的综合体。1995 年世界卫生组织(WHO)西太平洋区办事处发表《健康新地平线》(New Horizons in Health),指出健康促进是指个人与其家庭、社会和国家一起采取措施,鼓励健康的行为,增强人们改进和处理自身健康问题的能力。

健康中国战略的核心是实现全民健康。通过重新解读健康中国战略背景下健康促进的内涵,归纳出以下几个方面。

### (一) 健康融于政策

国家、部委、各地区的政策制定涉及了方方面面,要明确各部门的决策对健康的影响并承担健康的责任。强调多部门合作,系统地考虑公共政策可能带来的健康影响,避免政策对公众健康造成不良影响。

### (二) 综合治理理念

人的健康受政治、经济、文化、教育、环境等因素的影响,也受个人特征和行为因素的影响,具有复杂性。很多健康决定因素和人群中的健康不公平都有其社会根源,超出了卫生部门和卫生政策的范畴。解决健康问题需要综合治理,这正是健康促进的理念。

### (三) 从疾病治疗转向疾病预防

健康促进强调一级预防,不仅仅关注患者,而要关注全人群。健康促进的一

大工作任务正是调整卫生服务方向,坚持以预防为主,加大公共卫生投入,加大医疗保障,改变重治疗轻预防的错误观念,大力发展健康服务业。

### (四)以社区为重点

社区赋权和积极参与是实现健康和可持续发展的基础。强化社区行动就是要明确社区健康问题和健康需求,发动社区各方面力量,动员社区群众参与,充分利用社区资源,通过具体、有效的社区行动,提高个人和社区解决自身健康问题的能力。

### (五)全民参与

健康促进的基本内涵包含了个人行为改变、政府行为(社会环境)改变两个方面,并重视发挥个人、家庭、社会的健康潜能。这意味着不仅强调政府责任,在环境治理、公共卫生服务提供、重点人群疾病预防、公共健身设施建设等方面给予资金、物资、人员、技术支持;同时还强调要全社会参与,赋权个人,实现对个人的健康能力建设,进而重视并改进个人健康。

## 三、新时代下健康促进在健康中国战略中的应用

### (一)加强医改顶层设计

在医药卫生事业活动中,医药供应保障、医疗服务提供、医疗保障各体系紧密联系,环环相扣。目前,顶层设计不足,三医各自为政,因利益导向分歧导致运行机制缺乏良性联动,破坏了和谐健康的医疗环境发展和医保基金的浪费。深化医药卫生体制改革,必须加强顶层设计,完善政策制度。健康促进是从社会发展层面(经济、生产力、文化等)和社会医学的高度将健康促进视为改变影响健康的社会决定因素、增进健康的总体战略,强调制定促进健康的不同层面上公共政策,包括法令、规章、规范,强调政府决策。把健康融入所有的公共政策,这就是"健康促进"在公共政策制定方面的一个要求。在国家层面为提高全民健康水平做出了制度性安排,将利益集中在人民健康上来,才能实现三医联动,实现健康中国战略。

### (二)以社区为重点的疾病预防

《中国居民营养与慢性病状况报告(2015 年)》显示,我国 18 岁及以上成年人高血压患病率为 25.2%,糖尿病患病率为 9.7%,40 岁及以上人群慢性阻塞性肺病患病率为 9.9%,居民慢性病死亡率为 533/10 万,占总死亡人数的 86.6%。慢性病发病率高,疾病负担重,预防工作将为重中之重。据推算,社区卫生服务中心(站)与乡镇卫生院门诊量之和约占全国医疗卫生机构诊疗人次的六分之一,亟待建立以基层为重点的连续性、整合性医疗服务提供体系,改变医疗服务提供"倒三角"格局。健康促进强调以社区为重点,加强社区的行动。充分发动社区力量,积极有效地参与卫生保健计划的制订和执行,挖掘社区资源,帮助他们认识自己的健康问题,并提出解决问题的办法。通过加强基本公共卫生服务和基本医疗卫生服务的供给,做好疾病预防和早期健康管理,实现以社区为重点的疾病预防。

### （三）积极老龄化

截至 2016 年底，全国 60 岁以上老年人口达 2.3 亿，占总人口的 16.7%。其中 65 岁以上老年人口达 1.38 亿，占总人口的 10.1%。高龄老年人、失能老年人和慢性病老年人比例的持续上升，空巢老年人、无子女老年人和失独老年人的不断增加，都让老龄化问题成为我国必须面对的重大挑战。积极老龄化着眼于老年人的社会权利，强调老年人可以尽可能地融入社会生活，保持身心健康，提高生命质量。社区赋权和积极参与健康促进的重要工作。明确社区健康问题和健康需求，发动社区各方面力量，动员社区老年人参与，充分利用社区资源，通过具体、有效的社区行动，增进老年人的社区参与能力，提高老年人和社区解决自身健康问题的能力。健康促进不仅对有需要的老年人提供足够的看护与照料，而且让老年人发挥其独立潜能、维持健康和生产力，实现积极老龄化。

### （四）全民健康覆盖

实现健康中国战略，正是要树立"大卫生、大健康"的观念。健康促进调整了卫生服务的方向，将目标人群从患者转向全人群，由疾病治疗转向卫生保健。把以治病为中心转变为以人民健康为中心，建立健全健康教育体系，提升全民健康素养，推动全民健身和全民健康深度融合。健康促进不仅强调个人对健康的责任，同时还强调社会、政府对健康的责任；既强调个人能力的发展，又强调支持性环境的创建。通过运用倡导、赋权、协调的健康促进策略，倡导健康文明的生活方式，赋权个人，协调社会的相关部门共同参与卫生事业，推进全民健康覆盖。

习近平总书记指出，没有全民健康，就没有全面小康。党的十九大报告也提出实施健康中国战略，充分体现了党和政府对人民健康的高度重视。本文认为在新时代下，通过健康促进策略，把握顶层设计，多部门参与，全社会参与，强调个人作用，能够较好地解决我国目前在健康方面所面临的主要问题和威胁，实现健康中国战略。

## 参 考 文 献

[1] 方鹏骞.中国医疗卫生事业发展报告 2016：中国医疗保险制度改革与发展专题[M].北京：人民出版社，2017.

[2] 吕姿之.健康教育与健康促进[M].北京：北京大学医学出版社，2002.

[3] 傅华，李枫.现代健康促进理论与实践[M].上海：复旦大学出版社，2003.

[4] 乐虹，陶思羽，殷晓旭，等.面向"三医"联动的三明医改管理体制及运行机制研究[J].中华医院管理杂志，2017，33(4)：247-251.

[5] 俞美玲，赵湘，黄李春，等.专家解读《中国居民营养与慢性病状况报告(2015)》[J].健康博览，2015(8)：4-10.

[6] 世界卫生组织.积极老龄化政策框架[M].北京：华龄出版社，2003.

［7］ 胡宏伟,李延宇,张楚,等.社会活动参与、健康促进与失能预防——基于积极老龄化框架的实证分析［J］.中国人口科学,2017(4):87-96.

［8］ 卢永,李长宁.新时期健康促进的策略与选择［J］.医学信息学杂志,2017,38(1):1-6.

第二章 健康管理与健康促进

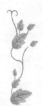

# 健康中国视域下医学教育
# 在深化医改中的作用与展望

李璐,李剑如,李彬

华中科技大学医药卫生管理学院

【摘要】健康已经上升成为重要的国家战略,怎样使医学教育改革在深化医改中发挥更大作用,使人群更公平地享有健康结果,是当前中国医学教育应当思考的关键问题之一。本文从健康中国视角入手,结合新时代卫生体系进行供给侧结构性改革、健康整合、人才紧缺与流失问题严峻等背景,阐明医学教育要在深化医改中发挥推进健康促进、落实基层首诊、加强三医联动的作用,并从体系专业化、培养同质化、理念人文化、模式联动化四个方面进行了展望。

【关键词】健康中国　医学教育

2017年10月25日,习近平总书记在党的十九大指出,实施建设健康中国战略。人民健康是民族昌盛和国家富强的重要标志。要完善国民健康政策,为人民群众提供全方位全周期健康服务。加强基层医疗卫生服务体系和全科医生队伍建设。2017年7月10日,李克强总理在全国医学教育改革发展工作会议上提出,人才是卫生与健康事业的第一资源,医教协同推进医学教育改革发展,对于加强医学人才队伍建设、更好地保障人民群众健康具有重要意义。健康作为统筹理论和改革设计的最高观念,上升成为重要的国家战略。

随着《国家中长期教育改革和发展规划纲要(2010—2020年)》《医药卫生中长期人才发展规划(2011—2020年)》等事关教育长远发展规划的政策相继出台,医学教育体系重要性和紧迫性进一步凸显,医学教育体系在医药卫生体系中的地位日渐重要。怎样使医学教育改革在深化医改中发挥更大作用,使人群更公平地享有健康结果,为全体人民提供更加连续、有效、协调、经济的高质量服务,是当前中国医学教育发展应当思考的重要问题。

本文从健康中国视角入手,结合相关时代背景,阐述了医学教育在深化医改中发挥作用的原因、内容及展望。

# 一、时代背景:为什么要发挥作用

## (一) 新时代经济运行新常态,卫生体系也需进行供给侧结构性改革

中国迈入新时代,供给决定型经济是经济迈入新常态的重要特点。从提高供给质量出发,推进结构调整,扩大有效供给,提高供给结构对需求变化的适应性和灵活性,以便更好满足广大人民群众的需要。

《"健康中国2030"规划纲要》中指出了医教协同、医学人才培养供需平衡机制的重要性。人才属于医药卫生体系的供给侧,面临着总体不足、结构性短缺、基层人员紧缺、人员质量有待提高等诸多问题,在医改过程中需要从提高人才质量出发,进行医学人才结构调整,更好地满足人民群众对于医疗资源的需求。而要达到此效果,离不开医学教育的源头作用。

## (二) 健康整合,教育先行

健康整合是指通过对卫生体系不同层次的变革,使该体系以更加高效的方式确保人们能连续获得健康促进,以疾病预防、诊治、管理、康复和姑息服务的方式提供并管理。整合服务依据的是人们贯穿整个生命历程的需要,在卫生系统的不同层面和不同服务场所提供,使人群健康结果得以改善。目标是为全体民众提供更加连续、有效、协调、经济的高质量服务,使人群更公平地享有健康结果。教育具有超前性,是培养合格医学人才的根本及核心环节,是在"生物-社会-心理"医学模式下进行健康整合的重要实践。

## (三) 人才问题严峻

《全国医疗卫生服务体系规划纲要(2015—2020年)》提出了医学人才培养的基本目标:到2020年,每千常住人口执业(助理)医师数达到2.5人,注册护士数达3.14人,医护比达到1:1.25,公共卫生人员数达到0.83人。然而,《2017中国卫生和计划生育统计年鉴》显示,2016年全国每千人口执业(助理)医师2.3人,每千人口注册护士2.5人,每千人口专业公共卫生机构人员0.63人。可以看出离规划目标尚有一定距离。基层更面临着招不进人、留不住人的问题。其中有激励机制等因素,但归根溯源是教育问题。

## (四) 全科医学教育发展问题

全科医生是基层医疗服务机构的主力军。全科医学教育发展远远滞后于专科医学发展,且因水平所限,当前全科医生的数量、质量无法满足基层医疗机构发展的需要。

全科医学教育发展滞后直接影响医联体建设等政策落地,无法保证基层人才供应,无法实现"首诊在基层"和"康复回基层",无法满足"六位一体"服务模式对社区卫生服务人力素质的高要求。

在新的时代背景下,医学教育在深化医改中必须并且能够发挥更大作用。

## 二、功能内容:发挥什么作用

**(一)立足预防为主方针,是推进健康促进的重要力量**

现有医药卫生体系面临多重挑战,生态环境、生产生活方式等变化对健康的影响更加显著。通过医学教育,促使医务人员成为健康促进的重要力量,将有助于三级预防网络的有效落实,为国家的长远发展提供充足的、健康的劳动力。

**(二)形成分级诊疗格局,是落实基层首诊的根本之策**

全科医生是落实基层首诊的主要载体,通过医学教育,加强基层全科医生队伍建设,提高基层医疗机构自身的软、硬件条件,强化对口支援、医师多点执业和医疗联合体建设等,促使专科医生转变观念,在分级诊疗工作中与全科医生通力合作,有利于尽快形成分级诊疗的格局。

**(三)助力公立医院改革,是加强三医联动的重要支撑**

改革在各个领域分离进行,缺乏宏观综合治理以及对不同体系之间改革的统筹协调,易造成改革成效损失。事实证明,各个子系统医改政策的孤立使我国医疗卫生改革处于两难境地。医疗、医保、医药改革相互制约,协调发展,组成一个彼此关联的整体系统。三医联动成为国家发展进入新常态后实现稳增长、促改革、调结构、惠民生的必然要求,也是深入推进医改的必然要求。三医联动是通过医务人员提供服务,患者获取服务并反馈这一互动过程来体现的。直接从医务人员这一服务提供方介入的医学教育在其中发挥着重要的支撑作用。

## 三、趋势展望:怎么发挥作用

**(一)体系专业化**

全科医学发展时间尚短,高等院校尚未有真正专业化的全科医学培养体系。让接受专科教育的医学生从事全科医学工作,一是效果不佳,二是引起抵触。只有从源头上将全科医学、专科医学教育体系专门化,才能逐步明晰职业发展路径。

**(二)培养同质化**

同质的生源、同质的教育、同质的水准,有利于破除医生内部的择业偏见,也有利于破除患者"基层即底层"的偏见。从长远来看,无论是对人才体系平衡化建设、分级诊疗顺利推进、群众健康服务的公平性发展都大有裨益。

**(三)理念人文化**

在医学教育中强调医患沟通和医学科普的人文理念。当前人均期望寿命逐年增加,民众对健康日益关注,对健康信息的获取与甄别、自我健康素养提升的需求日益增多,民众获取健康信息内容的真实性和准确性尤为重要。就医务工作者而言,由于我国目前还缺乏专业人员参与科普的规范化、常态化的激励机制,众多医学专业人员特别是中青年人缺乏参与科普工作的积极性。因此,应从医学教育

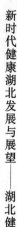

开始,帮助医务人员树立人文理念,有助于充分发挥其在健康教育中的社会责任。

（四）模式联动化

从系统来看,医学教育发展必须同国家医疗改革的总体相适应,还需与医疗、医院、医保的发展相适应,形成联动发展。从主体来看,要统筹考虑医学教育的培育过程和社会影响,促进政府部门、行政机构、行业协会、医学院校、社会媒体之间的密切配合与通力合作。

# 参 考 文 献

[1]　张亮,唐文熙,张研.健康整合理论的六个基础假设[J].医学与社会,2014,
　　　27(8):5-8.

[2]　Listed N. Taking China's health professional education into the future[J].
　　　Lancet,2014,384(9945):715.

[3]　贾康,苏京春.论供给侧改革[J].管理世界,2016,270(3):1-24.

[4]　刘文俊,唐文熙,张研,等.健康整合的内涵界定与辨析[J].医学与社会,
　　　2014,27(8):9-12.

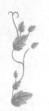

# 论发达国家全科医生
# 激励机制运行模式现状
# 及对我国全科医学发展的思考

王黔艳[1]，张霄艳[2]
1 华中科技大学同济医学院附属梨园医院康复医学科
2 湖北大学政法与公共管理学院

【摘要】目的：在我国，全科医生的作用日益重要，研究发达国家全科医生激励机制对我国全科医学发展具有重要的理论价值和实践意义。方法：通过文献分析和知情人士访谈等方法，总结发达国家全科医生激励机制运行模式现状及规律，分析并提出我国全科医学的现状及发展思路。结果：发达国家的全科医学有十分丰富经验可供参考和借鉴。结论：学习和借鉴其经验，可以为我国全科医学的发展提供国际视野的解题思路。

【关键词】全科医生　激励机制　支付方式　分级诊疗

全科医生又称家庭医生，已注册的全科医生与居民建立签约服务关系，能够为其提供个性化、有质量、全面的医疗卫生服务。全科医生制度在我国起步尚晚，国内诸多省市也正在积极进行试点，积极探索。如何建立一套适合现阶段全科医生制度发展的、科学合理有效的激励机制，对于全科医生制度的良性循环至关重要。学习和借鉴发达国家的经验，可以为我国全科医学的发展提供国际视野的解题思路。

## 一、英美发达国家全科医生激励机制运行模式

通过系统分析发达国家全科医学发展现状，笔者发现，由于各个国家的政治、经济、文化、社会发展水平不同，全科医生激励机制运行模式也存在一定的差异。

### （一）英国全科医疗服务
英国作为福利型国家，全科医学发展历史悠久，发展水平较高。

### 1. 主要特点
英国的全科医疗服务特点主要包括以下几点。

（1）政府主导。英国卫生服务体系，即国民健康服务制度（NHS），是以全科医疗和转诊为基础，注重公平性、低成本和高绩效，为本国居民提供免费的基本医疗服务。

（2）政府预算。其主要筹资方式包括政府税收、居民缴纳的保健费、处方费及个体自费部分，通过国家财政预算拨款为居民购买医疗卫生服务。

（3）建立绩效考核制度、质量和结果框架（QOF）体系。通过经济激励和严格的考评与监管来保障服务质量。

（4）以患者为中心。坚持以患者为中心，致力于提高患者满意度。

**2. 全科医疗的支付方式**

NHS自1984年成立为英国合法居民提供了全面的医疗服务，绝大多数英国居民免费使用。目前英国已由以前的按项目付费、按人头付费转变为按人头付费和按绩效付费的混合支付方式，并已建立与医保支付挂钩的"购买服务内容＋购买服务质量"混合支付的全科医生付费方式。通过这"一系列激励约束机制保证了英国全科医生制度的高效运转和不断完善"。

**3. 教育培养模式**

从总体上看，英国全科医生培养模式主要采取"5＋2＋3"模式，即经过5年大学培养获得学位；毕业后，毕业生首先要在国家认可和规定的医疗结构进行2年临床通科轮转训练并取得行医资格，注册为全科医生后还要完成3年临床培训，通过严格考核取得全科医师执业资质，成为一名全科医生后方可从业。

**（二）美国全科医疗服务**

**1. 主要特点**

美国的全科医疗具有市场化、商业保险化的特点，商业保险与政府医疗保障计划共同构成其医疗保障体系。筹资机制主要包括国家预算拨款、政府拨款、健康保险（包括社会保险和商业保险）、患者自付及社会捐助。美国的社区医疗服务主要由家庭医生负责，家庭医生是美国医疗卫生服务的主要组成部分之一，通过供需双方的博弈，满足不同层次居民的医疗需求，同时也较好地保证了社区医疗质量和医疗安全。

**2. 全科医疗的支付方式**

近年来，为不断降低高速增长的医疗费用，美国政府与私营保险机构引进以管理保健组织为核心的费用控制措施。保险公司代表投保人与家庭医生签约购买服务，并向其按比例支付费用或实行总额预付制，同时医疗保险制度明确要求投保人遵守相关规定，例如实行家庭医生首诊、超过规定时间的住院费用由患者自付等，如患者需转诊，家庭医生需征求保险公司意见，每年根据家庭医生服务质量和居民健康状况，保险公司会返余利给家庭医生。

**3. 教育培养模式**

美国的全科医学教育培养模式相对稳定和系统，对全科医学人才的要求较高。重视标准化、规范化的住院医师培训,采取"4＋4＋3"模式。一般而言,医学生经历 4 年本科教育,然后接受 4 年医学院博士教育,取得医学博士学位后,在 3 年住院医师培训阶段,申请并通过美国医师执照考试,取得全科医师执照后方可单独执业。

## 二、我国全科医学面临挑战

全科医学于 20 世纪 80 年代初进入中国,国内试点工作虽然取得了一些成就,但仍存在不足。

### (一)庞大的全科医生需求

家庭医生数量不足,素质参差不齐,未能有效改变患者"生病到大医院看病"的观念;政策和经费方面的支持相对不足;家庭医生工作的积极性较低,受工作条件与内容的限制,家庭医生岗位缺乏吸引力,医务人员一般不愿去社区工作。

### (二)全科医学专业人才匮乏

我国全科医学人才配置相比发达国家仍有较大差距,《2016 中国卫生和计划生育统计提要》指出,至 2015 年底,我国共有全科医生 188 649 人,取得全科医生培训合格证书的有 120 285 人,已经注册的有 68 364 人,全国平均每万人口拥有 1.37 名全科医生,与《"健康中国 2030"规划纲要》指出的,到 2030 年每千常住人口执业(助理)医师将达 3 人还有一定的差距。目前全科医学专业人才培养体系主要是以"5＋3"为主体、"3＋2"为补充的全科医学人才培养体系。全科医学教育的师资队伍紧缺、培训经费较少、培训基地建设不足,短期内不易培养出高质高量的全科医生。

### (三)全科医疗保障覆盖范围较局限

现阶段我国全科医生多是事业单位雇员,对全科医生的支付主要采取基本工资和绩效奖金的支付方式。全科医生制度实施的具体形式是家庭医生签约服务,根据签约人数按年收取签约服务费,由医保基金、基本公共卫生服务经费及签约居民付费等共同分担,医疗卫生机构运行成本通过服务收费和政府补助补偿。全科服务项目的医保覆盖进程较为缓慢,纳入基本医保支付范围远小于全科医疗的实际覆盖范围。慢性病患者的费用无法利用医保有效支付,不利于减轻患者负担,也难以起到分级诊疗和全科医生进社区的作用。

### (四)社会对全科医学的认识不足

我国全科医学起步较晚,公众对全科医学重要性的认识有待提高。目前全科医学知识尚未普及,甚至大部分医务工作者对全科医学知识的了解也较肤浅,不利于我国全科医学事业的发展。

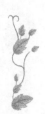

## 三、建议与解决方案

### (一)建立科学合理的薪酬制度

医疗服务绩效好的国家,普遍给予全科医生较高的收入,建立科学合理的薪酬制度是完善全科医生激励机制最直接最重要的方法。从制度上保证全科医生的合法收入,承认全科医生医术的差别,让优秀的全科医生能够通过优质的医疗服务获得更高收入,这样才能鼓励全科医生不断提高其医疗技术水平。合理规定体现全科医生劳动价值的劳动报酬,探索以全科医生签约人数和工作绩效为主要依据的家庭医生工作激励办法。将考核与补偿分配挂钩,根据全科医生服务特点,设置岗位绩效津贴、职位固定津贴等特殊岗位津贴;对在农村或边远地区工作的全科医生给予一次性安家费,提高他们的退休养老待遇;构建责任与利益对等的激励机制;建立健全全科医生多点执业的法规和制度,促进优质高素质医疗人才下沉。

### (二)扩大医疗保险覆盖范围,完善支付方式改革

建立和完善全科医疗服务体系是实现分级诊疗的基础之一,建立医保经费按人头支付签约服务费的补偿机制,逐步把符合条件的基层医疗卫生机构划为医疗保险定点单位,改变碎片化的资金投入模式。将符合条件的诊疗项目纳入医保支付范围,加大不同级别报销比例差距;给予慢性病患者用药政策的特殊倾斜。考虑到老年人和残疾人群庞大的全科医学服务需求,为了避免医疗费用快速增长带来的地方医保压力,应适当发挥商业保险的补充作用。积极推进基本医保异地就医结算,让居民真正感到方便和实惠。结合我国实情,学习和借鉴国际上对全科医生支付的普遍做法和发展方向,即医保的混合支付方式,采取工资制、按项目付费、按人头付费、按绩效付费、一体化付费等混合付费方式,实行固定支付和灵活支付相结合的付费方式建立起公平的经济激励机制,对全科医生实行与医保支付挂钩的混合支付制度。

### (三)促进全科医学教育规范化

加强全科医学本科教育;进一步规范全科医生培养制度,加强专业化培训;注重培养机制的可持续性发展;注重学科间的交叉培养和融合,促进全科医学与相关科室合作;充分发挥传统中医民族医药特色,丰富全科医生服务内容。通过系统规范的训练培养合格的全科医学人才,逐步建立健全全科医生培训制度和住院医师培训制度,提高全科医生从业数量和培训质量,使医疗服务向基层医疗机构下沉。

### (四)营造和谐的人文环境

改善全科医生的工作环境和条件,营造和谐的人文环境。加强内部凝聚力,注重细节,营造文化氛围,定期举办全科医生经验分享沙龙,对做出重大贡献者进行表扬和奖励,宣传他们的成绩,使他们受到同事的尊敬和爱戴,促进同事之间的

联系,提高归属感。调动全科医生工作的积极性和主动性,注重其自我价值的实现,每年对做出贡献的全科医生授予不同层次的荣誉称号,如"优秀家庭医生奖"和"人大代表候选人"等。

（五）提高国民全科意识,提升社会认可度

加大全科医学知识的宣传力度,提高社会对全科医学的了解与接受度。一方面,对社会各界要大力宣传与普及全科医学,将全科医学意识融入国民健康素养的培育中,通过全科医学知识的科普,增强国民对全科医学的接受程度;另一方面,加强全科医学工作者的素养锻炼,推进学科建设。

总之,在健康中国的大环境下,随着新医疗改革事业的快速发展,在国家支持力度越来越大的前提下,全科医学必将迎来发展黄金期。

## 参 考 文 献

[1] 胡少青.家庭医生服务模式研究——以上海市青浦区为例[J].法制与社会,2015(25):192-194.

[2] 徐蕾,赵琦,朱敏杰,等.家庭医生绩效考核指标体系的构建研究[J].中国全科医学,2016,19(25):3028-3032.

[3] 刘洋,赵忠毅,闻德亮.国外不同医疗保障特征的双向转诊经验分析[J].中国卫生质量管理,2015,22(1):38-40.

[4] 王宇,张先福,吴学谦,等.英国与中国全科医疗绩效考核比较研究[J].中国全科医学,2017,20(25):3067-3071.

[5] 赵睿,刘峰,朱坤.我国新医改下全科医生多点执业的现况与思考[J].中华全科医学,2017,15(10):1759-1762.

[6] 朱晓丽,代涛,黄菊.若干欧洲国家全科医生支付方式演变及启示[J].医学与哲学,2017,38(7):56-59.

[7] 侯建林,柯杨,王维民.我国全科医生制度面临的困难和发展建议[J].医学与哲学:人文社会医学版,2011,32(12):8-10.

[8] 蔡江南.美英两国医改新进展及对中国医改的启示[J].中国卫生政策研究,2011,4(3):51-56.

[9] 杨志平,刘运芳,樊代明.试论新型全科医生的激励机制[J].中国卫生质量管理,2017,1(24):98-100.

[10] 邵隽一.他山之石:英国的全科医生培养和科研[J].中华全科医师杂志,2012,11(1):3-4.

[11] 张鲁康.英美社区医疗服务模式比较及对我国的启示[J].当代经济,2017,6(18):10-11.

[12] 高凤娟,韩玲玲,刘菊红,等.不同国家和地区的家庭医生签约服务模式及激励机制介绍[J].中国乡村医药,2016,10(23):59-60.

[13] 姜春燕,郑加麟,童曾翰,等.近观美国全科医生规范化培训有感[J].中华

全科医学,2017,10(15):1639-1641.

[14] 崔传霞,孙斌,唐立岷.我国全科医生队伍发展现状及问题分析[J].中国卫生产业,2017,14(19):139-141.

[15] 宋云鹏.医生全科职业认知与择业意愿——收入预期与职业认同的中介效应[J].中国卫生政策研究,2017,10(4):77-82.

[16] 刘露,周焕,吴述银,等.家庭医生签约服务模式对双向转诊制度的影响[J].社区医学杂志,2017,15(1):75-77.

[17] 马天龙.发达国家全科医生薪酬福利制度解析[J].中国卫生人才,2015(1):24-27.

[18] 吴军,史庆.家庭医生签约服务与医保支付方式改革工作的思考[J].中国全科医学,2013,16(10A):3346-3350.

[19] 李莓.家庭医生式服务运行机制现状及对策研究[J].中国卫生事业管理,2015,32(4):253-254,281.

[20] 赵明月,孙骞,尹爱田,等.全科医生培养机制中的问题与解决路径[J].中国卫生事业管理,2017,34(7):534-536.

[21] 杨辉.澳大利亚的全科医生持续职业发展——以服务质量保障和病人安全为题[J].中国全科医学,2008,11(7A):1125-1129.

# 医学职业精神在公立医院的培育和践行调查研究

肖杰,蒋伟玲,范国安,陈敏,何岑
宜昌市第二人民医院

## 一、前言

在深化医药卫生体制改革的进程中,政府对医疗卫生的主导作用、经费投入不足,使得某些公立医院通过"以药养医"来维持自身的生存、运营和发展,部分医院、医务人员追求经济效益,对医学职业精神产生了深刻的影响和冲击,使医学职业精神的弘扬和发展面临着新的挑战。

党的十九大提出培育和践行社会主义核心价值观,把社会主义核心价值观融入社会发展各方面,转化为人民的情感认同和行为习惯。在新时代中国特色社会主义的伟大实践中,医疗卫生事业的发展需要遵循市场的规律,追求卫生资源的优化配置和最大效益的发挥,同时更应坚持社会主义核心价值观,继承和发扬人本主义的传统,坚持救死扶伤的原则和全心全意为患者服务的宗旨,这是毛泽东同志倡导的"白求恩精神"的核心所在。如何培育和践行社会主义核心价值观,塑造新时代的医学职业精神,作为统领医院发展的灵魂,是医院生存发展的内在动力,也是医院保持竞争力的迫切要求。

2005 年我国签署了《新世纪医师职业精神——医师宣言》(以下简称《医师宣言》),宣布加入推行《医师宣言》的活动,践行、倡导其精神实质。该宣言提出了三项基本原则和十项职业责任。三项基本原则:将患者利益放在首位;患者自主;社会公平。十项职业责任:提高业务能力;对患者诚实;为患者保密;与患者保持适当关系;提高医疗质量;促进享有医疗;对有限的资源进行公平分配;对科学知识负责;通过解决利益冲突而维护信任;对职责负责。有学者将以上原则和责任简要概括为:患者利益至上;医学诚信第一;提高业务能力;促进社会公平。《医师宣言》充分体现了医学职业精神。医学职业精神是指医务人员在职业活动中应具有的医学科学精神与医学人文精神的统一。因此职业精神不仅仅包括技术造诣,还包括以患者为中心的价值关怀和服务精神,有别于坚守职业行为底线的职业道德,是职业道德的升华,是内化守常的伦理准则。

## 二、资料与调查方法

宜昌市某三级医院开放床位 1300 张,开设 35 个临床医技科室、23 个临床病区。现有各类专业技术人员 1128 人,其中医生 330 人,护士 599 人,药剂人员 54 人,医技人员 81 人,其他专业技术人员 64 人。这些专业技术人员中有正高级职称的 57 人,副高级职称的 177 人,其中博士 2 名,硕士 168 名。

2015 年 4 月以来,医院开展"三严三实"专题教育活动,在开展履职尽责工作中,成立医学职业精神的培育途径调研课题组,采取文献研究、现场调查、座谈访问等方法,向临床、医技科室发放医学职业精神的培养途径调查表,召开座谈会,调查了解医学职业精神的认知、患者权益保护、医学职业精神的保障制度及机制建立情况。本调查在充分阅读文献的基础上,采用自设问卷的方式进行,以医院全体医生、护士、医技人员为调查对象,采用随机抽样的方法,共发放问卷 322 份,回收有效问卷 300 份,有效率 93.17%。所得数据录入数据库后,进行频数统计,做描述性分析。调查对象基本情况见表 1。

### 表 1　调查对象基本情况表

| 项目 | | 人数 | 所占比例/(%) |
|---|---|---|---|
| 性别 | 男 | 84 | 28 |
| | 女 | 216 | 72 |
| 年龄 | 24 岁及以下 | 41 | 13.67 |
| | 25～34 岁 | 144 | 48 |
| | 35～44 岁 | 74 | 24.67 |
| | 45～59 岁 | 41 | 13.67 |
| 文化程度 | 博士 | 1 | 0.33 |
| | 硕士 | 42 | 14 |
| | 本科 | 206 | 68.67 |
| | 专科 | 41 | 13.67 |
| | 中专 | 10 | 3.33 |
| 从事职业 | 医疗 | 96 | 32 |
| | 护理 | 160 | 53.33 |
| | 医技 | 44 | 14.67 |
| 技术职称 | 高级(含副高) | 33 | 11 |
| | 中级 | 98 | 32.67 |
| | 初级 | 146 | 48.67 |
| | 其他 | 23 | 7.67 |

## 三、结果与讨论

### （一）医学职业精神概念的认知状况

73%的人知晓或部分知晓《医师宣言》，89.67%的人认同医学职业精神是医学科学精神与医学人文精神的统一。在对医学职业精神的基本原则和职业责任的认同程度调查中，49.33%的人比较认同"患者利益至上"，49.33%的人基本认同；66.33%的人比较认同"医学诚信第一"，29.33%的人基本认同；67.67%的人比较认同"提高业务能力"，25%的人基本认同；58.67%的人比较认同"促进社会公平"，34.33%的人基本认同。以上调查说明医护人员对医学职业精神有很高的认同度，医护人员的职业道德价值观取向整体上健康向上。

### （二）医务人员职业状况

51.67%的人认为自身总体职业状态一般，29.66%的人认为自身职业状态较好或很好。57.66%的人对自身经济待遇状况满意或基本满意。56.67%的人认为医务人员能够得到患者的信任，53.34%的人认为医务人员能够受到患者的尊重。这些数据说明医务人员对自身的职业状况满意度不高，并有很大的改善需求。

### （三）患者权益保护状况

74.33%的人认为患者的经济负担较大或很大，81%的人认为患者的心理负担较大或很大。仅有39.33%的人认为患者对医嘱的依从性较高，55%的人认为患者对医嘱的依从性一般，说明医患应加强沟通合作，共同努力战胜疾病。

### （四）医务人员职业发展状况

83%的人认为晋升高级职称的难度较大或很大，80.33%的认为工作压力较大或很大，说明医务人员认为职业发展前景较为困难。40%的人认为薪酬的公平性一般，30.67%人认为薪酬的公平性较差；58.33%的人认为工作任务分配的公平性一般，21.67%的人认为工作任务分配的公平性较好或很好；30%的人比较担心年度业绩考核，15.33%的不担心年度业绩考核，54%的人对年度业绩考核的担心程度适中，提示医院应该进一步完善薪酬、任务分配、绩效考核管理体系。72%的人认为有时间、精力坚持业务学习；76.33%的人最近5年没有参加脱产3个月以上的进修，19.33%的人参加过1次，说明医院应创造更多的学习培训机会，提升医务人员的能力素质。

### （五）体现医学职业精神的医院文化状况

仅有6.33%的人认为医技科室对临床工作的支持程度不高，18%的人认为行政科室对临床工作的支持程度不高，说明大多数人对医技、行政科室的工作是认可的。55.67%的人认为个人参与本单位的决策管理机会较少；52.33%的人认为本单位对个人利益需要的重视程度一般，20%的人认为重视程度较高；49%的人

认为本单位对个人意见建议的重视程度一般,21％的人认为重视程度较高。这些数据说明职工的民主管理意识较高,参与医院管理的意愿较强。

### (六)体现医学职业精神的医院制度与机制状况

65％的人认为医院有较高的必要性举办医学职业道德教育;75.33％的人认为医院有较高的必要性对收"红包"、拿回扣、过度医疗等违反职业道德的行为进行管理约束;74％的人认为医院有较高的必要性对重复检查、开大处方、滥用抗生素等过度医疗行为加大管理力度;74％的人认为医院有较高的必要性开展等级医院评审工作、医院管理文件汇编工作;75％的人认为医院有较高的必要性开展继续医学教育;67.67％的人认为医院有较高的必要性加大医疗护理核心制度执行情况的考核;69.33％的人认为医院有较高的必要性加强医疗服务质量分析与考核;65％的人认为医院有较高的必要性加强临床科研工作;66.66％的人认为医院有较高的必要性加强医务人员工作、生活、学习作风建设。以上调查结果说明医院在加强医学职业精神学习培训、改进医疗服务质量、加强医务人员作风建设上有很好的群众基础,并且与各级主管部门要求开展的"三严三实"专题教育活动、履职尽责工作的目标一致,需要得到认真的贯彻执行。

## 四、医学职业精神的培育和践行探讨

调研组在汇总分析调查结果、梳理归纳意见和建议的基础上,结合文献研究结果提出适合公立医院特点的医学职业精神的培育和践行途径。

### (一)构建学习路径,提高职业素养

针对医务人员职业生涯特点,完善医院学习培训制度,通过医院集中组织的培训统一思想、更新观念、提升素质。一是加强学习,提高理论水平。构建学习型医院,推行领导班子成员、科室负责人周例会制度,实行早、晚课学习制度,组织医务人员利用上班前或下班后的一个小时进行集中学习,邀请知名专家就学科最前沿进展授课;举办管理干部、党员和员工培训班,学习国家等级医院评审理念和评审标准,明确医院的公益性质,强化基本技能培训演练和考核,提高医务人员职业技能和水平。

二是强化教育,提高道德修养。医院以加强职工思想教育为主线,弘扬知名医学大家典型,树立精神高地。学习裘法祖、吴英凯、吴孟超、王忠诚等医学大家全心全意为人民服务的高尚精神,学习他们在职业道德、医学理论、技能操作、医患交流、临床科研、医学教育上练就高超能力的方法,引领医务人员坚持精益求精、创新超越的学术追求。展示身边优秀医务人员典型,树立学习标杆。评选"名医门诊工作室""名医住院主诊组""名护住院责任组",学习身边的优秀专家、专业技术拔尖人才、优秀青年医师、十佳医生、十佳护士、群众满意的医务人员,优秀共产党员的先进事迹,展示他们的价值理念、行为方式、工作业绩,为全院医务人员树立学习的榜样、赶超的目标,形成团结奉献、争创一流的工作氛围。

三是做好理念转化,合理设定目标。将"以患者为中心"的一般号召转化成全院员工能够普遍做到的职业理念,如星级服务的人性化理念、适宜实用的人才理念、薄利多销的经营发展理念,"三不"(不收"红包"回扣、不分贫富贵贱、不赴宴请娱乐)的廉洁行医理念,"三能三不"(能开国产药就不开进口药、能开廉价药就不开高价药、能只用一种药就不开多种药)的合理用药理念等,以及无创检查、低成本检查、无重复检查。

（二）强化考评路径,规范职业行为

公平严格的考评有利于发挥杠杆作用,通过建立科学、合理的考评体系,进一步强化医务人员职业责任意识,更好地服务患者。

一是完善医院管理组织体系。成立医院质量与安全管理委员会及各分支委员会,设立管理委员会章程,明确委员会职责和运行机制。完善全院质量考核标准,定期开展全院质量管理检查和控制。

二是建章立制,规范诊疗行为。以国家三级甲等综合医院评审标准为标杆,修订完善医院管理规章制度、职责、流程和应急预案,修编专科诊疗指南和操作规范,编辑医院等级评审应知应会手册,不断规范各级各类人员诊疗行为。

三是实行医疗质量考核制度。建立医疗"值班主任"制度,对交接班制度、三级医师查房制度、危重患者管理制度、会诊制度、危急值报告制度、不良事件报告制度等十八项核心制度的落实情况进行每月检查和重点督查。加大病历质控力度,对不合格病历进行全院通报,并下发整改通知书。

四是严格纪检监察,培育职业操守。开展"三严三实"专题教育活动,严格履职尽责,严格遵守国家卫健委制定的廉洁行医、廉洁管理的"九不准"规定,建立责任制度、管理制度、监控督查制度、奖惩制度等。开展每月两次的劳动纪律检查,开展门诊窗口服务科室星级服务、行政查房和医德医风查房。由院领导轮流带队,各职能科室参加,重点督查时段为夜间和节假日,重点检查值班情况。

五是改革医务人员薪酬分配制度。国家公立医院改革政策明确提出,落实政府责任,取消以药补医,完善医务人员待遇。建立严格的医务人员准入资格制度、岗位竞争制度以及合理的岗位等级设置制度,实行显著高于社会平均工资、不与医院收入挂钩、透明公开的医务人员薪金制,并鼓励医务人员合理流动,多点执业,不断完善医务人员薪酬分配制度。

（三）完善协作路径,培养团队精神

医院被称为最复杂的管理综合体,医院内管理层级多,专科分工细,不同岗位工作性质差别大,以患者为中心,建立分工协作机制,培育团队精神尤为重要。

一是加强有效沟通,增进互相了解。医院领导班子成员之间通过民主生活会、交心谈心会等沟通交流方式,求同存异,达到意见一致,进而提高决策的科学性和正确性;班子成员与中层管理人员通过个别面谈、周例会等形式充分沟通,确保政令畅通,提高决策的执行力;中层管理人员之间通过管理委员会、专项工作会进行沟通,明确职责,相互协作,保障医院各项目标的实现;临床医技科室主任、护士长及科室成员之间通过例行交流讨论会、科主任会、党支部会议、科室晨会、学习培训会等形式相互沟通，促进科室团结，加强凝聚力。

二是培养共同情感，营造协作共同体。医院通过组织丰富多彩的集体活动，如体育比赛、文娱表演、学习培训、技能比赛等，鼓励每位职工通过各种途径参与医院团队事务，结合各自岗位特点，开展合理化建议活动，积极谏言献策，充分表达真情实感。学习应用品管圈等质量管理工具，建立质量改进小组，激发基层医务人员的管理意识、参与意识、主人翁意识，增加对团队的认同感、归属感及责任感，对团队的发展和医院的未来充满信心，从而进一步激发大家的积极性、创造性。

三是树立创新意识，建立医疗质量持续改进机制。医学是一门持续发展的学科，医院团队要适应不断变化的医疗市场环境和政策环境，掌握不断进步的医疗技术，满足日益增长的患者就医需求，必须增强全体职工的创新意识和科技创新能力。通过鼓励学习引进新业务、新技术，开展管理、临床、科研、教学研究，出台科技创新工作奖励办法，重奖新技术新项目负责人和优秀学科带头人，调动全院医务人员开展科研工作的激情，将研究成果转化为医疗管理与服务实践，不断提高医疗服务质量。

（四）改进服务路径，提高职业内涵

医学职业精神的落脚点最终体现在患者的满意度上，医院要不断创新服务举措，提高医务人员的服务意识、服务水平和服务效率。

一是整合服务，提高工作效率。医院改建门诊大厅一站式服务中心，实现咨询、检查、预约、登记、审批等一条龙服务，简化患者就医流程；在门诊大厅设置LED电子显示屏，及时告知医院各种信息和公示，让患者及时了解医院动态；扩大后勤服务功能，将设备维修及其他服务设施的维修功能统一纳入服务范畴，建立大后勤、大保障的后勤服务网络；以信息化为手段，建立综合检查预约中心，集中办理B超、CT、彩超等多项预约检查，减少患者往返次数，使患者能在一天内完成所有检查；在门诊大厅公开向社会承诺"限时服务"，提高门诊工作效率和整体服务水平。

二是靠前服务，简化工作流程。完善门诊挂号系统平台，缩短患者排队等候时间；建立"中心化医疗服务"模式，由过去一个患者"看"多个科为多科联合"看"一个患者；全面拓展客户服务中心外延，开展出院患者第三方电话回访、健康咨询、门诊预约等形式多样的诊前-诊后服务。医院在门诊一站式服务台设立"院长代表"岗，专门安排各职能部门科长作为"院长代表"值班，院领导每周轮流值班，负责和督查"院长代表"岗遇到问题的处理情况。

三是优化服务，提高医院效益。围绕改善医疗服务行动，深入开展三级综合医院评审活动，在服务态度、"三合理"、患者满意率、患者平均住院费用、平均住院天数、药占比等方面取得成效。

四是创新服务，提高满意度。结合医疗工作和患者就诊特点，医院推出预约挂号服务、日间手术、"无午休门诊"、晚间延时服务、夏季"专家夜门诊"、内科夜门诊、弹性排班、出院患者床边结算等一系列服务举措,进一步方便群众就医。医院对出院患者定期随访,对门诊、住院患者开展电话满意度测评,测评结果与科室绩效考核挂钩,不断改善医疗服务质量。

（五）优化改革路径,创造良好外部环境

在医改背景下,由国家主导,社会各界参与,公立医院主动担当,推进公立医院改革,构建、培育和弘扬医学职业精神,优化医务人员职业环境,对于激发广大医疗卫生工作者的工作责任心、社会使命感,更好地为人民群众的健康服务具有重大而深远的意义。

一是全面深化公立医院改革。破除"以药补医"的机制,推动建立科学补偿机制,进一步理顺医疗服务价格,深化编制人事制度改革,建立符合医疗卫生行业特点的薪酬制度,优化医疗卫生资源结构布局,加快建立并完善现代医院管理制度和加强绩效考核评估等。

二是健全全民医保体系。完善筹资机制和管理服务,全面实施城乡居民大病保险制度,健全重特大疾病保障机制,深化医保支付制度改革,实行按病种付费,大力发展商业健康保险。

三是健全药品供应保障机制。落实公立医院药品集中采购办法,深化药品生产流通领域改革,积极推进药品价格改革,取消公立医院药品加成,保障药品供应配送,完善创新药和医疗器械评价制度等。

四是完善分级诊疗体系。推进医疗卫生信息化建设,构建医疗联合体,提升基层医疗机构服务能力,加快落实"基层首诊、双向转诊、急慢分治、上下联动"的工作方针,在保证医疗服务质量的基础上提高医疗资源的利用效率和效益。

# 参 考 文 献

［1］ 李墨懿,王志杰.当代我国医学职业精神的基本特征［J］.医学与哲学,2010,31(6):54-55.

［2］ 金福年.新世纪医师职业精神的基本特征——从《医师宣言》谈起［J］.江苏卫生事业管理,2012,23(6):161-163.

［3］ 汤金洲,舒真鹏,王志玲.医师职业精神的培育路径探析［J］.医学与社会,2014,27(10):94-96.

［4］ 陆红霞,诸玲,李霞,等.新时期医学职业精神影响因素及重建路径探索［J］.南京医科大学学报(社会科学版),2013,13(3):255-258.

# 第三章

## 医疗保障体系构建

YILIAOBAOZHANGTIXIGOUJIAN

# 湖北省农村居民基本医疗保险异地就医现状浅析①

陈婷[1]，刘焱[2]，吴清明[3]
1 武汉科技大学医学院公共卫生学院
2 中山大学肿瘤防治中心
3 武汉科技大学医学院

2016 年国家卫生和计划生育委员会流动人口司发布的《中国流动人口发展报告 2016》指出，2015 年的流动人口规模达 2.47 亿，占总人口的 18％。跨区域人口流动不断增多，居民卫生服务需求进一步释放，各地医疗保险政策不尽相同，如何对参保人员异地就医进行有效管理成为医疗保险领域中亟待解决的关键问题之一。据统计，我国异地就医住院人数占医保住院总人数的 5％左右，异地就医的住院医疗费用占医疗总费用的 12％左右，2006 年全国异地住院医疗费用已达到 90 亿元。近年来，国家出台了相关政策推进基本医疗保险异地就医工作，多个省级行政区也相继印发了异地就医相关政策，规范异地就医工作。

湖北省 2016 年 6 月出台了具体政策整合城镇居民基本医疗保险（以下简称城镇居民医保）和新型农村合作医疗（以下简称新农合）两项制度，建立城乡居民基本医疗保险（以下简称城乡居民医保）制度，推动全民医保体系持续健康发展。由于数据获取的原因，目前仅分析新农合的异地就医情况，发现问题并尝试有针对性地提出利于城乡居民医保公平、可持续发展的建议。

## 一、新农合异地就医流向

根据 2009—2015 年湖北省新农合网络监测数据，对湖北省 17 个市州新农合参合人员异地就医情况（县域外的就医）进行定量分析。数据显示，2009—2011 年除个别市州（仙桃市）外，各地新农合参合人员县外就诊率上升明显；2012—2015 年各地县外就诊率有升有降，整体上稳中有升（表 1）。2015 年县外就诊率较高（超过 20％）的有以下 7 个地区，即武汉市、黄石市、鄂州市、荆门市、随州市、恩施

① 基金项目：国家自然科学基金青年科学基金项目(71503090)。

土家族苗族自治州、神农架林区。

表1　湖北省各地市州新农合参合人员历年县外就诊率

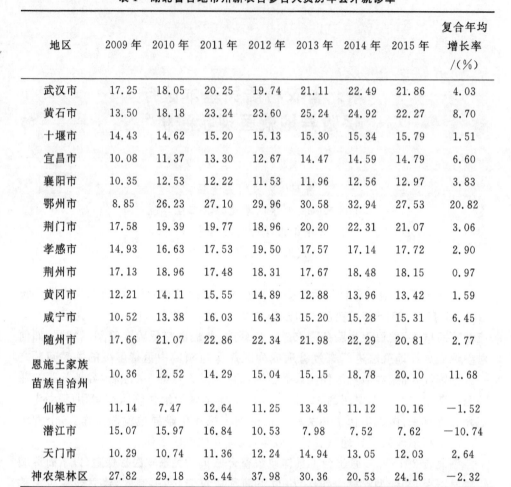

| 地区 | 2009 年 | 2010 年 | 2011 年 | 2012 年 | 2013 年 | 2014 年 | 2015 年 | 复合年均增长率/(%) |
|---|---|---|---|---|---|---|---|---|
| 武汉市 | 17.25 | 18.05 | 20.25 | 19.74 | 21.11 | 22.49 | 21.86 | 4.03 |
| 黄石市 | 13.50 | 18.18 | 23.24 | 23.60 | 25.24 | 24.92 | 22.27 | 8.70 |
| 十堰市 | 14.43 | 14.62 | 15.20 | 15.13 | 15.30 | 15.34 | 15.79 | 1.51 |
| 宜昌市 | 10.08 | 11.37 | 13.30 | 12.67 | 14.47 | 14.59 | 14.79 | 6.60 |
| 襄阳市 | 10.35 | 12.53 | 12.22 | 11.53 | 11.96 | 12.56 | 12.97 | 3.83 |
| 鄂州市 | 8.85 | 26.23 | 27.10 | 29.96 | 30.58 | 32.94 | 27.53 | 20.82 |
| 荆门市 | 17.58 | 19.39 | 19.77 | 18.96 | 20.20 | 22.31 | 21.07 | 3.06 |
| 孝感市 | 14.93 | 16.63 | 17.53 | 19.50 | 17.57 | 17.14 | 17.72 | 2.90 |
| 荆州市 | 17.13 | 18.96 | 17.48 | 18.31 | 17.67 | 18.48 | 18.15 | 0.97 |
| 黄冈市 | 12.21 | 14.11 | 15.55 | 14.89 | 12.88 | 13.96 | 13.42 | 1.59 |
| 咸宁市 | 10.52 | 13.38 | 16.03 | 16.43 | 15.20 | 15.28 | 15.31 | 6.45 |
| 随州市 | 17.66 | 21.07 | 22.86 | 22.34 | 21.98 | 22.29 | 20.81 | 2.77 |
| 恩施土家族苗族自治州 | 10.36 | 12.52 | 14.29 | 15.04 | 15.15 | 18.78 | 20.10 | 11.68 |
| 仙桃市 | 11.14 | 7.47 | 12.64 | 11.25 | 13.43 | 11.12 | 10.16 | −1.52 |
| 潜江市 | 15.07 | 15.97 | 16.84 | 10.53 | 7.98 | 7.52 | 7.62 | −10.74 |
| 天门市 | 10.29 | 10.74 | 11.36 | 12.24 | 14.94 | 13.05 | 12.03 | 2.64 |
| 神农架林区 | 27.82 | 29.18 | 36.44 | 37.98 | 30.36 | 20.53 | 24.16 | −2.32 |

计算各地市州县外就诊率的复合年均增长率(compound annual growth rate, CAGR),公式为

$$复合年均增长率=\left[\left(\frac{现有价值}{基础价值}\right)^{\frac{1}{年数}}\right]-1$$

表1显示,各地新农合参合人员县外就诊率呈下降趋势的有3个地区,降幅由高到低依次是潜江市、神农架林区和仙桃市,而增幅最大的是鄂州市。

对湖北省新农合历年参合人员住院流向进行分析(表2),住院患者向上流动的比例持续上升。乡镇医疗机构的住院人次占比自2010年开始逐年下降,复合年均增长率为−4.26%,而县级和县外(省、市)医疗机构的住院人次占比呈现上升趋势,其复合年均增长率分别为3.60%和3.88%,即到县域外省、市级医疗机构住院人次占比的增长加快。这提示我们,乡镇的基层医疗机构患者流失在加剧,参合人员向县外医疗机构的流动可能会继续增加。

| 表 2 | | 湖北省新农合历年参合人员住院流向 | | | | | | 单位:% |
|---|---|---|---|---|---|---|---|---|
| | 2009 年 | 2010 年 | 2011 年 | 2012 年 | 2013 年 | 2014 年 | 2015 年 | 复合年均增长率 |
| 县外 | 13.38 | 15.29 | 16.48 | 16.46 | 16.4 | 17.08 | 16.81 | 3.88 |
| 县 | 35.37 | 39.17 | 40.52 | 39.79 | 40.93 | 43.16 | 43.74 | 3.60 |
| 乡镇 | 51.24 | 45.54 | 43 | 43.75 | 42.67 | 39.76 | 39.45 | −4.26 |

## 二、新农合县外就诊率与经济、人口、医疗资源

进一步结合湖北省各地市州的社会经济发展情况、城乡人口分布、医疗资源情况对新农合县外就诊率进行比较分析,结果如表 3、表 4 所示。将农村常住居民人均可支配收入、常住人口数、乡村从业人员数、实有床位数、二级医疗机构数作为可能影响县外就诊率的因素进行线性回归分析,结果显示农村常住居民人均可支配收入一项对县外就诊率有正向影响,其结果有统计学意义,即农村常住居民人均可支配收入越高,该市的县外就诊率越高。该结果提示我们,居民经济条件的改善对于释放医疗需求有一定的推动作用。此外,地理位置与交通便利程度在某些方面解释了鄂州市县外就诊率及其复合年均增长率都高的现象。潜江市和仙桃市县外就诊率低,并呈下降的趋势,在一定程度上体现了医药卫生综合改革的效果。

表 3　2015 年湖北省各地市州新农合县外就诊率与经济、人口、医疗资源基本情况分析

| | | 经济情况 | | 人口情况 | | | 医疗资源 |
|---|---|---|---|---|---|---|---|
| 地区 | 县外就诊率/(%) | 人均地区生产总值/元 | 农村常住居民人均可支配收入/元 | 常住人口数/万人 | 乡村从业人员数/万人 | 实有床位数/万张 | 二级医疗机构数/家 |
| 武汉市 | 21.86 | 102808.3 | 17722 | 1060.77 | 136.42 | 8.07 | 35 |
| 黄石市 | 22.27 | 49963.79 | 12004 | 245.80 | 97.49 | 1.49 | 18 |
| 十堰市 | 15.79 | 38430.98 | 7779 | 338.30 | 138.73 | 2.66 | 21 |
| 宜昌市 | 14.79 | 82255.16 | 12990 | 411.50 | 242.89 | 2.52 | 30 |
| 襄阳市 | 12.97 | 60244.39 | 13650 | 561.40 | 164.99 | 3.34 | 27 |
| 鄂州市 | 27.53 | 68901.37 | 13812 | 105.95 | 220.84 | 0.53 | 5 |
| 荆门市 | 21.07 | 47939.09 | 14716 | 289.63 | 39.97 | 1.65 | 10 |
| 孝感市 | 17.72 | 29872.9 | 12655 | 487.80 | 109.66 | 1.99 | 16 |
| 荆州市 | 18.15 | 27874.66 | 13728 | 570.59 | 245.35 | 2.67 | 19 |

---

---

| 地区 | 县外就诊率/(%) | 经济情况 | | 人口情况 | | 医疗资源 | |
| --- | --- | --- | --- | --- | --- | --- | --- |
| | | 人均地区生产总值/元 | 农村常住居民人均可支配收入/元 | 常住人口数/万人 | 乡村从业人员数/万人 | 实有床位数/万张 | 二级医疗机构数/家 |
| 黄冈市 | 13.42 | 25262.12 | 10252 | 629.10 | 331.35 | 3.30 | 34 |
| 咸宁市 | 15.31 | 41087.75 | 11940 | 250.70 | 113.19 | 1.33 | 18 |
| 随州市 | 20.81 | 35843.53 | 13022 | 219.08 | 106.87 | 1.01 | 10 |
| 恩施土家族苗族自治州 | 20.10 | 20162.61 | 7969 | 332.70 | 183.44 | 2.27 | 14 |
| 仙桃市 | 10.16 | 51741.13 | 14422 | 115.50 | 67.28 | 0.49 | 3 |
| 潜江市 | 7.62 | 58201.46 | 13178 | 95.80 | 60.58 | 0.41 | 2 |
| 天门市 | 12.03 | 34063.47 | 14076 | 129.20 | 39.32 | 0.55 | 2 |
| 神农架林区 | 24.16 | 27278.65 | 7578 | 7.68 | 2.51 | 0.04 | 2 |

**表4 县外就诊率与经济、人口、医疗资源的相关性分析**

| 项　　目 | 相关系数 | P |
| --- | --- | --- |
| 农村常住居民人均可支配收入 | 0.201 | 0.033 |
| 乡村从业人员数 | 0.000 | 0.572 |
| 实有床位数 | 0.001 | 0.860 |
| 二级医疗机构数 | −0.002 | 0.909 |

## 三、新农合异地就医费用及补偿

由表5可见,按县外住院、县级住院、乡镇住院分类,例均住院费用、住院补助资金流向县外均最高,县级次之,乡镇最低。在例均住院费用、住院补助资金流向2个指标中,例均住院费用的增幅更大,且县外例均住院费用的绝对值最大、增速最快,其复合年均增长率为9.45%。同时,新农合基金的住院补偿支出结构变化趋势为,2010年以来,乡镇医疗机构的住院补偿占比持续减少(复合年均增长率为−5.45%),而县外(省、市)医疗机构的住院补偿占比不断增加(复合年均增长率为5.75%)。

自2010年起,住院患者向县外流动的倾向愈发明显。基层医疗服务能力未实现较大改善,新医改提出的"强基层"的目标并未实现。在县外就诊率不断升高的现况下,过快增加的县外就医费用将给新农合基金增加压力。随着县外就诊的增加,患者的例均住院费用和基金的总支出将随之增加。因此,提高乡镇医疗机构的服务能力,引导患者合理流动是缓解跨统筹区域就医问题的重要途径。

表5　湖北省新农合历年参合人员住院费用

| 年份 | 县外(异地就医) | | 县 | | 乡镇 | |
|---|---|---|---|---|---|---|
| | 例均住院<br>费用/元 | 住院补助<br>资金流向 | 例均住院<br>费用/元 | 住院补助<br>资金流向 | 例均住院<br>费用/元 | 住院补助<br>资金流向 |
| 2010 | 9848 | 10.17 | 2952 | 43.25 | 1239 | 28.11 |
| 2011 | 10634 | 11.26 | 3321 | 44.27 | 1349 | 24.75 |
| 2012 | 12117 | 12.62 | 3673 | 43.43 | 1502 | 24.48 |
| 2013 | 13169 | 12.85 | 3924 | 44.30 | 1546 | 23.15 |
| 2014 | 13774 | 13.31 | 4061 | 45.46 | 1566 | 21.27 |
| 2015 | 15467 | 13.45 | 4237 | 45.99 | 1648 | 21.24 |
| 复合年均<br>增长率/(%) | 9.45 | 5.75 | 7.50 | 1.24 | 5.87 | −5.45 |

## 四、湖北省农村居民医保异地就医的发展建议

### (一)省级层面:以基本医疗保险整合、统筹层次提升为契机

统筹城乡医保制度的意义在于,在适应社会经济发展的过程中,促进基本医疗保险公平、高效、可持续发展。制度整合的关键是保障范围、筹资水平和待遇水平。目前,省内医疗资源局部短缺与过剩并存、配置与使用不平衡,基本医疗保险基金筹集与使用要提高可持续性、增强支撑能力。因此,要解决异地就医的问题必须分阶段、有步骤地进行。从总量上看,真正跨省的异地就医是一小部分,绝大部分医疗需求可以在省内满足。现阶段,各地都致力于整合城乡医保,规范保障范围和补偿比例,将统筹层次提升为省级,这些在很大程度上为异地就医管理提供了便利。

随着基本医疗保险的城乡整合、统筹层次由市级向省级的提升和分级诊疗工作的有序进行,给异地就医的系统建设提供了政策层面制度设计的支持,同时提供了行业层面的相关配套工作。对异地就医微观层面相应因素的管理、控制是现阶段的关键。应不断加强相关法制建设,完善异地就医综合监管体系,加大异地就医费用合理性的规范力度,加强依托省级平台的信息化建设,促使居民理性利用卫生服务。

### (二)地市州层面:与分级诊疗推进相协调、分类差异化发展

2015年9月发布的《国务院办公厅关于推进分级诊疗制度建设的指导意见》(国办发〔2015〕70号)提出的目标任务是,到2017年,分级诊疗政策体系逐渐完善,医疗卫生机构分工合作机制初步建立;到2020年,基本建成符合国情的分级

诊疗制度。异地就医实时结算服务的主要对象是异地转诊患者,依据分级诊疗的建立实现基本医疗保险对患者流向的疏导和影响,促进形成合理、有序的就医格局,规范异地就医的管理。因此,异地就医的开展需要与分级诊疗同步进行。

从湖北省的现实来看,各地市州异地就医的情况应结合县外就诊率及其增长率、人均可支配收入和例均住院费用等指标具体分析。像潜江市和仙桃市县外就诊率绝对值较低并呈下降趋势,人均可支配收入不低的地区,重在加强分级诊疗制度的深入推进,巩固县级医疗机构服务能力,满足居民医疗需求。相比之下,鄂州市与潜江市有接近的社会经济状况和医疗资源,但是前者的县外就诊率远远高于后者,除开地理位置因素外,鄂州市的当务之急应该是提升县内医疗机构的竞争力,对异地转诊的合理性严格把关。而恩施土家族苗族自治州和神农架林区县外就诊率的绝对值较大(或增长率较大),同时社会经济较弱,需要通过医药卫生领域综合改革,改善异地就医的状况。其他地区,尤其是县外就诊率高于 20% 的地区,武汉市、黄石市和荆门市经济状况和医疗资源状况相对较好,如何通过医保制度引导、建立行之有效的分级诊疗制度,是发展的关键。

## 参 考 文 献

[1] 王伟.建立区域协作平台便利参保患者异地就医[N].中国劳动保障报,2008-04-25.

[2] 何广胜,刘义平.建立异地就医一体化协管机制[Z].医疗保险异地就医服务管理区域协作论坛论文集,2008-04-25.

[3] 顾海.中国统筹城乡医疗保障制度模式与路径选择[J].学海,2014(1):45-51.

[4] 申曙光,吴昱杉.我国基本医疗保险制度城乡统筹的关键问题分析[J].中国医疗保险,2013(6):33-35.

# 城乡居民医疗保险制度
# 整合现状及关键问题分析

唐昌敏

湖北中医药大学

整合城乡居民医疗保险（医保）制度是公平与效率的体现。一方面城乡居民医疗保险制度多元分割和碎片化管理固化了城乡二元结构和社会阶层结构，不利于实现人员流动和社会融合，会影响到社会公平；另一方面，城乡居民医疗保险制度分立会影响制度运行效率，如医保政策复杂化、部门利益争议和行政管理成本增加等。同时城乡居民医疗保险制度整合，通过扩大基金规模，提高了医疗保险的抗风险能力，有利于基金运行的稳定性和可持续性，也有利于避免重复参保的现象。

## 一、城乡居民医疗保险制度整合的现状

2016 年 1 月 3 日发布的《国务院关于整合城乡居民基本医疗保险制度的意见》，要求建立统一的城乡居民基本医疗保险制度。在整合基本政策制度上强调"六个统一"，即统一覆盖范围、统一筹资政策、统一保障待遇、统一医保目录、统一定点管理和统一基金管理。在管理体制上鼓励有条件的地区理顺医保管理体制，统一基本医保行政管理职能。《中国卫生和计划生育统计年鉴 2016》显示，2016年前城乡居民医疗保险已整合地区包括天津市、浙江省、山东省、广东省、重庆市、青海省、宁夏壮族自治区，而在 2016 年诸多地区出台了整合城乡居民医疗保险制度的政策文件，包括河北省、山西省、湖北省、湖南省、四川省等。大多数地区实施的是"一制多档"居民保险整合模式，由居民自由选择档次，待遇水平按档对应。同时在行政管理部门，大部分地区已将整合的城乡居民医疗保险制度交由人力资源和社会保障部门管理。

2015 年通过对湖北省 11 个地区 649 名居民关于城乡居民医疗保险制度整合意愿调查，其数据显示愿意整合的占 57.0%，不愿意整合的占 10.7%，其他居民表示不太清楚。为了进一步了解不同社会特征居民对整合意愿的影响，本研究设置的变量包括性别、年龄、户籍性质、年均收入、文化程度、工作状态、参加医疗保险

类型等。通过运用卡方检验统计方法,其数据显示只有户籍性质和不同参保类型的居民对制度整合意愿有显著性影响。有 63.7% 的农村居民表示愿意制度整合,而只有 46.9% 的城镇居民表示愿意制度整合($\chi^2 = 17.766, P < 0.001$);有 48.1% 的参加城镇居民医疗保险的居民表示愿意制度整合,而有 65.3% 的参加新型农村合作医疗保险的居民表示愿意制度整合($\chi^2 = 29.240, P = 0.001$),其他几个变量都对居民制度整合的意愿没有显著性影响($P > 0.05$)。此结果表明农村居民及参加新型农村合作医疗保险的居民更倾向于城乡居民医疗保险制度整合。

## 二、整合城乡居民医疗保险制度的关键问题

### (一)整合城乡居民医疗保险制度缺乏内部融合

目前虽然各地的城乡居民医疗保险制度正逐步整合,但仍存在不同群体的医疗保险缴费标准和享受待遇不同的现象。如部分地区虽然实施的是"一制多档"的居民医疗保险整合模式,但在针对不同群体的选择上有所限制与干扰。而且在基金账户上也没有统一,未实现统收统支,即原新农合和城镇居民医疗保险两个基金账户仍处于分立运行状态,并没有真正做到通过扩大"基金池",提高医疗保险抗风险能力的效果。因此在制度整合上仍缺乏整合的力度和深度。

### (二)城乡居民医保制度整合的政策宣传力度有待加强

通过湖北省居民对制度整合的意愿调查,结果显示有 32.3% 的居民(其中 57.0% 的农村居民,43.0% 的城镇居民)表示对制度整合不清楚。虽然目前大部分地区的城乡居民医疗保险制度处于整合过程阶段,各项工作有待理顺,宣传工作范围有限,但广大居民对制度整合的知晓度低将直接影响居民对制度整合后运行的认可度。此外大多数地区实施的是"一制多档"居民保险整合模式,由居民自由选择档次,居民对整合后的居民医疗保险制度了解不足将影响居民的选择及医疗保险制度的工作开展。

### (三)城乡居民医疗保险信息系统亟待整合与统一

城镇居民医疗保险和新农合由于归属两个不同的部门管理,其信息网络平台的运作也相对独立,不同的信息网络平台不仅增加了制度管理和运行成本,而且不利于信息共享及社会保障一卡通等工程运作。同时城乡居民医疗保险信息系统是为居民提供高效便捷服务的重要手段,是城乡居民医疗保险整合的重要支撑。在整合过程中,应先进行信息系统的整合,建立统一的城乡医保信息系统。因此在整合城乡居民医疗保险的过程中,各地都应注重信息网络平台的一体化建设和优化改造,以做到信息资源共享,有效提高经办管理效率,提升医保精细化管理水平。

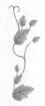

# 三、促进城乡居民医疗保险制度整合的建议

## （一）加强城乡居民医疗保险整合规划

目前开展城乡居民医疗保险整合试点地区，包括广东省、山东省和天津市等，都取得了一定成效，但也存在诸多问题，很多问题都涉及制度衔接或是缺少整体规划，因此2016年《国务院关于整合城乡居民基本医疗保险制度的意见》出台。对于全国范围的制度整合工作，首要任务是要提高对城乡居民医保整合的规划，进一步明确相关机构的责任，根据各地实际的发展情况制定切实有效的制度与政策，以提高工作效率及服务质量。

## （二）针对制度整合开展有效的宣传教育工作

整合城乡居民医疗保险制度涉及广大人民群众的切身利益，政策性强，覆盖面广。整合城乡居民医疗保险工作应积极回应社会各界提出的最直接、最现实的问题。通过湖北省居民的意愿调查，结果显示有57.0%的居民愿意制度整合，但也有相当一部分的居民表示不清楚，相对于城镇居民，农村居民更倾向于城乡居民医疗保险制度整合。因此应借助媒体和社区服务的形式广泛宣传整合后的新医保政策，增强居民对城乡居民医疗保险整合的认识，通过良好的运行效果和切身体会，提高居民对制度整合的认可度。同时居民对"一制多档"的居民保险整合模式有了深入了解，更有助于居民对自身所需的医疗保险档次进行正确选择，也有助于城乡居民医疗保险整合制度的顺利开展。

## （三）加强行政管理部门间的协调与合作

在城乡居民医疗保险制度整合过程中，各级别人力资源和社会保障部门与卫生和计划生育委员会之间配合，开展有效合作，对城乡居民医疗保险制度整合成效起到关键性的作用。两部门在基本医疗保险制度管理上都有丰富的经验和各自的管理优势，共同分析与探究城乡居民医疗保险整合之后所出现的问题，相互协商，加强资源共享，将有助于整合城乡居民医疗保险制度的工作目标的实现，真正服务于民。

## （四）整合优化城乡医疗保险信息网络系统

在整合城乡居民医疗保险的过程中，各地都注重信息网络平台的一体化建设和优化改造，以做到信息资源共享，有效提高经办管理效率，提升医保精细化管理水平。从全省层面建立城乡一体化医疗保险系统，真正实现信息管理的统一，真正为群众就医结算提供便利。同时信息系统的建设应更关注安全性，对医疗服务、基金安全、业务经办等过程开展全方位监控，切实保障基金的安全运行。因此应注重整合原来的医保信息网络并进行改造和升级，形成以市医保信息网络为分中心、上接省医保信息系统、下连各县级地区医保信息网络、覆盖城乡医疗机构的城乡统一的医保信息系统。

# 参 考 文 献

[1] 张东玲.当前城乡居民医保整合后面临的挑战及对策分析[J].行政事业资产与财务,2017(9):35,36.

[2] 方鹏骞.湖北省基本医疗保险制度研究[M].武汉:武汉大学出版社,2017.

[3] 孙秀敏.城乡居民医保整合工作存在问题及对策[J].财经界(学术版),2017(14):138.

# 医保支付和监控制度
# 改革举措探讨与建议

耿亚锐[1],上官小芳[2],訾春艳[1],姜迪[1],范丽丽[1],陈默[1]
1 华中科技大学医药卫生管理学院
2 华中科技大学药学院

【摘要】从强化医保支付和监控的背景出发,分析支付和监控的关系。对湖北省公立医院医保支付制度改革提出政策建议,例如形成对支付方式内涵的共识、建立总额预付下的多元复合支付方式,积极推进支付方式改革由点到面覆盖,加强医保和医疗服务提供方的互动;在监控制度改革中,提出致力于强化医疗保险的监控机制,建立医疗质量监控机制,以及反医疗欺诈、滥用和浪费的机制,以合适的支付方式激励医疗服务提供方自我监控,并发展其行业的自律功能。

【关键词】基本医疗保险 支付方式 监控体系

## 一、强化医保支付和监控的背景

党的十九大提出,全面建立中国特色的基本医疗保障制度。目前医保的参保人数一直稳定在 13 亿以上,社会医疗保险参加率达到 95％以上,我国已经建成了全世界最大的覆盖城乡的基本医疗保障体系。在全民医保的背景下,必须完善现行的医保支付制度和监控体系,强化医保支付和监控作用,以此巩固改革成效,使国民进一步享受全民医保所带来的好处。

目前国内的医保支付方式主要有按人头付费、按项目付费、按床日付费、按服务单元付费、按病种付费、按疾病诊断相关组(DRGs)付费及综合了各种付费方式的总额控制。2015 年 5 月 6 日印发的《国务院办公厅关于城市公立医院综合改革试点的指导意见》(以下简称《意见》)指出:要深化医保支付方式改革。充分发挥医保的基础性作用,强化医保基金收支预算,建立以按病种付费为主,按人头付费、按服务单元付费等复合型付费方式,逐步减少按项目付费。鼓励推行按疾病诊断相关组付费方式。支付方式是引导医疗服务行为、促进医保资金有效利用的重要手段。因此,医保支付方式改革是深化医药卫生体制改革的重要环节。

医疗保险监控体系与医疗保险支付制度密不可分,目前我国医疗保险监控体系建设滞后于医疗保险支付方式改革,应对改革带来的复杂效应的能力明显不足。《意见》对医保的监督控制作用做出了明确规定,提到要发挥各类医疗保险对医疗服务行为和费用的调控引导与监督制约作用,并逐步将医保的监控延伸到对医务人员医疗服务的行为上。但是医疗服务行业的特殊性常常使得支付方难以在支付方式改革中满足提供方和需求方的需求,导致医保监管往往局限于表面和个案,没有从根本上健全医保管理机制、理顺相关方利益关系,难以发挥支付方式改革的杠杆作用。但是上海及其他部分地区通过出台专门的医保监控办法、组建专职医保监查队伍,在强化医保监控体系方面做出了有益的探索并取得明显成效。因此,如何充分发挥医疗保险的监控作用,使其与医保支付方式协同发展,仍然是有待研究的课题。

## 二、支付和监控的关系

支付制度是一个国家确定的与其卫生体制相适应的支付方式,是保障支付有效实施且影响长远的制度性和机制性安排。连接医疗、医保和参保人员的医保支付制度不仅是三者间的桥梁和纽带,也是平衡三者的支点,更是医疗保险管理的核心。医保支付是基本医保管理和深化医改的重要环节,是调节医疗服务行为、引导医疗资源配置的重要杠杆,将会极大影响整个医疗服务体系的效率、质量、费用与可持续发展。

医保监督与控制是医保管理制度的重要组成部分,也是医保管理过程中必不可少的环节。医保监督与控制是指监督主体通过法定方式、按照法定程序对医保系统中各相关方的行为进行监督和控制,确保医疗保险市场的规范运行,保护参保人利益,促使医疗保险事业健康、有序发展。

医保监控与医保支付联系紧密,二者都是基本医保管理中不可或缺的环节,其中医保监控工作的强化是医保支付方式改革必要的配套手段,为支付方式在调节医疗服务行为、引导医疗资源配置方面发挥杠杆作用提供支撑和保障,双方协同促进公立医院改革,完善医疗服务体系。

## 三、如何加强医保支付

### (一) 对支付方式内涵形成共识

支付方式作为一种激励性规制手段,可以减少医疗机构的乱收费行为,从而降低患者的医疗支出,并在一定程度上缓解"看病贵"的难题。国际推行的标准支付方式内涵强调对医疗服务提供方的激励,即允许医疗服务提供方结余留用,使得提供方可以从降低成本中获益,从而具有控制医疗费用的积极性。然而在国内支付方式改革中,各种基本的支付方式都缺乏对提供方相应的激励,导致支付方式改革的效果受到影响。所以应充分认识到医保支付方式内涵中存在的激励机制,各方对支付方式内涵形成共识,允许提供方结余留用。

国家政策也逐渐关注这一方面,2016 年 12 月国家多部委联合印发的《关于加强基本医疗保险基金预算管理发挥医疗保险基金控费作用的意见》明确指出,要建立健全结余留用、合理超支分担的激励约束机制,从而激励医疗机构提高服务效率和质量。部分地区的先行实践也取得了良好效果,例如以罗湖医院集团为试点推行的“总额管理,结余奖励”的医保支付方式改革建立后,一方面,约束医院集团做好控费工作,避免一系列损害患者及其家庭利益的行为(如向患者开大处方、引导患者不合理用药、对患者收取不合理费用等);另一方面也激励了医院集团主动关注和管理签约居民的健康。

（二）建立总额预付下的多元复合支付方式

由于每一种支付方式都有其优点与缺点,因此不能完全依赖一种支付方式,而要建立总额预付下的多元复合支付方式,充分发挥各种支付方式的优势,扬长避短。各国的实践经验也证明,总额预付必须配合其他支付方式,否则难以有效兼顾医、保、患三者之间的利益。

总额预付下的复合支付方式可在不同类型、不同级别的医疗机构中有不同的组合,在同类型医疗机构中也会有不同组合方式,关键是要做到与实际相适应,在应用中灵活不僵化。目前多数地区在总额预付下实行机构预付制,门诊实行按人头结算,住院则按病种付费,按服务项目付费则适用于一些复杂疾病,不同服务类型也会有不同付费组合方式。对于门诊医疗服务,自由就医者宜用点数法,定点就医者可尝试探索按人头付费;对于住院医疗服务,应逐步扩大按病种支付范围,在做好相关基础工作与关键技术的建设与应用的基础上,条件成熟的地区可以加快推进 DRGs;护理、康复、精神卫生类机构可实施按床日付费。总而言之,结合我国国情,可在总额预付基础上开展 DRGs、按人头付费等多种形式的支付方式改革,并建立相应的配套机制,例如医保与医疗机构的谈判机制、医务人员薪酬激励机制以及医疗机构补偿机制等,增加医疗机构控制其成本的主动性,从而提高医疗机构相应的管理水平。

目前全国各地医疗机构所面临的环境有较大的差异,不能硬性规定一种或多种组合的支付方式,而需要政府规定选择不同支付方式和组合支付方式的使用原则和适宜条件,使各地可以根据其具体的情况来选择相适应的支付方式。

（三）积极推进支付方式改革由点到面覆盖

一方面要抓好按疾病诊断相关分组付费试点工作,针对各种支付方式中要求最高、技术最复杂的按疾病诊断相关分组付费,成立按疾病诊断相关分组付费试点工作组,选择部分地区开展按疾病诊断相关分组付费试点,加强技术指导;另一方面做好交流评估和宣传引导工作,加强试点区与非试点区、试点区之间医保支付方式改革成果的交流,及时总结并推广好的经验做法,对深化基本医疗保险支付方式改革的作用和意义、有关政策要点等内容进行宣传,使社会更好地了解支付方式改革,减小改革推进的阻力。

### （四）加强医保和医疗服务提供方的互动

医保部门推动改革的主要动力源自对医保基金收支平衡的压力,医疗机构虽然已经在 DRGs 等技术上先期进行了较为深入的探索和研究,但在较长的时间内均没有与医保形成支付方式改革上的互动。

政府需不断完善医疗保险法律法规,结合实际情况,制定一部较为全面的基本医保法律,以规范医保的管理部门、具体经办部门、医疗机构、相关国家主管部门的行为,使得这些部门或机构在管理、运行医保费用的过程中能够依法规范自身行为,保证国家的基本医保制度更好地运行。

医保部门应推行管理型医疗模式,推动医疗服务提供方主动改变其医疗行为,提高其主观能动性,从而提高医保基金的使用效率,以实现控制医保费用、保证提供方获得应有利益的目的。管理型医疗模式的核心是设计科学的付费制度,在推进支付方式改革过程中要发挥支付方式对医疗服务提供方的激励作用,引导医疗机构规范其行为。

医疗机构应通过调整内部运行机制来控制医疗费用增长,从而确保医疗质量,以创造一个医保双方良性互动的模式。在医保改革过程中,医保和医疗服务提供方就医疗保险费用支付方式、标准等建立的协商谈判机制已经成为完善医保服务的重要工具,通过在合作中博弈,达到双赢效果。

## 四、如何加强监控

### （一）强化医疗保险监控机制

合规的医疗行为是医保基金支付的前提,要以相应的政策和规章作为保障来规范医疗机构的行为及确保医保基金合理有效的使用。同时,应当充分利用医院的信息系统,通过开发医保基金运行监控系统为保障医保制度改革顺利进行提供技术支持,这也是医院适应市场经济客观要求的体现。

### （二）建立医疗质量监控机制

应该实施分级常态化巡查制度,各级监控时关注点各有侧重,以加大巡查的频率和覆盖面。同时形成科层制管理,逐级监督巡查工作的落实,逐级问责。以患者安全为导向实施过程监控,及时将安全隐患消除在萌芽状态。加强院领导、职能部门和临床一线科室的沟通交流,通过透明化管理,提高执行力度。

### （三）建立反医疗欺诈、滥用和浪费的机制

反医疗欺诈是为了更好地保护患者或参保人以及更广泛的公民的医疗和健康权利的一种手段。从英美经验来看,一个好的反欺诈机制所要具备的核心要素如下:精确地测量问题;发展清晰的战略;创建有效的结构;在所有关键领域采取行动;采取正确的方法;应用最高的标准;产生并维持支持;最重要的是拥有必需的专业的技能。结合我国国情,首先应当建立各地反欺诈的组织框架,采取正确的反欺诈途径并对反欺诈人员专业技能进行培训,只有这样,才能更好地减少医

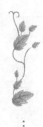

疗欺诈的发生,节约社会医疗资源。

（四）以合适的支付方式激励医疗服务提供方自我监控

目前我国医疗保险支付方式有其优点和缺点,也有其适用的条件以及配套措施要求。在诸多支付方式的选择中,要明确想要通过支付方式达到什么目标,在费用控制、服务效率以及医疗质量等目标之间进行权衡。我国目前正在进行支付方式改革,其主要目的是控制费用。按人头付费变成了按人头限费、按服务人次付费变成了按服务人次限费、按病种付费变成了按病种限费。限费方式的糟糕之处在于它遏制了支付方式本应有的激励作用。例如,从国外的经验来看,按人头付费能够让全科医生主动为患者考虑,既积极地消除过度医疗又注重预防,同时在转诊到上级医疗机构之后还帮助监督上级医疗机构的行为。这种激励产生的原因主要归结于"结余归己"。将"超支自理、结余归己"运用到实际工作中,而不是像现在普遍地"超支基本自理,结余基本不归己"。同时要逐渐对住院服务采用按 DRGs 付费。对质量和费用进行综合管理和评价。采用按 DRGs 付费能够促进医院和医生提高医疗质量。

（五）通过信息公开方式促进医疗服务提供方自我监控

在信息网络时代,信息公开就是一种非常好的监控手段,信息的公开和透明可以让不良行为暴露在阳光下,为参保人的就医选择提供指导,参保人"用脚投票"又会进一步促进医疗服务提供方调整自我行为。医疗保险监控应该将其所掌握的医院的信息通过互联网等信息化平台向社会公开,信息公开的内容主要包括医疗服务价格尤其是同一病种各个医院的费用比较、医疗质量的比较、医保违规行为的名单通报等。这样的信息公开一方面会让医保违规行为者感到尴尬,从而促进其自我改变,另一方面为参保人或患者提供了有用的信息,他们可以据此选择到哪里就医,在市场条件下和全民医保的情形下,参保人或患者"用脚投票"会给医疗服务提供方造成巨大的压力,从而促进其主动调整行为,以合理的价格和真正优质的服务来吸引患者。

（六）培育行业自律组织的自治性,并发展其行业的自律功能

美国医学社会学家沃林斯基指出,医疗行业从业人员的道德观念和精湛技术能赢得社会的信赖,社会信赖则可以塑造医疗行业的自治权力。行业自律主要包括:设定并及时更新该行业专业教育和培训的标准;制定准入制度和操作规则;确保从业人员的技能,对不道德和不规范的行为进行有效管理。行业自律还注重和鼓励同行之间的监督。自治的医疗行业自律组织在发达国家的医疗保健体系中发挥着重要作用,他们对成员有效的监控是保持和提高医疗质量以及控制不合理医疗费用的重要保证。

# 参 考 文 献

[1] 雷鹏,王克利,吴擢春.医保支付和监管与医疗服务绩效评价协同机制探讨

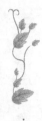

[J].中国医疗保险,2014(12):9-11.

[2] 段政明.公立医院改革应强化医保支付制度[J].中国社会保障,2013(9):78-79.

[3] 崔文彬,黄丞,刘向容,等.我国公立医院医保支付制度改革进展及建议[J].中华医院管理杂志,2016,32(10):769-772.

[4] 李建梅,罗永兴.医保监管与支付制度改革联动——基于上海市的实践[J].中国医疗保险,2012(10):38-40.

[5] 李晓英,任爱民,房梅玉.医疗保险制度改革中医院收费的确定与付费方式探讨[J].中国卫生经济,2001,20(4):23.

[6] 方鹏骞.全民医保的实现路径[J].中国卫生,2017(9):64-67.

[7] 宫芳芳,孙喜琢,林汉群.实现医保支付方式改革 助力医疗医保联动发展[J].现代医院管理,2016,14(6):8-9.

[8] 陈仰东.支付制度内涵及改革路径研究[J].中国医疗保险,2011(10):23-25.

[9] 人力资源和社会保障部门户网站.医保支付方式如何改——人社部医疗保险司司长陈金甫解读《关于进一步深化基本医疗保险支付方式改革的指导意见》[J].人事天地,2017(8):38-41.

[10] 李晓农.我国的医疗保险制度亟待立法保障[J].中国卫生法制,2005,13(3):26-28.

[11] 严娟,张建军,宋朝阳.从分级管理走向管理升级[J].中国医疗保险,2011(9):24-26.

[12] 黄李凤,杨车亮,姚岚,等.我国医疗保险与医疗机构互动的研究综述[J].中国卫生事业管理,2012,29(12):913-915.

[13] 胡牧,刘晓光,陈仲强.效率医保:医院医保的战略选择[J].中国医院,2010,14(2):10-13.

[14] 褚晓静,王继伟,李愉.强化医保监管机制 促进医疗质量提高[J].中国医药导报,2012,9(8):143-145.

[15] 叶舟,马金红,付玲玲.建立医疗质量常态化监管长效机制的实践探索[J].中国医院管理,2013,33(11):34-35.

[16] 何文强.美国农业保险监管的法制化及其对我国的启示——以反欺诈、滥用和浪费为中心[J].甘肃社会科学,2008(6):112-116.

[17] 顾昕.新医改三周年(三)医保付费改革变形记[J].中国医院院长,2011(24):54-56.

[18] 梅丽萍."聪明监管":基本医疗保险监管的模式和路径选择[J].中国卫生经济,2016,35(6):13-18.

[19] F.D.沃林斯基.健康社会学[M].孙牧虹,译.北京:社会科学文献出版社,1999.

[20] 胡林英.对伦理审查委员会(IRB)监管体制的分析与思考[J].中国医学伦理学,2006,19(2):17-19.

# 化解医保支付方式风险
# 推进分级诊疗

邢翔飞,袁红梅,吴琦,杨燕,刘超,郭声波,柴小嫚
宜昌市第一人民医院

【摘要】随着我国全民医保制度的推进,医保支付已成了医院成本支付的主要来源;以供方支付制度改革为重点,推进医保支付制度改革,重建医疗服务利益新机制,构建分级诊疗新格局,推进公立医院改革,是发挥医保基础性作用的关键。本文通过对超标扣费原因及医保基金不平衡原因的分析,提出化解医保支付方式风险的方法,推进分级诊疗改革。

【关键词】医保基金　医保支付方式　分级诊疗

目前,我国医保支付方式主要实行的是按服务项目付费,在全民医保背景下,参保人群占医院服务对象的比例越来越大,包括政府预算尤其是医保补偿在内的公共筹资逐步成为医院成本补偿的主要部分,医保支付即将或者已经成为医院补偿的主要来源,以服务项目为主的支付方式已不能适应医改的需要。医疗社会保险机构作为患者接受医院治疗的主要付费方,已经成为医疗"补偿"的重要环节。因此,科学、合理的医保支付方式对提高医院的医疗水平、规范医保资金的管理以及推进分级诊疗都具有重要的作用。

## 一、医保支付目前存在的问题及原因

### (一)医保支付按下达的控制指标支付已不能反映医院实际支出

市医保局为加强医保费用控制,实行年初医保指标控制管理。2010—2016年宜昌城区城镇职工基本医疗保险及离休干部医疗费超过了市医保局、市财政局每年年初下达的控制指标,因此每年对医疗机构形成巨额扣款,已危及医院的正常运转。以宜昌市第一人民医院为例,2010—2016年市医保局、市财政局因基本医疗普通住院费超控制指标扣款6764万元、因离休干部医疗费超控制指标扣款1390万元,两项合计达8154万元,宜昌市财政局、医保局让医院将8154万元超标扣款做坏账处理,实际上由医院承担了医疗超支部分,严重影响了医院的正常

运行。

分析扣款的原因：主要是医保基金的不平衡（本文所指的医保基金不平衡主要是指医保基金收不抵支），并非全部为医院医保管理不到位引起的。

市医保局对医疗机构的日常管理实行 1000 分制考核，其考核分值与医院等级评定挂钩，根据《宜昌市基本医疗保险定点医疗机构分级管理实施办法》，定点医疗机构等级划分为四级，即 AAA 级、AA 级、A 级和无级别。

医院医保支付与年终考核得分挂钩。年终考核达 800 分以上的，考核年度预留的保证金全额返还；低于 800 分的则需要扣保证金。

同时，年终考核评分还与下一年度的预留保证金的比例相联系。800 分以下的，预留 10%；AA 级，预留 6%；AAA 级，预留 6%。

市医保局对各医疗机构的扣款，主要依据各医疗机构超标金额和当年基金平衡情况核定。事实上，这种扣款模式把医保基金"穿底"的风险全部转嫁给医疗机构，对医疗机构显然不公平。

**（二）医保基金的不平衡导致医保支付不能反映医院的实际支出**

医保基金不平衡的影响因素很多，不仅仅是医疗机构的责任。目前医保政策将医保基金的各种不平衡转嫁给医院，导致医保基金的不平衡影响医院的医保支付，从而影响了医院的正常运行。因此，需要针对原因，多管齐下，多部门协同化解医保支付风险。医保基金不平衡的主要原因如下。

（1）地方统筹不满足大数法则要求，导致住院需求的随机性波动而造成医保基金不平衡。

（2）由于经营困难企业等缴费单位的原因，医保基金征收不到位而引起医保基金不平衡。

（3）由于医疗机构过度医疗导致医疗费用超支而引起医保基金不平衡。

（4）由于资金的筹集和调度与医保基金支付周期不匹配引起医保基金不平衡。

**（三）医保政策本身的原因导致医保实际支付的偏差**

一是医保基金筹集缴费比例的不合理，不能适应医学科技进步而导致医疗消费增长；二是不能适应社会发展的变化而导致医疗消费的增长，如人口老龄化、社会平均工资水平现状等；三是个人账户和统筹账户的划分比例的不合理，导致医保支付的不合理；四是医保基金筹集水平与患者就医报销比例的不适应导致医保支付的不合理。

## 二、解决医保基金不平衡问题的对策

### （一）实现大区域或全国医保统筹

如果医保基金不平衡是由地方统筹不满足大数法则导致住院需求的随机性波动造成的，随着时间的推移，这种不平衡的因素会自然消失。在这种状况下医

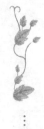

保机构对医疗机构的扣款应作为暂扣款项,待以后年度再支付给医疗机构。

解决这一问题,最根本的办法是提高统筹的层次。条件成熟时实现省级统筹,甚至全国统筹。根据医保专家雷海潮在中国卫生经济学会第十六次年会上透露的信息,截至2012年底,全国城镇职工基本医疗保险累计结余7644亿元,其中,个人账户结余2697亿元,统筹账户结余4947亿元;2013年全国医保基金收支增幅已经从基本持平转为明显的收不抵支。中国劳动和社会保障科学研究院院长金维刚此前曾介绍说,从2013年的情况来看,全国有225个统筹地区的城镇职工医保资金出现收不抵支,占全国城镇职工统筹地区的32%,其中22个统筹地区将历年累计结余全部花完。可见,从全国而言,总体上不存在医保基金支付风险。但各地实际情况差别较大,很多地方也存在支付压力。因此专家建议实行全国统筹。

（二）加大医保基金征收力度

如果医保基金不平衡是由企业经营困难、医保基金征收不到位引起的,则应由市人力资源和社会保障局加大征收力度,提高医保基金的筹集比例;或者提高统筹账户的划分比例,降低个人账户的划分比例。

（三）加强医院医疗行为的监管,防止过度医疗

如果医保基金不平衡是由医疗机构过度医疗引起的,则应由市医保处对医疗机构的管理方式进行创新,控制医保均次费用。

（四）建立医保周转金制度

如果医保基金不平衡是由资金的筹集和调度与医保基金支付周期不匹配引起的,则应由政府有关部门建立医保周转金制度。

（五）增加医疗卫生财政投入,建立对公立医疗机构的财政补偿机制

随着公立医疗机构的改革,为使公立医院正常运行,取消药品加成,建立公立医疗机构补偿机制势在必行。

## 三、医保政策应对措施的政策依据

《国务院关于建立城镇职工基本医疗保险制度的决定》(以下简称《决定》)中第二款规定:基本医疗保险费由用人单位和职工共同缴纳,用人单位缴费率应控制在职工工资总额的6%以内,职工缴费率一般为本人工资收入的2%。随着经济的发展,用人单位和职工缴费率可进行相应的调整。由此可见,《决定》对调整缴费率做了授权性规定,地方政府可根据实际情况安排。根据全国其他地区的做法,如镇江市医疗保险的筹集比例达到了11%,高出城区2个百分点。

《决定》第三款规定:划入个人账户的比例一般为用人单位缴费的30%左右,具体比例由统筹地区根据个人账户的支付范围和职工年龄结构等因素确定。根据此规定,地方政府有权调整个人账户的划分比例。

## 四、推进分级诊疗，化解医保支付方式风险

主动适应医保政策的变化，推进分级诊疗，以前瞻性的眼光布局宜昌城区的医疗资源的配置，是化解医保支付风险的长期战略举措。

2010—2016 年的医保扣款，让医疗机构实实在在感受到有效医疗需求增长的有限性，出现"天花板效应"。

根据《宜昌市中心城区医疗卫生设施专项规划（2011—2030 年）》，城区将新（改）建 14 家大中型医院。是否真正需要建这么多的医疗机构？何时建？需要认真思考以下问题。

（1）推进分级诊疗，调整宜昌卫生资源的配置战略。

随着社会的发展，县市医疗机构的综合实力将大大增强，如果维持现行的患者逐一转诊的政策不变，若干年后，县市区转诊到城区的患者将会大幅减少，城区医疗机构应主要立足城区人口，城区医疗机构应实施医疗资源的合理配置，发挥医疗资源的合理运用。

如果县市区转诊制度发生变化，若按照十八届三中全会精神，发挥市场在资源配置中的决定作用，取消逐一转诊许可，按年度在宜昌市内确定医保定点单位，患者自由选择就医单位，则宜昌中心城区在配置卫生资源时，应充分考虑县市区患者就诊的需求。分级诊疗对公立医疗机构的设置、床位规模、诊疗模式等资源配置提出了新的要求，卫生行政部门应合理地控制现有医疗机构床位规模，优化医疗供给，化解医保支付的风险。

（2）进一步加强医院专科建设，体现专科特色，完善社区医疗，主动适应分级诊疗。

医疗市场有其自身的特点和规律，在交通如此便利的今天，应适当扩大医院之间的密度，防止现有医疗机构规模无序扩张，防止"大而全、小而全"带来的重复投资问题，重在体现医院专科特色。完善基层社区医疗，大病进医院、小病进社区。主动适应分级诊疗的需求，从而降低医疗费用，化解医保支付的风险。

（3）在增加医疗机构数量的同时，要高度关注医疗过度竞争对卫生资源的浪费，即使规划通过了，建议根据社会发展的变化逐步推进、分阶段实施。

（4）改革支付制度，推进公立医院改革。

医保支付制度改革是国际医疗机构补偿机制改革的主要内容，更是我国公立医院改革的重点与难点。在我国，公立医院的补偿结构长期由医疗服务、药品出售与政府投入三部分组成。近年来，我国公立医疗机构改革的深化，在取消药品加成之后，针对医院亏损部分，可以借助医保、财政补偿等方式来实现对医院的补偿。随着改革的深入，还应探索按 DRGs 付费等方式的改革，真正实现公益保障，民生优先。保证城市居民的合法权益，把城市居民的健康权益放在第一位，凸显城市公立医院的公益效应，努力缓解城市居民医疗费用的压力，有效处理"看病难、看病贵"等问题。

# 城镇居民大病保险筹资标准
# 与保障水平动态调整机制构建研究

赵圣文

华中科技大学医药卫生管理学院

【摘要】目的：以降低灾难性医疗支出发生率为目标构建大病保险筹资标准及保障水平。方法：对不同政策类型四个代表城市大病保险报销前后受益人群灾难性医疗支出发生率变化进行对比，测算不同政策下受益人群灾难性医疗支出发生比例、大病保险基金支出规模及相应筹资标准。结果：模型一、模型二代表城市建议其降低起付线、提高支付比例，模型二代表城市需大幅提高筹资标准才能避免基金透支；模型三代表城市建议其审慎扩大特定疾病合规目录。结论：调研城市间大病保险政策差异性较大，应以有效降低灾难性医疗支出发生率为目标设定筹资标准、支付比例及起付线等政策，建议坚持以支定收的原则。

【关键词】大病保险 筹资标准 保障水平 动态调整

2012 年六部门《关于开展城乡居民大病保险工作的指导意见》要求各地要结合当地经济社会发展水平、医疗保险筹资能力、患大病发生高额医疗费用的情况、基本医疗保险补偿水平，以及大病保险保障水平等因素，精细测算，科学合理地确定大病保险的筹资标准。目前，国内各省市大病保险实施方案虽然均遵循了国务院指导意见精神，但在具体制度设计方面差别很大，2015 年各地筹资标准范围为 15.8～60 元，起付线范围为 5000～43910 元，起付线与当地上年人均可支配收入比值范围为 0.22～3.22，各费用段支付比例范围为 50%～80%，医疗费用分段划分标准更是差异较大，说明各省市对大病保险制度设计尚未形成共识。根据前期实施效果，科学合理地设置大病保险制度，提高制度管理的精细化、科学化水平，提高基金使用效益，增进实施效果是医保研究者与政策制定者的普遍诉求。国内学者已对此进行了有益的探索，如对天津市大病保险政策实施效果及假定政策模式进行了效果模拟测算，也有基于保险精算学角度的筹资标准的设定，但其仅基于医疗费用及筹资能力的考量进行了测量，未以大病保险的政策目标作为导向，本研究试图建立以最大限度地减轻个人医疗费用负担、有效避免城乡居民发生家庭灾难性医疗支出为政策目标,并兼顾医保基金可持续性为考量的大病保险筹资标准、起付线、医疗费用段划分及各费用段报销比例设定方法,为各地进一步优化大病保险制度提供参考。

# 一、资料与方法

## (一)资料来源

根据前期研究中对各省份大病保险实施模式的分类结果,本研究选取了北京、福州、西宁、肇庆四个城市作为不同筹资标准、支付比例、基金结余情况的代表城市,获取其2013—2015年大病保险的筹资标准、支付比例、基金收支规模、受益人数等数据,2014年各地区大病保险受益患者全年结算数据,数据量分别为1875条、1860条、1212条、1509条,包括该地区每名大病保险受益患者全年住院(门诊)医疗总费用、符合基本医保基金支付范围医疗费用、基本医保基金支付金额、大病保险合规费用、大病保险支付金额、大病保险起付线以上自付金额及大病保险起付线以下自付金额数据。

## (二)方法

### 1. 筹资标准、支付比例、基金收支等大病保险运行基本情况对比

对调研地区2013—2015年筹资标准、支付比例、基金收支等情况进行纵向、横向对比,比较地区之间大病保险政策差异。

### 2. 大病保险受益患者大病保险报销前后灾难性医疗支出发生比例及变化情况

分别对大病保险受益患者群体在大病保险报销前及报销后灾难性医疗支出发生人数、发生比例及其变化情况进行测算。

大病保险报销前灾难性医疗支出发生比例=大病保险报销前且基本医疗保险报销后大病保险受益患者中个人自负医疗费用超过灾难性医疗支出界定标准人数/本地区本年度大病保险受益总人数。

大病保险报销后灾难性医疗支出发生比例=大病保险报销后大病保险受益患者中个人自负医疗费用超过灾难性医疗支出界定标准人数/本地区本年度大病保险受益总人数。

个人自负医疗费用=基本医疗保险政策范围内个人自付医疗费用+大病保险起付线以下个人自付部分医疗费用+大病保险起付线以上个人自付医疗费用+个人自费医疗费用。

### 3. 灾难性医疗支出发生标准的界定

我国在设计大病保险的保障范围和目标时,参考了世界卫生组织(WHO)关于"家庭灾难性医疗支出"的定义。WHO认为当某个家庭某年度医疗卫生总支出超过其可支配收入的40%或者除食品外支出的30%,便认为其发生了灾难性卫生支出。WHO允许各国根据国情加以调整,我国在设计大病保险政策时引用了这

一指标并稍作调整,并将此作为大病保险制度设计的政策目标,即避免发生灾难性医疗支出。

此处,灾难性医疗支出标准=当地当年人均可支配收入×当地平均每户人口数×40%。

北京市 2014 年灾难性医疗支出标准=43910×2.45×40%=43031.80 元

福州市 2014 年灾难性医疗支出标准=32451×2.92×40%=37902.77 元

青海省 2014 年灾难性医疗支出标准=22307×3.46×40%=30872.29 元

可支配收入是指调查户可用于最终消费支出和其他非义务性支出以及储蓄的总和,即居民家庭可以用来自由支配的收入。它是家庭总收入扣除交纳的个人所得税、个人交纳的社会保障支出及调查户的记账补贴后的收入。

可支配收入=家庭总收入-交纳个人所得税-个人交纳的社会保障支出-记账补贴。

当参保患者个人负担的医疗费用超过这个标准时,很可能使家庭在经济上陷入困境。

**4. 不同起付标准、支付比例方案下灾难性医疗支出发生比例及成本效用分析**

首先对当前大病保险保障政策下受益患者中大病保险报销前后灾难性医疗支出发生人数、发生比例进行测定,并比较不同模式代表城市在当前大病保险政策下灾难性医疗支出发生比例下降程度的幅度,进而说明各地大病保险保障力度的大小,是否有效达到避免发生灾难性医疗支出的政策目标,或在多大程度上减小了灾难性医疗支出发生比例。

对不同政策类型代表地区分别进行政策调整的成本效用分析。以降低大病保险参保人家庭灾难性医疗支出发生率和提高基金使用效率为目标,对不同模式代表城市 2014 年大病保险受益人结算数据进行分析,并根据其特点,对不同起付线、支付比例进行了测算。

其中,基金成本效用指数采用灾难性医疗支出发生比例每下降一个点成本衡量。基金成本效益指数越小,在确保基金收支平衡的前提下,其政策调整的经济性越好。

灾难性医疗支出发生比例每下降一个点成本=大病保险基金支出总额/(大病保险受益人群中大病保险报销前灾难性医疗支出发生比例-大病保险报销后灾难性医疗支出发生比例)。

**5. 不同方案下筹资标准的设定**

大病保险受益患者群体灾难性医疗支出发生比例及报销前后下降程度是由各地大病保险起付线、支付比例、保障范围决定的,所以,我们以有效降低灾难性医疗支出发生率为目标对起付线、支付比例进行不同的组合,假设推断各种政策下灾难性医疗支出发生率的变化情况,并对当前受益患者群体相应的大病保险基金支出规模变化、大病保险报销前后灾难性医疗支出发生比例每下降一个百分点基金支出成本进行分析,以选择最优策略。

# 二、结果

## （一）2013—2015 年四市大病保险人均筹资标准现状

2013—2015 年调研地区大病保险人均筹资标准如表 1 所示。

**表 1　调研地区大病保险人均筹资标准（2013—2015 年）**

| 地市 | 2013 年 | 2014 年 | 2015 年 | 年均增长率 |
|------|---------|---------|---------|-----------|
| 北京 | 34 元 | 50 元 | 60 元 | 38.23% |
| 福州 | 10 元 | 13.65 元 | 22.8 元 | 64% |
| 西宁 | 50 元 | 50 元 | 50 元 | 0% |
| 肇庆 | 20 元 | 20 元 | 20 元 | 0% |

注:北京市大病保险按照每年基本医疗保险筹资总额 5% 划拨,为便于比较,根据筹资总额换算为绝对值。

## （二）2013—2015 年调研地区起付标准现状

2013—2015 年调研地区大病保险起付标准与上年度城镇居民可支配收入比较如表 2 所示。

**表 2　调研地区大病保险起付标准与上年度城镇居民可支配收入比较**

| 地市 | 城镇居民大病保险起付线/元 | | | 上年城镇居民人均可支配收入/元 | 大病保险起付线与人均可支配收入之比 |
|------|--------|--------|--------|--------|--------|
| | 2013 年 | 2014 年 | 2015 年 | 2014 年 | 2015 年 |
| 北京 | 36469 | 40321 | 43910 | 43910 | 1 |
| 福州 | 26000 | 29000 | 32000 | 32451 | 0.99 |
| 青海 | 5000 | 5000 | 5000 | 22306 | 0.22 |
| 肇庆 | 70000 | 70000 | 70000 | 21726 | 3.22 |

## （三）调研地区大病保险支付比例比较

2014 年调研地区大病保险支付比例如表 3 所示。

**表 3　2014 年调研地区大病保险支付比例**

| 地市 | 支付比例 |
|------|---------|
| 北京 | 0~5 万元为 50%;5 万元以上为 60% |
| 福州 | 不分段 50% |
| 西宁 | 统一 80% 的支付比例 |
| 肇庆 | 超过基本医保封顶线后报销 90% |

## （四）不同模型代表城市起付线与支付标准调整结果测算

模型一代表城市起付线与支付标准调整结果测算如表4所示。

**表4　模型一代表城市起付线与支付标准调整结果测算**

| 起付线/元 | 报销比例 | 基本医保后灾难性医疗支出发生人数/人 | 大病保险报销后发生人数/人 | 下降率 | 灾难性支出发生比例每下降一个点成本/万元 | 所需人均筹资标准/元 |
|---|---|---|---|---|---|---|
| 40321×1.0 | | 1799 | 1728 | 4% | 578.78 | 14.28 |
| 40321×0.9 | | 1799 | 1568 | 13% | 215.52 | 17.30 |
| 40321×0.8 | 起付线上5万元以下50%、以上60% | 1799 | 1415 | 21% | 148.38 | 19.80 |
| 40321×0.7 | | 1799 | 1286 | 29% | 125.23 | 22.32 |
| 40321×0.6 | | 1799 | 1162 | 35% | 112.72 | 24.95 |
| 40321×0.5 | | 1799 | 1030 | 43% | 103.33 | 27.61 |
| 40321×1.0 | 起付线上5万元以下70%、以上90% | 1799 | 1655 | 8% | 429.20 | 21.47 |
| 40321×1.0 | 起付线上5万元以下80%、以上90% | 1799 | 1589 | 12% | 314.58 | 22.95 |
| 40321×0.7 | 起付线上2万元以下70%、2万~5万元80%、5万元以上85% | 1799 | 916 | 49% | 102.40 | 31.41 |
| 40321×0.5 | | 1799 | 613 | 66% | 94.34 | 38.87 |
| 40321×0.6 | 起付线上2万元以下60%、2万~5万元70%、5万元以上80% | 1799 | 916 | 49% | 102.61 | 31.48 |

注：第一行为该地区现行大病保险政策保障效果评价。

　　第一类地区的特点是高起付、低支付比例、高结余，在现有政策下（起付线同上年度城镇居民人均可支配收入，不分段报销50%，无封顶线），经过大病保险报销后，受益人群中仅有4%的人群通过大病保险避免了家庭灾难性医疗支出，保障对象较窄，保障力度较弱，成本效益差，每降低一个点成本为578.78万元；如果将起付线调整为上年度人均可支配收入的70%或50%，执行起付线上至2万元以下报销70%，2万~5万元报销80%，5万元以上报销85%，大病保险受益人群中灾难性医疗支出发生率将下降49%或66%,此时灾难性卫生发生比例每下降一个点的成本为102.40万元和94.34万元。

通过成本效益分析,建议将现有起付线水平下调至居民可支配收入的70%或50%,报销比例调整为起付线上2万元以下70%、2万～5万元80%、5万元以上85%,这时基金成本效益指数最小,为维持基金收支平衡,筹资标准分别设为31.48元/人和38.87元/人。

模型二代表城市起付线与支付标准调整结果测算如表5所示。

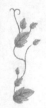
表5　模型二代表城市起付线与支付标准调整结果测算

| 起付线/元 | 报销比例 | 基本医保后灾难性医疗支出发生人数/人 | 大病保险报销后发生人数/人 | 下降率 | 预测模型大病保险基金支出/万元 | 预测模型大病基金支出增加/万元 | 人均筹资标准/元 |
|---|---|---|---|---|---|---|---|
| 20399×1.0 | 不分段50% | 1759 | 1719 | 2% | 2650.06 | 1165.36 | 22.04 |
| 20399×0.9 | 不分段50% | 1759 | 1672 | 5% | 3230.65 | 653.19 | 26.86 |
| 20399×0.8 | 不分段50% | 1759 | 1611 | 8% | 3502.98 | 416.33 | 29.13 |
| 20399×0.7 | 不分段50% | 1759 | 1555 | 12% | 3775.30 | 325.53 | 31.39 |
| 20399×0.6 | 不分段50% | 1759 | 1490 | 15% | 4047.62 | 264.68 | 33.66 |
| 20399×0.5 | 不分段50% | 1759 | 1428 | 19% | 4319.95 | 229.57 | 35.92 |
| 20399×1.0 | 起付线上2万元以下70%、2万～5万元80%、5万元以上90% | 1759 | 1644 | 7% | 5073.24 | 588.82 | 42.19 |
| 20399×0.7 | 起付线上2万元以下70%、2万～5万元80%、5万元以上85% | 1759 | 1272 | 28% | 6409.82 | 218.81 | 53.30 |
| 20399×0.6 | 起付线上2万元以下70%、2万～5万元80%、5万元以上85% | 1759 | 1114 | 37% | 6856.06 | 180.06 | 57.01 |
| 20399×0.5 | 起付线上2万元以下70%、2万～5万元80%、5万元以上85% | 1759 | 989 | 44% | 7300.88 | 162.15 | 60.71 |

注:第一行为该地区现行大病保险政策保障效果评价。

模型二地区的特点是高起付、低支付、低筹资、低结余（或赤字），在现有政策下，经过大病保险报销后，受益人群中仅有2%的人群避免了家庭灾难性医疗支出，保障力度较弱，成本效益差，每降低一个点成本为1165.36万元；单纯通过调整起付线效果亦不明显，起付线为当地城镇居民人均可支配收入的0.5倍时，维持不分段50%的支付水平，最大可降低19%的灾难性医疗支出发生比例，每降低一个百分点的成本为229.57万元；只有同步实行分段报销比例，当报销比例为起付线上2万元以下70%、2万~5万元80%、5万元以上85%的报销水平才可以将大病保险受益人群中灾难性医疗支出发生比例降到45%以下，此时每下降一个百分点的成本为162.15万元，人均筹资达到60.71元。

建议通过调低起付线水平至当地城镇居民可支配收入0.6倍及以下水平，分段70%~80%支付水平才可以有效降低发生人数。要保证基金收支平衡，个人筹资标准需达到57.01~60.71元。

模型三代表城市起付线与支付标准调整结果测算如表6所示。

表6　模型三代表城市起付线与支付标准调整结果测算

| 起付线/元 | 报销比例 | 基本医保后灾难性医疗支出发生人数/人 | 大病保险报销后发生人数/人 | 下降率 | 预测模型大病保险基金支出/万元 | 预测模型中每下降一个点成本/万元 | 人均筹资标准/元 |
|---|---|---|---|---|---|---|---|
| 5000 | 不分段80% | 174 | 90 | 48.28% | 637.75 | 92.02 | 31.89 |
| 22000 | 起付线上5万元以下50%、以上60% | 174 | 124 | 28.74% | 350.59 | 84.98 | 17.53 |
| 6000 | 起付线以上自付部分2万元以内80%、2万~5万元85%、5万元以上90% | 174 | 94 | 45.98% | 564.72 | 85.56 | 28.24 |
| 6000 | 起付线上5万元以下50%、以上60% | 174 | 124 | 28.74% | 350.59 | 84.98 | 17.53 |
| 5000 | 不分段80%、对总费用10万元以上患者目录外费用报销30% | 174 | 85 | 51.15% | 692.39 | 94.29 | 34.62 |

| 起付线 /元 | 报销比例 | 基本医保后灾难性医疗支出发生人数 /人 | 大病保险报销后发生人数 /人 | 下降率 | 预测模型大病保险基金支出 /万元 | 预测模型中每下降一个点成本 /万元 | 人均筹资标准 /元 |
|---|---|---|---|---|---|---|---|
| 5000 | 不分段 80%、对总费用 6 万元以上患者目录外费用报销 30% | 174 | 45 | 74.14% | 770.13 | 72.36 | 38.51 |

注:第一行为该地区现行大病保险政策保障效果评价。

第三类地区的特点是中高筹资、低起付、高支付、略有盈余,其家庭灾难性医疗支出发生率控制得最好。此类地区由于已经执行了相当于当地人均可支配收入的 50%～30% 的起付线,报销比例也已经充分优化,分段报销比例达到了 50%、60%、70% 或者 80%,再提高报销比例可能会诱发道德风险,不利于发挥患者的控费意识。

针对重大疾病患者目录外药品、诊疗项目占比偏高的现状,只有在现有起付线、报销比例的基础上,对超过一定额度的高额医疗费用中目录外医疗费用报销一定比例费用。经测算,对 6 万元以上医疗总费用的患者目录外费用报销 30%,受益患者中灾难性医疗支出发生率的下降幅度可由原来的 48.28% 发展至 74.14%,此时每下降一个点的成本为 72.36 万元,人均筹资水平为 38.51 元。

建议对该地区内重大疾病患者医疗总费用超过一定额度(6 万～10 万元)参保人员目录外药品、诊疗项目费用进行医疗保险范畴内二次报销(报销比例不低于 30%),或者通过民政系统专项补助予以实现。

第四类地区的特点是低筹资、高起付、高支付、略有盈余,其大病保险门槛高,为超过基本医保封顶线的人群才可进入大病保险,受益患者较少,如广东肇庆地区虽然执行了不分段 90% 的高报销比例,但受益患者中大病保险报销后家庭灾难性医疗支出发生率下降比例有限,仅有 6.67%,但因为高支付水平,大大减轻了受益患者灾难性医疗支出发生的程度。因其高起付的特点,根据现有受益人群无法预测大幅下调起付线后大病保险受益率、受益人群灾难性医疗支出发生率、基金支出规模等数据,也无法预测筹资标准、支付水平等政策调整后效果。

建议下调起付线,采取大病保险参保患者个人自付费用超过一定额度后即可以享受大病保险的政策,并实行分段设定支付水平的模式,可使灾难性医疗支出发生比例明显下降,且可以提高基金使用效益。

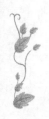

## 三、讨论与结论

### （一）各地大病保险政策差异较大

本次调研选取的四个地市,其大病保险的筹资标准、支付分段标准及各段支付标准、起付标准、基金结余状况等方面差异较大,分别代表了"高筹资、高起付、低支付比例、高结余""低筹资、高起付、低支付、低结余(或赤字)""中高筹资、低起付、高支付、略有盈余""低筹资、高起付、高支付、略有盈余"四种政策模式,也在一定程度上代表了目前我国各地区大病保险政策的主要政策类型和价值取向及其指导思想,各地根据各自实际情况还在不断探索和实践。

### （二）应以有效降低灾难性医疗支出发生率为目标设定筹资标准、支付比例及起付线等政策

各地在大病保险政策调整优化时应对 3 年内数据进行深度分析,以灾难性医疗支出发生率下降为核心指标考核目前大病保险政策效果评价。本研究根据对不同模型代表城市的政策优化模拟结果提出了各自的政策优化思路。研究发现当起付标准为当地城镇居民上年度人均可支配收入的 50％～60％,支付比例设定为 70％以上时才能有效避免灾难性医疗支出的发生。可适当增大大病保险合规费用目录,减轻特定重大疾病因临床诊疗必需而产生的高额的基本目录外药品、诊疗项目费用,可以高效地达到大病保险政策目标。

### （三）应以大病保险政策目标的实现程度决定筹资标准,以支定收

应根据当地灾难性医疗支出发生率的下降程度所对应的大病保险基金支出规模与参保人数合理设定该地区大病保险筹资标准,即"以支定收",而不仅仅是"以收定支",目前的筹资水平是以基金收支平衡为目的设定起付标准、支付比例、封顶线等,应更加积极、主动地进行政策设计。

## 参 考 文 献

[1] 王琬.大病保险筹资机制与保障政策探讨——基于全国 25 省《大病保险实施方案》的比较[J].华中师范大学学报(人文社会科学版),2014,53(3): 16-22.

[2] 张霄艳,赵圣文,陈刚.大病保险筹资与保障水平现状及改善[J].中国社会保障,2016(9):81-82.

[3] 朱铭来,宋占军,王歆.大病保险补偿模式的思考——基于天津市城乡居民住院数据的实证分析[J].保险研究,2013(1):97-105.

[4] 石玉建,陈本毅.大病保险筹资水平精算分析[J].中国社会保障,2016(10): 38-39.

[5] 鞠然.我国将全面推开城乡居民大病保险试点[J].劳动保障世界,2014 (7):23.

［6］ 张霄艳,戴伟,赵圣文,等.大病保险保障范围现况及思考[J].中国医疗保险,2016(5):30-32.

［7］ 郑庆偲,夏苏建.我国灾难性卫生支出与大病保险研究现状分析[J].医学与社会,2015(1):4-6.

# 慢性肾病透析患者
# 疾病经济负担与医保管理研究

乐曲

华中科技大学医药卫生管理学院

【摘要】目的：分析慢性肾病透析患者的疾病经济负担及医保诉求，为提高慢性肾病患者的医疗保障提供一定的参考依据。方法：本研究选取武汉市6家综合性医院的患者进行问卷调查，并分析武汉市慢性肾病的医疗保障现状。结果：慢性肾病透析患者的疾病经济负担严重，血透患者的疾病经济负担高于腹透患者。结论：慢性肾病晚期保障可考虑将高值特效药品纳入医保范围；慢性肾病早期通过有效管理能获得健康与经济的双重收益。

【关键词】慢性肾病　透析患者　经济负担　医疗保障

慢性肾病的发病率持续增高，严重影响患者的生命质量。若慢性肾病未得到及时且有效的治疗，一旦进展为终末期肾病，不仅需要终身治疗，还会因高昂的医疗费用给患者带来沉重的经济负担。终末期肾病的患者需要接受肾脏替代疗法，最主要的治疗方式是进行肾脏透析，此外还有肾移植。本研究旨在通过调研，分析慢性肾病透析患者的疾病经济负担及医保诉求，为提高慢性肾病患者的医疗保障提供一定的参考依据。

## 一、研究对象与方法

本研究选取武汉市6家综合性三级甲等医院进行调研，共对200名患者进行问卷调查，分析慢性肾病患者的疾病经济负担及其医保诉求，其中有效问卷197份，问卷有效率为98.5%。问卷回收后采用Epidata 3.1进行录入，然后采用SPSS 20.0进行数据统计分析和处理。患者调查表是由经过前期培训的调查员在临床医生、护士的协助下与患者一对一调查生成的。

## 二、慢性肾病透析患者的一般情况分析

### （一）慢性肾病透析患者的人口社会学一般情况

如表1所示，本次调查中共有43名腹透患者和154名血透患者。调查医院腹透患者组和血透患者组在性别、就业状况等方面具有统计学意义。腹透患者大多无业或失业，血透患者则以离退休为主，在调查中还发现，血透患者多为国有单位职工（所占比例为42.64%），而腹透患者多为农村务农人员（所占比例为40.72%）。

表1　慢性肾病透析患者人口社会学一般情况分析

| 一般情况 | 分组 | 腹透患者 | | 血透患者 | | 卡方值 | P值 |
|---|---|---|---|---|---|---|---|
| | | 例数/人 | 比例 | 例数/人 | 比例 | | |
| 性别 | 男 | 7 | 16.28% | 45 | 29.22% | 5.359 | 0.016 |
| | 女 | 36 | 83.72% | 109 | 70.78% | | |
| 年龄 | 25岁以下 | 1 | 2.33% | 6 | 3.90% | 4.523 | 0.477 |
| | 25～34岁 | 5 | 11.63% | 8 | 5.19% | | |
| | 35～44岁 | 7 | 16.28% | 15 | 9.74% | | |
| | 45～54岁 | 8 | 18.60% | 30 | 19.48% | | |
| | 55～64岁 | 7 | 16.28% | 36 | 23.38% | | |
| | 65岁及以上 | 15 | 34.88% | 59 | 38.31% | | |
| 婚姻状况 | 未婚 | 2 | 4.65% | 13 | 8.44% | 2.584 | 0.460 |
| | 已婚 | 39 | 90.70% | 125 | 81.17% | | |
| | 离异 | 0 | 0.00% | 4 | 2.60% | | |
| | 丧偶 | 2 | 4.65% | 12 | 7.79% | | |
| 文化程度 | 高中及以下 | 33 | 76.74% | 111 | 72.08% | 0.424 | 0.935 |
| | 中专、大专 | 5 | 11.63% | 20 | 12.99% | | |
| | 本科 | 4 | 9.30% | 19 | 12.34% | | |
| | 研究生及以上 | 1 | 2.33% | 4 | 2.60% | | |
| 就业状况 | 离退休 | 14 | 32.56% | 79 | 51.30% | 11.156 | 0.025 |
| | 无业或失业 | 20 | 46.51% | 35 | 22.73% | | |
| | 在业 | 3 | 6.98% | 19 | 12.34% | | |
| | 长期病假 | 5 | 11.63% | 13 | 8.44% | | |
| | 其他 | 1 | 2.33% | 8 | 5.19% | | |

如图1所示,调查医院腹透患者医疗保障类型以城镇居民医保为主,共21人,占比为48.84%;其次是新农合,共17人,占比为39.53%;参加城镇职工医保患者共4人,占比为9.30%。调查医院血透患者医疗保障类型以城镇职工医保为主,共74人,占比为48.05%;参加新农合的患者共44人,占比为28.57%;参加城镇居民医保的患者共21人,占比为13.64%(图2)。无论是血透患者还是腹透患者,获得医疗救助的比例均较低,其中腹透患者享受医疗救助的比例不足0.5%。

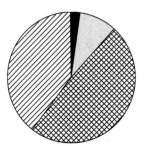

■其他 □城镇职工医保 ⊠城镇居民医保 ⊘新农合

**图1 调查医院腹透患者医疗保障类别**

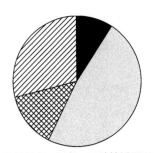

■公费医疗 □城镇职工医保 ⊠城镇居民医保 ⊘新农合

**图2 调查医院血透患者医疗保障类别**

由于被调查者收入资料不符合正态分布,故对资料进行非参数检验。进行透析后家庭月平均收入 $P<0.001$,血透组和腹透组的四种月平均收入均有显著性差异,血透患者四种月平均收入均高于腹透患者(表2)。

**表2 腹透患者与血透患者收入情况比较**

| 项目 | 例数/人 | 患病前月平均收入/元 | 患病后月平均收入/元 | 患病前家庭月平均收入/元 | 患病后家庭月平均收入/元 |
|---|---|---|---|---|---|
| 腹透组 | 43 | 1500 | 1000 | 3000 | 2500 |
| 血透组 | 154 | 2000 | 1600 | 4000 | 3500 |
| $Z$检验 | | 2.773 | 4.336 | 2.940 | 3.915 |
| $P$ | | 0.006 | <0.001 | 0.003 | <0.000 |

（二）慢性肾病透析患者的满意度情况分析

在透析治疗满意度方面，血透患者和腹透患者表示满意的比例较相近；然而腹透患者中表示不满意的比例明显低于血透患者，其主因可能是腹透治疗无须去医院，在家就可以进行。对审批手续的感受上，腹透患者和血透患者的看法无明显差异，多认为比较烦琐。在医保结算方式的部分，腹透患者以先垫付后报销的方式为主，血透患者则以即时结算的方式常见（表3）。

表3　透析患者满意度情况

| 指标 | | 腹透患者例数（占比％） | 血透患者例数（占比％） | 卡方值 | P |
|---|---|---|---|---|---|
| 治疗满意程度 | 满意 | 32(74.42％) | 105(68.18％) | 5.634 | 0.018 |
| | 一般 | 9(20.93％) | 19(12.34％) | | |
| | 不满意 | 2(4.65％) | 30(19.48％) | | |
| 审批手续 | 烦琐 | 19(44.19％) | 89(57.79％) | 2.478 | 0.063 |
| | 一般 | 7(16.28％) | 36(23.38％) | | |
| | 简便 | 17(39.53％) | 29(18.83％) | | |
| 医保结算方式 | 即时结算 | 14(32.56％) | 104(67.53％) | 44.934 | 0.000 |
| | 先垫付，后报销 | 19(44.19％) | 49(31.82％) | | |
| | 其他 | 10(23.26％) | 1(0.65％) | | |

# 三、慢性肾病透析患者经济负担分析

据武汉市医保中心统计数据显示，2011—2013年，武汉市慢性肾病透析患者医疗费用逐年上升，患者人数和就医人次也呈现逐年上升的趋势。个人自付费用2012年与2011年相比增幅为37.68％，而2013年与2012年相比增幅则为25.38％；自费费用2012年与2011年相比增幅为76.99％，而2013年与2012年相比增幅则为22.37％，增长幅度明显降低；次均费用2012年与2011年相比增幅为13.15％，而2013年与2012年相比增幅为2.12％，增长幅度下降明显；人均个人支付费用2012年与2011年相比增幅为16.57％，2013年与2012年相比增幅为−15.94％，人均个人自付费用呈现负增长（表4）。

2011—2013年就医人次稳步增加，2012年与2011年相比增幅为20.31％，2013年与2012年相比增幅为22.05％；就医人数稳步增加，2012年与2011年相比增幅为22.01％，而2013年与2012年相比增幅猛增至49.03％。

表4 2011—2013年武汉市慢性肾病透析患者医疗费用变化情况

| 项目 | 2011年 | 2012年 | 2013年 | 2012/2011 增长 幅度/(%) | 2013/2012 增长 幅度/(%) |
|---|---|---|---|---|---|
| 个人自付 费用/元 | 19002158.42 | 26161935.00 | 32802431.65 | 37.68 | 25.38 |
| 医保支付 费用/元 | 151119882.66 | 205191025.12 | 255555435.17 | 35.78 | 24.55 |
| 自费费用 /元 | 545966.69 | 966320.41 | 1182484.57 | 76.99 | 22.37 |
| 医疗费用 /元 | 170668007.77 | 232319280.53 | 289540351.39 | 36.12 | 24.63 |
| 就医人次 | 106763 | 128442 | 156759 | 20.31 | 22.05 |
| 就医人数 | 2631 | 3210 | 4784 | 22.01 | 49.03 |
| 次均费用 /元 | 1598.57 | 1808.75 | 1847.04 | 13.15 | 2.12 |
| 人均个人 支付费用/元 | 7429.91 | 8451.17 | 7103.87 | 16.57 | −15.94 |
| 人均医保 支付费用 /元 | 57438.19 | 63922.44 | 53418.78 | 11.29 | −16.43 |
| 人均费用 /元 | 64868.11 | 72373.67 | 60522.65 | 11.57 | −16.37 |

本研究在调查过程中收集了患者在2014年的常规透析治疗费、日常化验费以及往返交通费等数据,作为患者的直接经济负担;同时收集由于透析治疗所导致的请假、家庭陪护等误工损失作为间接费用。2014年,湖北省血透患者的人均经济负担为92319元,腹透患者的人均经济负担为78251元,腹透患者人均经济负担低于血透患者。

武汉市肾病透析年均费用自2011年开始高达6万余元,其中2012年最高达到7.24万。由于武汉市肾透析患者人数增幅较大,肾透析患者医疗费用总额已由2011年的17066.80万元增至2013年的28954.03万元。根据《武汉统计年鉴-2014》数据,武汉市城镇居民2013年平均家庭可支配收入为29821元。不论是血透还是腹透,对一个普通家庭来说都是无法承受的沉重负担。

## 四、慢性肾病医保管理建议

慢性肾病患者的疾病经济负担非常重,长期的透析治疗会使很多患者处于失业或者长期病假的状态,并且贫血、肾性骨病、营养不良等多种并发症让很多肾病患者丧失劳动力,失去经济来源,很多家庭因为一个家庭成员需要透析而进入赤贫的状态,甚至负债累累。

我国大部分地区职工基本医疗保险已将透析治疗和肾移植术后抗排异治疗纳入门诊特殊疾病管理,少数地区也将慢性肾功能不全非透析门诊治疗纳入统筹基金支付的范围,但管理模式不尽相同。有的地区采用门诊"大额医疗费用互助"模式、有的实行门诊慢性病管理,有的地区则将其纳入门诊特殊疾病进行管理。另外,还有极少数城市将慢性肾炎也纳入门诊慢性病医保统筹范围之内。各地医疗保险对慢性肾病保障范围及保障水平存在差异,可能对患者的经济负担和病情进展造成一定的影响。

### (一)慢性肾病晚期保障

目前,武汉市门诊重症(慢性)疾病将慢性肾衰竭需做肾透析治疗、肾移植术后抗排异、慢性肾衰竭(尿毒症前期)纳入医保管理。肾透析患者病情较重、并发症较多,其中一个比较严重的并发症是高磷血症,几乎所有的透析患者都会出现高磷的状态,而高磷已经被证实是透析患者死亡的一个独立的危险因素。高磷血症患者除了承担高额的透析费用、心血管相关并发症和药物治疗费用,还需要承担由于疾病所导致的个人及家属的工作能力和时间损失。医保需不断完善保障结构,提高保障能力,扩大高磷血症的保障范围,对于价格较高但疗效和预后更好的新型磷结合剂,应该对其进行经济学评价后,有步骤地纳入医保目录。司维拉姆和碳酸镧这两种药物已被纳入 2017 版国家医保药品目录,武汉市可根据统筹基金情况加快进程,合理确定报销比例,发挥医保的导向作用,更好地改善患者的健康,保障患者的利益。

### (二)慢性肾病早期管理

慢性肾病疾病过程迁延,因此其治疗具有长期性和复杂性。早中期患者如果接受正规及时的治疗与干预,不仅能延缓症状与疾病进展从而改善患者生命质量,还能够获得更好的效益,减轻个人与社会的经济负担。我国台湾地区的医保中心发现,患者进入透析以后,费用只会越来越高,在进行慢性肾病管理之后,透析的费用下降,虽然前期投入增多,但实际上节省了费用。

2014 年,武汉市办理门诊重症肾透析患者共有 5539 人,基本医疗保险基金用于肾透析患者的医疗费用人均支出为 42703.99 元,假如这 5539 都可以晚两年进入肾透析,将会为医保基金节约费用 41394.04 万元。假如这 5539 名透析患者晚 1.75 年进入肾透析,则将会为武汉市增加期望寿命 9693.25 人年。慢性肾病患者将会有 2% 左右进入终末期肾病,则可推算武汉市透析前的患者人数为 276950

人,假如这些患者都可以晚 1.75 年进入肾透析,将会为武汉市增加期望寿命484662.5 人年。重视慢性肾病的早期管理,不仅仅可以改善患者健康、提高生存质量,更能在为患者节约医疗费用的同时节省医保基金,从而获得健康与经济的双重收益。建议医疗保险逐渐将门诊慢性肾病保障范围向早中期患者延伸,引导并保障患者合理就医,提高医疗保险保障绩效。

# 参 考 文 献

[1] Zhang L,Long J,Jiang W,et al. Trends in Chronic Kidney Disease in China [J]. N Engl J Med,2016,375(9):905-906.

[2] Abitbol C L,Moxey-Mims M. Chronic kidney disease:Low Birth Weight and the Global Burden of Kidney Disease[J]. Nat Rev Nephrol,2016,12 (4):199-200.

[3] 王丽.终末期肾病透析治疗经济学评价及医疗保障政策优化研究[D].南京:南京中医药大学,2013.

[4] 施蓉蓉.肾性贫血的腹透患者的经济负担及医保管理研究[D].上海:复旦大学,2013.

[5] 陈正祥,程晓明,李冀男,等.杭州市终末期肾病血透患者疾病经济负担研究[J].中国卫生经济,2005,24(6):44-47.

[6] 邓俊娜.慢性肾病专病管理模式的探讨与体会[J].中华保健医学杂志,2014,16(6):485.

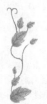

# 深圳市基本医疗保险社区门诊统筹按人头付费改革实践①

张治国[1,2]，艾丽唤[1,2]，吴荣海[3]，徐娟[1,2]

1 华中科技大学同济医学院医药卫生管理学院

2 湖北省卫生技术评估研究中心

3 南方医科大学南方医院卫生经济管理科

【摘要】《关于进一步深化基本医疗保险支付方式改革的指导意见》指出对基层医疗服务，可按人头付费，积极探索将按人头付费与慢性病管理相结合。这一指导意见给我们指明了基层医疗机构医保支付方式的改革路径。本文通过对深圳市社区门诊统筹按人头付费实施情况的梳理，简要介绍深圳市社会医疗保险、按人头付费方案的改革实践，提出深圳市门诊统筹按人头付费改革的亮点以及今后的改革路径，为其他地区的按人头付费改革提供依据。

【关键词】基本医疗保险　门诊统筹　按人头付费

新医改以来，医疗保险支付制度改革受到广泛关注。按人头付费改革作为支付制度改革的一个重要方面，各地纷纷开展有关实践。《关于进一步深化基本医疗保险支付方式改革的指导意见》（国办发〔2017〕55 号）指出，支持分级诊疗模式和家庭医生签约服务制度建设，依托基层医疗卫生机构推行门诊统筹按人头付费，促进基层医疗卫生机构提供优质医疗服务。此处指明了基层医疗卫生机构门诊统筹实行按人头付费的意义所在。按人头付费（capitation）是指医疗保险经办机构按合同规定的时间（一月、一季度或一年），根据医疗机构服务的参保人数和每个人的支付定额标准，向医疗机构支付费用，医疗机构按合同规定提供医疗服务。深圳市作为全国较早推行医保支付制度改革的先行者，其在门诊统筹按人头付费改革方面的具体做法值得我们探讨与借鉴。

## 一、深圳市基本医疗保险简介

深圳市实行的是多层次、多形式的社会医疗保险制度，具体见图 1。由于按人

①　基金项目：国家自然科学基金（71273100）。

头付费只应用于深圳市的社区门诊统筹,因此下面只简要介绍深圳市基本医疗保险制度。根据参保人缴费及对应待遇深圳市基本医疗保险分设一档、二档、三档。

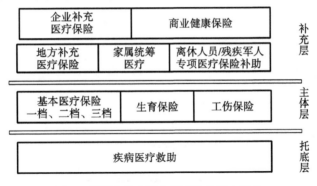

图1 深圳市社会医疗保障体系基本架构

## (一)筹资

在筹资方面,不同的参保人群,根据户籍、工作状态、年龄及其他因素,分别参加相应的档次,缴纳相应的医疗保险费用。例如,本市户籍的职工需要参加一档,月缴费额度为本人月工资总额的8%,其中单位缴纳6%,个人缴纳剩余的2%,单位为其参保,并代扣代缴个人部分。又如,非本市户籍职工可以自由选择参加一档、二档或三档,而参加不同档次所缴纳的费用也不同:参加一档缴费同本市户籍职工;参加二档月缴费额度为本市上年度在岗职工月平均工资的0.7%,其中单位缴纳0.5%,个人缴纳剩余的0.2%;参加三档月缴费额度为本市上年度在岗职工月平均工资的0.5%,其中单位缴纳0.4%,个人缴纳剩余的0.1%。

## (二)基金分配

在基金分配方面,参保单位和参保人缴纳的基本医疗保险费进入基本医疗保险基金。基本医疗保险根据保险类别、档次及缴费水平的不同,保险费用分别划入不同的基金账户中。基本和补充医疗保险基金池划分如图2所示。基本医疗保险基金划分为3个统筹基金池加个人账户。基本医疗保险各档次基金分配情况见表1。

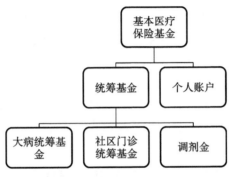

图2 基本和补充医疗保险基金池划分

表 1　基本医疗保险各档次基金分配

| 档次及缴费水平 | 账户分类 | | | |
| --- | --- | --- | --- | --- |
| | 个人账户 | 大病统筹基金 | 社区门诊统筹基金 | 调剂金 |
| 一档 | 8% | 5% | 3% | |
| | 8%，年龄≥45 岁 | 5.6% | 2.4% | |
| | 11.5% | 8.05% | 3.45% | — |
| | 停止缴费 | 平均工资×0.6×8.05%，由大病统筹基金缴纳 | | |
| 二档、三档 | — | 其余部分 | 0.2% | 1 元 |

## （三）参保人就医

在参保人就医方面,深圳市基本医疗保险一档参保人员可以选择市内任意一家定点医疗机构就医。二档、三档参保人大病门诊可以在市内任意定点医疗机构就医。二档参保人住院可以在市内任意定点医疗机构就医,三档参保人住院则需要到绑定社区健康服务中心所属的结算医院(每家社康中心需选定一家医院作为其结算医院)。不同档次参保人就诊机构的选择情况见表 2。

表 2　不同档次参保人就诊机构选择情况

| 档次 | 普通门诊 | 大病门诊 | 住院 |
| --- | --- | --- | --- |
| 一档 | 市内任意定点机构 | 市内任意定点机构 | 市内任意定点机构 |
| 二档 | 绑定一家社康中心 | 市内任意定点机构 | 市内任意定点机构 |
| 三档 | 绑定一家社康中心 | 市内任意定点机构 | 绑定社康中心所属的结算医院 |

## （四）医疗保险待遇

在医疗保险待遇方面,参保人的医疗保险待遇与参保档次、就诊机构、服务内容等因素有关。

(1) 起付线:门诊不设起付线,住院根据医院等级设起付线。

(2) 补偿比例:依档次、服务机构、服务内容等不同而不同,如绑定社康中心的二档、三档门诊,目录甲类药品社区统筹补偿 80%,目录乙类药品补偿 60%。

(3) 单项封顶线:因档次的不同针对单项诊疗项目或医疗材料、住院三类材料以及住院床位费设有不同的封顶线。

(4) 年度最高支付限额:二档、三档门诊每人每年度医保补偿最高额度不超过 1000 元。

## （五）医疗费用支付方式

在医疗费用支付方式方面,深圳市基本医疗保险采用总额控制下的复合支付方式,实行"总额控制、年初预付、按月支付、年终清算、结余有奖、超支分担"的政策。部分名词的具体解释如下。

（1）总额控制：总额控制协议指标根据医院近三年的历史数据，结合医院级别、类别、特点、服务范围、有效服务量等实际情况确定。定点医疗机构级别、性质、服务范围发生变化明显影响协议指标的，可于每年5月向市社会保险机构申请调整相关协议指标，经审核后于7月份开始执行新的协议指标。依据医疗保险政策变动、物价和医疗费用上涨等因素，协议指标每两年调整一次。

（2）按月支付：社会保险机构每月月初根据信用等级评定的有关规定，预拨一定的费用给医疗机构，并于每月下旬将上月核准总费用（含基本医疗保险基金、地方补充医疗保险基金和生育医疗保险基金等）的97％支付定点医药机构，3％在年终清算时按规定支付。核准费用通过比较月度协议指标值和实际费用值（均指由医保支付的费用部分）来确定，就低不就高，即若实际值小于协议值，按实际值计算，若实际值大于协议值，按协议值计算，超标费用暂不支付。

（3）年终清算：年终再根据比较参与年终清算的协议指标值和实际费用值，就低不就高，即若实际值小于协议值，按实际值计算，月结算暂扣的超标费用全额支付给医疗机构，若实际值大于协议值，按协议值计算。每月扣减的3％的考核金，根据定点医药机构信用等级评定结果确定支付比例。医疗机构信用等级与医保预拨费用比例、质量考核金比例的关系如表3所示。

表3　医疗机构信用等级与医保预拨费用比例、质量考核金比例的关系

| 信用等级 | 每月预拨费用额度/（％） | 质量考核金偿付比例/（％） |
| --- | --- | --- |
| AAA | 100 | 100 |
| AA＋ | 85 | 100 |
| AA | 70 | 90 |
| A | 50 | 80 |
| B | 不预拨 | 不奖励 |

（4）复合支付方式：不同服务类别适用支付方式如表4所示。

表4　不同服务类别适用支付方式

| | 服务类别 | 适用支付方式 |
| --- | --- | --- |
| 门诊 | 社区门诊统筹 | 按人头付费 |
| | 慢性肾衰竭门诊血透和门诊大型医疗设备检查治疗费用等 | 按单元付费 |
| | 在定点零售药店发生的凭处方外配、直接购买非处方药的费用 | 按项目付费 |
| | 个人账户支付的门诊基本医疗费用及生育医疗保险参保人产前检查费用等 | 按项目付费 |

| 服务类别 | | 适用支付方式 |
|---|---|---|
| 住院 | 经市社会保险机构核定,住院次均医保费用在普通住院次均医保费用标准 2 倍以上、病例数 30 例以上的疾病费用 | 按病种付费 |
| | 超过普通住院次均费用标准 3 倍以上的部分以及特殊医用材料的费用 | 按项目付费 |
| | 长期住院的精神分裂症患者的住院医疗费用实行年度包干 | 按人头付费 |
| | 康复病种住院及家庭病床等的医疗费用 | 按床日付费 |
| | 其他普通住院费用 | 按单元付费 |

## 二、深圳市社区门诊统筹按人头付费方案简介

### (一) 按人头付费方案的推行进展

早在 2005 年 3 月,劳务工医疗保险制度试点时,深圳市就针对社区门诊统筹实行了按人头付费。2008 年 3 月开始,住院医疗保险制度开始覆盖门诊,并实行按人头付费。人头费标准等于个人缴费中划入社区门诊统筹基金的额度,2010 年之前为每人每月 6 元,2010—2013 年为每人每月 8 元。

2014 年 1 月 1 日开始施行的新的《深圳市社会医疗保险办法》(以下简称《办法》),将基本医疗保险根据缴费及对应待遇分设为一档、二档、三档三种形式。三个档次大体与职工医保、居民医保和劳务工医保相对应,不过人群划分更为细。二档、三档推行社区门诊统筹,建立门诊统筹基金。如前所述,二档、三档参保人须绑定一家社康中心作为门诊就诊机构。

### (二) 人头费标准的制定

医疗保险机构对二档、三档社区门诊统筹实行按人头付费。人头费标准为个人缴费中划入社区门诊统筹基金的额度,即缴费基数的 0.2%(缴费基数为上一年度在岗职工月平均工资)。深圳市的社会保险的保险年度为当年 7 月 1 日至次年 6 月 30 日,因此 2014 年、2015 年有 3 个不同的人头费标准,如表 5 所示。例如,2014 年 1 月至 6 月,缴费基数为 2012 年深圳市在岗职工月平均工资(4918 元),每月社保局支付给社康中心的人头费标准为 9.84 元(4918×0.2%)。

表 5　2014 年、2015 年社区门诊统筹人头费标准

| 时间 | 缴费基数/元 | 人头费标准/元 |
|---|---|---|
| 2014.1.1—2014.6.30 | 4918 | 9.84 |
| 2014.7.1—2015.6.30 | 5218 | 10.44 |
| 2015.7.1—2015.12.31 | 6054 | 12.11 |

在管理方面,社保局每月应当支付给社康中心的人头费,并不直接划拨给各

社康中心,而是划拨给社康中心所属结算医院,由医院统筹管理、自主分配人头费,并负责下属社康中心的参保人的门诊就医费用结算。因此,结算医院有以下两个方面的作用。

（1）费用结算方面：由结算医院分配社保基金对社康中心支付的费用。

（2）就医管理方面：负责管理参保人的转诊,二档参保人门诊的就医转诊、三档参保人门诊和住院的就医转诊应经结算医院同意方可获得补偿。

## 三、深圳市门诊统筹按人头付费改革实践的亮点

不同于其他地方仅制定了人头费的标准而推广实施,深圳市在门诊统筹按人头付费上建立了回顾性的风险分担机制,即"结余共享、超支分担"的弹性结算制度和门诊调剂金制度。

### （一）弹性结算制度

年终结算时,比较社康中心年度应当获得的人头费总额和绑定参保人员就诊实际费用总额(指由医保支付的费用部分),若当年实际费用小于当年人头费总额,表明社康中心获得结余,若当年实际费用大于当年人头费总额,表明社康中心产生超支。

前面提到,年终清算时,社保局通过比较社康中心年度协议值(对二档、三档门诊而言,即为社康中心应当获得的人头费总额)和实际费用值(绑定参保人员就诊实际费用总额中由医保支付的部分),对社康中心进行支付:若实际值小于协议值,按实际值支付,结余部分共享;若实际值大于协议值,按协议值支付,超支部分共担。

结余共享的比例根据社康中心的基金使用率(实际值÷协议值)确定。基金使用率越低,社康中心获得的结余比例越低。例如,当基金使用率为85%时,结余额度的40%归社康中心所有,60%结转医疗保险下一年度使用。社康中心结余分享比例如表6所示。

表6　社康中心结余分享比例

| 基金使用率/（%） | 归社康中心比例/（%） | 结转下年使用比例/（%） |
| --- | --- | --- |
| [90,100] | 50 | 50 |
| [80,90) | 40 | 60 |
| [70,80) | 30 | 70 |
| [0,70) | 0 | 100 |

超支分担的比例根据超支率(超支额度÷协议值)和调剂金考核评分分值确定,实行五档累进制,最高限定为90%。社保机构超支分担比例如表7所示。

表 7　社保机构超支分担比例

| 超支档次/(%) | 社保分担比例/(%) |
|---|---|
| [0,10]部分 | 考核评分分值/100×95 |
| (10,20]部分 | 考核评分分值/100×85 |
| (20,30]部分 | 考核评分分值/100×75 |
| (30,40]部分 | 考核评分分值/100×65 |
| (40,50]部分 | 考核评分分值/100×55 |
| (50,～]部分 | 0 |

### (二) 门诊调剂金制度

门诊调剂金是根据《社会医疗保险办法》规定,从二档、三档参保人所缴纳的医疗保险费中按规定标准(每个参保者每月 1 元)划出的,用于社保分担社康中心超支的费用。超支金额超过 50%时,可由结算医院申请门诊调剂金。市社会保险经办机构根据深圳市医疗保险社区门诊调剂金拨付考核评分表(表 8)对申请调剂金补偿的结算医院进行考核评分。结算医院考核分值低于 50 分的,不予补偿调剂金。

表 8　深圳市医疗保险社区门诊调剂金拨付考核评分表

| 序号 | 评分内容 | 评分标准 | 总分 | 检查情况 | 得分 |
|---|---|---|---|---|---|
| 1 | 专门诊室 | 专门诊室功能齐全,负责:①本部绑定人员的就诊;②接诊及院内转诊;③其他会诊医生所开处方的审核。诊室三项功能齐全的得 20 分;诊室有以上一项功能得 5 分;无专门诊室不得分 | 20 | | |
| 2 | 处方违规 | 随机抽查 2 个月处方 300 张(不足的按实际处方数计算):按协议书规定的检查,违规处方每张扣 0.1 分,扣完为止 | 10 | | |
| 3 | 分解处方例数 | 随机抽查 2 个月处方 300 张(不足的按实际处方数计算):自费、记账分别开具处方,或一个疗程开具两张以上处方等情况,发现一例扣 0.1 分,扣完为止 | 10 | | |
| 4 | 诊疗违规 | 随机抽查 2 个月治疗和 B 超单共 100 张(不足的按实际数计算),按协议书规定的检查,无违规的得 10 分;违规的每张扣 0.5 分,扣完为止 | 10 | | |
| 5 | 配药种类 | 满 300 种得 10 分,每少一种扣 0.1 分,扣完为止 | 10 | | |

| 序号 | 评分内容 | 评分标准 | 总分 | 检查情况 | 得分 |
|---|---|---|---|---|---|
| 6 | 药品加价 | 抽查 10 种药,1 种按规定定价或低于规定价格的得 1 分,每增加 1% 价格扣 0.1 分,扣完为止 | 10 | | |
| 7 | 参保人满意度 | 随机访问 10 个参保人,1 个不满意扣 2 分,扣完为止。访问人员不足数额的分数均分 | 10 | | |
| 8 | 次均门诊费用 | 等于或低于全市次均门诊费用得 10 分,超过 1% 扣 1 分 | 10 | | |
| 9 | 门诊记账比例 | 等于或高于全市门诊记账比例得 10 分,每降 1% 扣 1 分 | 10 | | |
| | | 基本分合计 | 100 | | |
| 附加分① | 月均绑定人数 | 5000 人以下的加 10 分;5000 人到 10000 人的加 8 分;10000 人到 30000 人的加 6 分;30000 人以上加 4 分 | 10 | | |
| 附加分② | 深户参保人及非深户退休人员绑定人数(按月平均)及其所占绑定人数比例 | ①深户参保人及非深户退休参保人绑定 100 人为 0.5 分,满分为 5 分;②深户参保人及非深户退休参保人绑定人数与绑定总人数之比,每 0.1 个百分点为 0.1 分,满分为 5 分 | 10 | | |
| | | 附加分合计 | 20 | | |
| | | 考核总分 | | | |

说明:1. 本考核评分表适用于二档、三档社区门诊统筹基金累计超支的结算医院全市统一考核评分时使用。

2. 三档考核时增加"附加分①"的 10 分;二档考核时增加"附加分①"及"附加分②"的 20 分。

3. 考核总分为基本分与附加分之和,三档考核标准总分为 110 分,二档考核标准总分为 120 分。

## 四、深圳市门诊统筹按人头付费今后的改革路径

### (一) 明确按人头付费的基本医疗保险服务包

深圳市社会医疗保险办法规定,基本医疗保险二档、三档参保人在一个医疗

保险年度内门诊统筹基金的最高支付限额是 1000 元,发生的医疗费用中属于基本医疗保险药品目录、诊疗项目和医疗服务设施标准范围内的由基本医疗保险基金支付。在按人头付费的模式下,社区门诊医生的收入与服务的提供量不相关,医生服务量的多少及提供医疗服务质量的好坏与其收入并不挂钩。合理的医疗服务包一方面可以规范医生服务行为保障参保人员的利益,另一方面与下拨的人头费的预算标准相匹配。

## (二)精确测算人头费

在我国各地已开展的按人头付费改革中,保险机构大多按统一的人头费标准向医疗机构付费。然而不同的参保人群卫生需要不同,对卫生服务的利用也不同。如果保险机构按统一的人头费用标准向医疗机构付费,则将对其产生负面的"激励"。国际上,通常采用风险调整机制,即根据不同人群的患病风险及费用高低,调整人头费的标准。常用的风险调整因素有年龄、性别、人口社会经济状况、疾病和死亡因素、地域、供方因素等。有研究表明,深圳市人力资源与社会保障局设定的基准人头费 2014 年 1—6 月为 9.84 元,7—12 月为 10.44 元,在经过年龄、性别、医保参保档次、是否慢病或大病患者四个风险因素调整后测算出的 2014 年的人头费用是 6.17 元,与全体参保人群实际发生的月人均总费用 6.43 元很接近。而深圳市当前并未针对不同人群的风险大小对人头费进行风险调整。

## (三)加强服务监管

深圳市社保虽然已通过建立门诊调剂金制度来分担社康中心超支的费用,但结算医院考核分值低于 50 分的,措施仅仅只是不予补偿调剂金,并未起到一定的惩罚效果,调剂金制度只是一个奖励措施。相反,我国台湾地区的健保部门设立了指标体系对医疗院进行服务考评和监管,指标包括组织指标、临床指标、患者感受指标及其他政策鼓励指标,这套指标体系是专门用来考评医疗院按人头付费的服务质量,对深圳市加强社康中心服务的监管有很大的借鉴意义。

# 参 考 文 献

[1] 沈华亮.深圳总额控制下复合式医疗保险支付制度的实践[J].中华医院管理杂志,2012,28(10):785-788.

[2] 冯毅.我国门诊统筹"按人头付费"实施现状及改革路径[J].卫生经济研究,2016(4):45-47.

[3] 艾丽唤,吴荣海,肖黎,等.基于风险调整的基本医疗保险门诊统筹按人头付费标准测算研究——以深圳市为例[J].中国卫生政策研究,2017,10(9):39-45.

[4] 邓倩,吴荣海,肖黎,等.台湾地区全民健康保险按人头付费改革介绍及述评[J].中国卫生经济,2015,34(8):28-31.

# 第四章

# 公立医院改革

GONGLIYIYUANGAIGE

# 新时代湖北省县级公立医院的发展路径①

闵锐

华中科技大学医药卫生管理学院

【摘要】健康是促进人类全面发展的必然要求,是人民大众追求幸福生活的核心内容。县域是中国最基本的社会管理单元,满足县域居民的健康需求是中国政府所面临的一个重大民生问题,对全面提高人民健康水平也具有重要意义。本文在梳理中国县级公立医院发展现状的基础上,分析新时代县级公立医院的功能定位,探讨限制县级公立医院发展的主要问题,以期为建设中国特色社会主义的县级公立医院提供发展策略和实现路径。

【关键词】新时代　县级公立医院　问题　建设路径

健康是促进人类全面发展的必然要求,是国家全面建成小康社会目标和人民大众追求幸福生活的核心内容,人人享有健康应是人类社会发展所要达到的主要目标。

医疗服务体系是为了维护和改善人群健康,满足人们对健康的追求而存在的。公立医院是政府为整个社会和医疗服务体系构建的安全网中的重要组成部分,由于医疗服务行业本身和公立医院自身的特殊性,使对公立医院的治理成为世界性难题。

县域是我国最基本的社会管理单元,湖北省有超过 2466 万县域居民(公安部统计的户籍人口数),占总人口总数的 42%,满足群众对于医疗卫生服务的需求是目前国家所面临的重大民生问题,对全面提高国民总体健康水平有着显著的意义。推进县级公立医院综合改革是在深化医药卫生体制改革新形势下提出的一项重大决策。

125

① 课题来源:国家自然科学基金重点项目 71333005;中华医学会(CMB)公开竞争项目:CMB15-223;国家社会科学基金重大项目 15ZDC037。

## 一、县级公立医院的发展现状

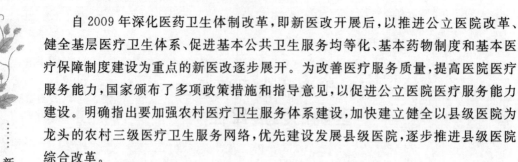

　　自 2009 年深化医药卫生体制改革，即新医改开展后，以推进公立医院改革、健全基层医疗卫生体系、促进基本公共卫生服务均等化、基本药物制度和基本医疗保障制度建设为重点的新医改逐步展开。为改善医疗服务质量，提高医院医疗服务能力，国家颁布了多项政策措施和指导意见，以促进公立医院医疗服务能力建设。明确指出要加强农村医疗卫生服务体系建设，加快建立健全以县级医院为龙头的农村三级医疗卫生服务网络，优先建设发展县级医院，逐步推进县级医院综合改革。

　　为巩固改革成果，深入推进改革，明确目标任务，落实工作责任，根据国家县级公立医院综合改革相关政策文件要求，湖北省积极部署推动县级医院综合改革工作，根据国家相关改革要求，2014 年出台了《深化医药卫生体制改革 2014 年重点工作任务》，政府办公厅印发了《转发省卫生计生委等部门关于加快推进县级公立医院综合改革实施意见的通知》，全面深化县级公立医院综合改革，提高县级公立医院医疗服务水平。同年省医改办与省编办联合印发《建立和完善县级公立医院法人治理结构的指导意见》，明确提出了九个方面 29 项具体改革任务。2015 年出台了《深化医药卫生体制改革 2014 年工作总结和 2015 年重点工作任务》以及《国务院办公厅关于全面推开县级公立医院综合改革的实施意见》，全面深化公立医院改革，进一步抓实县级公立医院综合改革，严格控制医疗费用不合理增长。2016 年，全省所有县级公立医院综合改革全面推开。

　　"十三五"是深化医改在新起点上取得新突破、实现到 2020 年建立起基本医疗卫生制度目标的决战决胜阶段，湖北省在制定湖北省国民经济和社会发展第十三个五年规划纲要中明确提出了"提高全民健康水平"的要求，并指出要进一步深化医药卫生体制改革，建立健全覆盖城乡的基本医疗卫生制度和现代医院管理制度，提高全省医疗卫生服务水平，实现人人享有基本医疗服务。

　　从实际情况来看，随着新医改的不断深入，湖北省县域医疗服务体系的总体情况是医疗资源逐步扩充，服务能力不断提高，服务量显著增加，技术水平明显提高，科室设置趋于合理，运行状况明显好转，业务收入持续增长，整体情况优于全国平均水平。根据统计数据显示，湖北省 63 个县（县级市）共设有县级医院 380 所、县级妇幼保健机构 67 所、县级疾病预防控制中心 50 所；县级（含县级市）医院每百医务人员诊疗服务达 42065.86 人次，每百床提供住院服务达 3619.11 人次。

　　湖北省县域基本医疗情况如表 1 所示。

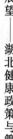

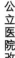

表 1(a)　湖北省县域医疗服务基本情况

| | | 湖北省 | 全国 |
|---|---|---|---|
| 县级行政区域 | | 63 | 2851 |
| 县级医疗机构 | 县级医院 | 380 | 13640 |
| | 县级妇幼保健机构 | 67 | 1918 |
| | 县级疾病预防控制中心 | 50 | 2136 |
| 乡镇卫生院 | | 1139 | 36795 |
| 村卫生室 | | 24792 | 638763 |

表 1(b)　湖北省县域医疗服务基本情况

| | 湖北省 | | 中部地区 | | 全国 | |
|---|---|---|---|---|---|---|
| | 城市 | 农村 | 城市 | 农村 | 城市 | 农村 |
| 每千人口卫生技术人员数 | 9.9 | 4.6 | 8.2 | 4.2 | 10.4 | 4.1 |
| 每千人口医疗卫生机构床位数 | 8.8 | 4.5 | 9.1 | 3.7 | 8.4 | 3.9 |
| 居民医疗保健支出/元 | 1482.0 | 985.1 | — | — | 1630.8 | 929.2 |
| 医疗保健支出占消费性支出/(%) | 8.1 | 10.0 | — | — | 7.1 | 9.2 |

湖北省县级医院基本情况如表 2 所示。

表 2　湖北省县级医院基本情况

| | | 机构数 | 床位数/万张 | 人员数/万人 | 诊疗人次/万人次 | 入院人数/万人 |
|---|---|---|---|---|---|---|
| 全国 | 县 | 9298 | 154.7 | 154.1 | 67818.1 | 5388.1 |
| | 县级市 | 4342 | 78.7 | 85.9 | 40628.6 | 2461.3 |
| | 合计 | 13640 | 233.4 | 240.0 | 108446.7 | 7849.4 |
| 中部地区 | 县 | 2867 | 54.9 | 54.3 | 21028.4 | 1908.6 |
| | 县级市 | 1276 | 23.5 | 24.9 | 9265.1 | 737.7 |
| | 合计 | 4143 | 78.4 | 79.2 | 30293.5 | 2646.2 |
| 湖北省 | 县 | 165 | 5.1 | 4.9 | 1981.1 | 192.7 |
| | 县级市 | 215 | 5.4 | 5.3 | 2309.2 | 186.4 |
| | 合计 | 380 | 10.5 | 10.2 | 4290.2 | 379.1 |

## 二、湖北省县级公立医院的功能定位

随着社会主义建设的不断完善,中国特色社会主义进入了新的历史发展阶段,社会的主要矛盾已经转化为人民日益增长的美好生活需要和不平衡不充分的发展之间的矛盾。因此,在社会主义新时代,如何满足人民群众日益增长的健康与医疗服务提供不平衡不充分之间的矛盾成为亟待解决的关键问题。

县域医疗服务体系作为中国医疗服务系统中一个重要的子系统,其核心功能是解决县域居民的就医问题,特别是为居民提供基本医疗服务,是保障农民群众"小病不出乡村,大病不出县"的基本网络体系。县级公立医院改革是全面推进公立医院改革的重要内容,是解决广大县域群众"看病难、看病贵"问题的关键环节。

县级公立医院作为县级公立医院的核心,是县域范围内临床疑难杂症、常见病、多发病以及急危重症患者的救治中心,其目标任务是保证"大病不出县"。同时,作为县域医疗服务体系的龙头,还承担着对下级机构的业务技术指导和培训的责任。

新时代面对不断变化发展的居民健康需要,县级公立医院应积极提高自身业务水平,应承担起县域居民医疗服务和健康保障的重要任务,为县域居民提供优质高效的医疗卫生服务。县级公立医院的定位应聚焦于县域的医疗卫生中心,承担对县域范围内常见病、多发病的诊断和治疗;配合上级医院或城市大型公立医院,对县域内急危重症和疑难杂症的初步诊治,以及康复期的治疗,确保医疗服务的连续性;发挥龙头作用,通过建立纵向紧密型医联体等方式,加强"县乡村"一体化建设,为县域居民提供全方位全周期的健康服务。

## 三、湖北省县级公立医院的发展短板

医疗卫生服务的提供者包括医院、基层医疗卫生机构以及专业公共卫生机构等医疗卫生机构。在县域医疗服务体系中,县级医疗机构的服务能力起着至关重要的作用。但就目前的发展情况来看,以县级公立综合医院为核心的县域医疗卫生服务网的医疗服务能力尚无法满足区域内居民的健康需要。具体来说体现为以下两个方面。

### (一)县级医疗机构内部运行不畅

县级医疗机构作为县域医疗服务体系的核心,为县域居民提供全方位的医疗服务,包括常见疾病的诊疗、重急症的救治,同时为县域内医疗服务从业人员提供培训和指导,并履行对乡镇卫生院、村卫生室服务能力的监督职责。目前,县级公立医院受到包括卫生、药监、人社等各级各类行政部门的多头监管,政府职能的越位与缺位现象并存;医院的所有权、产权、经营权、决策权界定不清,投资主体、经营主体、管理主体的权责不明确甚至混为一谈,造成了卫生投入的宏观效率和医院内部管理微观效率低下的局面;与此同时,由于缺乏科学的管理理念指导其决

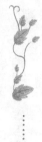

策和经营,使医院缺乏经营管理活力;此外,医院缺乏用人和运营自主权,竞争机制以及分配激励机制的落后,导致医院在运营过程中人浮于事、效率低下。

（二）县级公立医院的医疗服务能力与居民实际需求之间存在的矛盾愈发突出

据最新统计数据显示,湖北省 63 个县（县级市）共设有县级医院 380 家,占全省医院总数的 40.9%,医疗机构众多的现状一方面稀释了县域居民的医疗服务需求,导致医疗机构发展规模的落后,另一方面医院床位和医疗资源的分散影响了县级公立医院综合服务能力的提高,同时增加了医疗机构的管理和运行成本。

从现阶段的发展情况来看,县级公立综合医院存在人才开发和培养力度不足,人才队伍梯队建设情况不佳等实际问题。80%的优质医疗资源都集中在大型医院,较为落后的生活条件和较低的工资待遇,使县级医疗机构难以吸引优秀的人才资源。县级公立医院的医疗服务业务能力较差,不能满足当地居民日益增长的卫生需求,导致大量患者"舍近求远",选择到大型医院集中的城市就诊和接受治疗。

## 四、县级公立医院的建设路径

随着信息技术和现代医学的迅速发展、医学模式的不断转变、公民健康意识的深化,人民群众对医疗服务的综合期望值不断提高,广大居民对医院的服务模式、服务要求、服务深度及其安全性、可靠性、文明性提出了更新、更高的要求。在"健康中国"建设的推动下,加快以县医院为龙头的县域医疗服务体系建设,努力提升县级公立医院的医疗服务水平,建立紧密型纵向深入的县域医疗联合体,是新时代切实解决县域居民医疗服务需求的有效途径。

医院在医疗服务能力建设中,特别是在县级公立医院综合改革持续深入推进的环境中,应该保持改革的主动性,转变发展理念,培育竞争优势,具体优化策略可以概括为以下几个方面。

（一）落实政府办医责任,提高改革政策的执行力

在县级公立医院医疗服务能力建设和竞争优势培育过程中,应落实政府办医责任,特别是明确地方政府在县级公立医院发展中的角色定位和主要责任。政府部门和管理者需要明确的是,医疗服务能力优势的培育不仅要依靠医院内部管理制度的优化,更需要政府的投入和引导,因此必须建立财政投入分担机制,明确中央、省、市、县各级政府对县级公立医院医疗服务建设的责任,特别是市级和县级政府在医院医疗服务能力提升中的财政投入,以有效改善县级公立医院在医疗服务能力提升过程中存在的投入不足、发展疲软的现状。以财政投入体现政府对县级公立医院的支持和引导,提高医院的改革积极性和主动性,促进县级公立医院实现全面提升。同时,提高政策落实过程中的执行力,加强改革配套措施的制定和推行,明确县级公立医院在改革中的目标定位,找准医疗服务能力提升的具体

切入点,通过明确和制定系统化、精细化、有针对性的医疗服务建设标准和操作指南,规范县级公立医院医疗服务能力建设;通过对住院医师规范化培训的后续和实施细则给出明确解释,给予县级医疗机构人才培养动力;同时通过加强医院行业监管和运营监管,引导医院有序适度地发展。综上所述,政府在医院发展过程中,应借助一系列的改革措施和财政投入,帮助县级公立医院明确其能力建设目标,凸显县级公立医院的龙头作用,最终实现县域居民"大病不出县"。

### (二)改变医院发展观念,激发医院医疗服务竞争意识

随着城镇化进程的不断加快,人口流动性的加强,社会资本进入医疗服务市场等外部环境的刺激,县级公立医院必然将逐渐失去因政府保护、熟悉本土环境和市场条件等有利因素所带来的垄断优势。如何在资源有限的前提下,适应医疗服务外部环境的不确定性,提高服务能力,成为县级公立医院管理者所不得不慎重考虑的问题。因此,医院必须改变发展观念,充分识别区域医疗服务体系的发展要求,加强意识形态建设,通过内生资源的协同和外生资源的整合,提升医院的医疗服务动态能力。具体来说,可以通过以下三个路径予以实现。

一是将竞争理念植根到医院组织愿景和价值观中,实现传统管理理念向精细化管理的转变。

二是管理者应时刻注意外部环境的动态影响,对医院战略决策做出适时调整,以确保医院以恰当的方式做恰当的事情。医院应结合所在地区医疗服务市场发展和县域居民需求,积极参与医疗、医保、医药的三医联动。

三是借助城乡医疗联合体的发展,通过与城市大型公立医院建立良性互动和合作机制,促进优质资源的下沉,全面发展各科医疗服务能力的同时,重点培育优势学科,以优势专科带动医院医疗服务整体水平的提升,保持县级公立医院在区域内的医疗服务竞争优势。

### (三)积极提升医疗服务能力,满足县域居民医疗服务需求

县域医疗卫生服务能力是农村医疗卫生服务体系的具体体现。以县级公立医院为龙头的县域医疗服务体系是承载医疗服务快速增长的主要平台,特别是县级公立综合医院,作为县级公立医院的关键组成要素,和县域综合性医疗卫生服务中心,其医疗服务水平的提高对于县域居民的健康维护至关重要。加强县级公立综合医院服务能力建设是当前中国医药卫生体制改革的首要任务,是提高广大县域居民健康水平的基本保障,也是反映中国经济社会发展水平的重要因素。因此加快提升服务能力成为县级公立医院改革的核心任务,而其中的关键环节即是医疗服务能力的提升和发展。

### (四)重视人才的引进和培育,调动医务人员积极性

一方面,落实医院用人自主权。通过政府释权,将用人自主权交给县级公立医院,由医院根据工作实际情况、岗位要求以及医院发展目标等自主决定医务人员的招聘,由卫生、人社等相关政府机构通过备案管理予以监督。另一方面,重视

人才引进和培训机制,通过引进优质人才到医院工作,扩大优质人才的储备,提高优势专科的服务能力和竞争优势,同时在分级诊疗制度和医疗联合体纵向合作机制下,充分利用三级医院对县级公立医院建设的业务指导和对口帮扶等利好政策,通过人才培训、远程会诊和专家坐诊等多种方式,带动医院医疗服务技术进步和知识的更新,增强医院创新能力。与此同时,通过完善医院激励机制和薪酬体系,将医院医疗服务能力的提升和医务人员的职业规划、个人发展以及医院价值体现有机结合,调动医务人员参与医院发展的积极性。

（五）加强以患者为导向的医疗服务提供体系建设,充分尊重患者,提高患者安全程度

虽然医院在能力建设中已经开始明确了以患者为中心的导向,但是更注重的是传统意义上的患者满意度,对患者体验的关注程度应该进一步加强。医院必须要特别重视以患者为导向的医疗服务提供体系的建设,提升患者就诊体验满意度,提高患者安全程度。一方面,在患者就诊满意度的提升中,应重点关注患者偏好的尊重和家属参与。注意医德医风建设,加强医患沟通,注意保护患者隐私,尊重不同文化水平、宗教信仰、职业、年龄的患者,以提升患者对医院的社会评价和顾客忠诚度。另一方面,在患者安全的保障方面,医院在医疗服务管理过程中应进一步提升对患者安全的重视程度,注重医疗服务安全性的提升。应提升对患者安全的重视,特别是负性事件的重视程度,并充分考虑病种的差异性。与此同时,通过信息系统的不断完善,电子病历的不断规范,充分普及和完善移动医疗终端的使用,提升数据的采集完整度,通过准确、快速获取客观性高的少量代表性指标,使医院的信息系统能与医院的医疗服务质量评价、能力评估体系形成良性互动,准确地反映医疗服务提供者的医疗服务能力,为医疗服务精细化管理提供实证支持。

<h1 style="text-align:center">参 考 文 献</h1>

[1] 陈晓勤,周斌,徐卫国.论转型时期公立医院的发展战略[J].中国医院,2007,11(4):2-4.

[2] 周海沙,李亚青,李卫平.我国公立医院政策演化评述[J].中国医院管理,2005,25(8):9-13.

[3] Gai R,Zhou C C,Xu L Z,et al. Health resource allocation and productive efficiency of Chinese county hospitals:Data from 1993 to 2005[J]. Biosci Trends,2010,4(5):218-224.

[4] 方鹏骞,闵锐,邹晓旭.我国县级公立医院改革关键问题与路径选择[J].中国医院管理,2014,34(1):4-8.

# 武汉地区省属和市属三级公立医院医务人员满意度分析

方子

华中科技大学同济医学院附属同济医院

武汉地区于 2016 年 2 月启动改革试点工作,市属医院和省属医院先后于 2016 年 12 月和 2017 年 3 月全部启动改革工作。目前,武汉地区共计 54 家医院开展了公立医院综合改革。公立医院医务人员是医药卫生事业的重要组成者,是贯彻落实公立医院综合改革政策的执行者和实践者。本次调研旨在全面了解武汉地区省属和市属公立医院医务人员满意度现状,客观反映武汉市公立医院综合改革对省属和市属公立医院医务人员的初步影响。现将有关情况汇报如下。

## 一、基本情况

### (一)调研范围

本次调研范围共计 7 家武汉地区省属和市属三级公立医院,其中省属医院 3 家,分别是湖北省人民医院、武汉大学中南医院和武汉大学口腔医院;市属医院 4 家,分别是武汉市中心医院、武汉市第三医院、武汉市儿童医院和武汉市中医医院。

### (二)调研方法

本次调研采取抽样调查与实地访谈相结合的方法。

#### 1. 抽样调查

根据 7 家医院医务人员规模,3 家省属及 2 家市属综合医院各调查 200 人,2 家市属专科医院各调查 100 人,共计 1200 人参与现场问卷调查。每家医院医生、护士和医技人员抽样比例为 5∶3∶2,并且要求科室、职称分布尽量均匀。

#### 2. 实地访谈

根据现场调查问卷结果,针对重点问题,选取部分医院实地访谈,通过与医务人员面对面沟通,直观地了解其满意度现状。

## 二、武汉地区省属和市属医院医务人员满意度情况分析

### （一）工作满意度相关情况

从总体来看，参与调查的医务人员中，59.22％对当前工作表示满意。其中，从不同隶属关系来看，省属医院医务人员工作满意度（62.10％）高于市属医院（56.33％）。从不同类别医院来看，专科医院医务人员工作满意度（62.50％）高于综合医院（57.57％）。医务人员工作满意度直接影响其工作主动性和创造性，还会通过医务工作倦态对患者就医体验有间接影响。

本次调查显示，让医务人员对当前工作表示满意的原因前两位是"执业环境好且稳定"（37.32％）和"工作体现个人价值、社会地位高、有成就感"（24.51％）。相较而言，仅有10％的医务人员对工作表示满意的原因是"单位工资待遇好"。这说明尊重医务人员劳动价值和精神激励因素对提高医务人员工作积极性和满意度具有不可替代的作用。

医务人员对当前工作不满意的首位原因是"工作时间长、强度大"（37.35％）。本次调查显示，近三个月来，95.08％的医务人员每日平均工作时长超过8个小时，其中22.33％的医务人员超过10个小时。除工作时长外，其次影响医务人员工作满意度的是"收入相对较低"和"执业环境较差且风险高"，分别占31.43％和18.57％。这说明武汉地区省属和市属公立医院应在改善医务人员工作环境、提高医务人员待遇、降低执业风险等方面进一步努力。

### （二）公立医院综合改革相关情况

从总体来看，85.19％的医务人员认为公立医院综合改革对其所在医院产生影响。下面从三个方面进行分析。

#### 1. 绩效考核压力

从总体来看，公立医院综合改革后，33％的医务人员认为所在医院的绩效考核制度给自己带来很大压力，49.67％的医务人员认为带来一点压力，仅17.33％的医务人员认为没有带来压力。从不同类别医院来看，综合医院和专科医院医务人员对所在医院绩效考核压力感受程度差异不大。从不同隶属关系来看，相较省属医院而言，市属医院的医务人员压力感受程度更高。

#### 2. 薪酬制度满意度

从总体来看，超过50％的医务人员对公立医院改革后所在医院的薪酬制度表示满意。从不同类别医院来看，专科医院医务人员对薪酬制度的满意度（52％）高于综合医院（42.63％）。从不同隶属关系来看，省属医院医务人员对医院薪酬制度满意度（48.17％）高于市属医院（43.33％）。公立医院医务人员执业准入高、工作技术含量高、工作强度高，武汉地区医院应当进一步完善薪酬制度设计，使其更好地体现医务人员职业特点和劳动价值。

### 3. "看病难、看病贵"的问题

从总体来看，51.08%的医务人员认为公立医院综合改革能解决"看病难、看病贵"的问题，其中综合医院和省属医院医务人员认为能解决的比例分别高于专科医院和市属医院。这说明在医务人员认同感和参与积极性方面，武汉地区公立医院综合改革仍有提高空间。

## 三、对医务人员满意度情况的几点思考

公立医院综合改革政策应适当考虑不同类型医院之间医务人员工作现状的差异，因为医务人员是公立医院综合改革政策的主要执行者之一，其工作满意度和参与改革积极性是影响改革举措实施效果的重要因素。

### （一）多措并举，提高医务人员工作满意度

医院应当多维度探索提高医务人员工作满意度的途径。例如，结合调研情况，医务人员对当前工作感到不满意的最大因素是工作时间长、强度大。建议借助信息化手段，探索患者就诊高峰时段特点，通过实行弹性工作制等方法合理安排工作。

### （二）追踪调查，及时了解医务人员的反应和满意度

医务人员的满意度是否提高是反映改革是否有成效的关键，调研中发现院方和医务人员在改革中存有许多的疑惑或问题无处诉诸，因此建议政府以及医院自身建立顺畅的政策改革成效沟通渠道，比如定期随访、定期组织医院管理人员与医务人员座谈，及时了解医务人员的满意度以便及时完善后续改革政策。

### （三）加大宣传，增强公立医院综合改革认同感

医院应当引导医务人员深入学习公立医院综合改革系列政策，增加医务人员对政策出发点和阶段性目标的了解。这有利于增强医务人员对武汉地区公立医院综合改革的认同感，进一步调动其参与和推进改革积极性。

# 浅析我国公立医院管理
# 体制改革——以福建三明、
# 上海、深圳模式作对比分析

何小群[1],程雪艳[1],陶帅[1],邓璐[1],王雪峰[1],李得和[2],高俊良[1]

1 华中科技大学医药卫生管理学院

2 华中科技大学药学院

摘要:公立医院管理改革是一项长期艰巨复杂的系统工程,涉及政府及其诸多相关部门的权力交叉和利益藩篱,但随着我国经济的迅猛发展,人民对美好生活需求的日益提升,公立医院作为重要医疗资源输出的行业巨头,改革已经迫在眉睫。《国务院办公厅关于城市公立医院综合改革试点的指导意见》(国办发〔2015〕38 号)中明确指出:建立现代医院管理制度,加快政府职能转变,推进管办分开,完善法人治理结构和治理机制。从中可以看出,清晰划分政府、公立医院、社会和患者的权责利益关系是改革的关键,这就使得以政府层面转变职能为"总开关",以公立医院、社会监督等为辅的公立医院管理体制改革成为破除低效管理体制的有效途径。我们结合福建三明、上海、深圳等公立医院管理体制改革模式的成功范例,对我国公立医院改革管理体制的路径和方式提出政策建议。

关键字:公立医院　管理体制改革　精细化管理　管办分离

## 一、福建三明、上海、深圳公立医院管理体制改革成功范例比较分析

### (一)福建三明"管办分开,政事分开",界定政府权限

为响应国家公立医院改革的号召,建立协调、统一、高效的办医格局,三明市政府决定成立医院管理委员会,率先发起三医联动,将医疗、医药、医保等政府职能部门集中起来并由一位市领导分管,以充分授权、全权负责的形式,明确三明市政府及卫生计生等相关部门的管理权限和职责,积极构建密切协作、相互制约的权力运行机制。同时,市医管委受市政府的委托,帮助政府履行办医职能,推进公立医院综合改革,研究审定公立医院发展规划,并对公立医院的人事、薪酬、绩效等重要事项进行监督和决策。除此之外,在医院管理委员会下设立医管办,市医

管办负责具体的工作计划落实，督促检查决策贯彻落实情况，对提请市医管委研究的事项提出相关的办理意见，并能及时反映情况，提出建议。

福建三明市医改通过全员目标年薪制、年薪计算工分制、院长年薪制以及医生年薪制的实行，建立了相应的工资总额考核控制制度和院长考核评价体系，并借助拥有自主运营权利的公立医院，让其代表政府实行以院长代表制为主要途径的精细化、专业化、属地化的公立医院管理制度。公立医院的工资总额不再与器械耗材、营养药品等的收费挂钩，逐步形成透明、公正、公开的收入分配布局，全力促进"公立医院回归公益属性、医生回归看病救人的角色、药品回归治病疗养的功能"。此外，三明医改还大力推进信息化平台建设，完善政府监管的云平台，建立以手机 App 为基础的第三方支付试点，补充并完善各类信息系统，提高医院信息管理水平，并完善了医疗机构的质量检测和评价体系，进一步促进公立医院精细化管理。

福建三明市借鉴广泛改革经验，不断完善多方监管机制，加强定点医疗机构和医保基金监管工作，推进落实打击侵害患者权益行为和骗取医保基金的政策措施，推进定点医疗机构社会化的监督效率，全面提升了公立医院监督效能。

（二）上海"管办分开，政事分开"，实现医院管理阶层职业化，实行院长任命制

2005 年上海市成立了上海申康医院发展中心（简称申康中心），其功能定位是市级公立医院国有资产投资管理运营的责任主体和政府办医的责任主体，实行理事会领导下的主任负责制。申康中心成立之初就明晰所有权和医院经营管理自主权的职责范围，将人事管理、内部机构设置、副职推荐、中层干部聘任、人才引进等事权落实到医院，明确院长的经营管理责任。申康中心将市级医院置于同一平台，每年评估院长的管理业绩，并辅之以奖惩措施，与院长任免挂钩，发挥了指挥棒作用，形成了有效的激励约束机制。

申康中心积极探索公立医院改革路径和建立现代医院管理制度，聚焦管理体制和运行机制改革的先行先试，按照所有权与经营权适度分离的原则，合理界定出资人代表和医院经营管理者的不同定位和职责，区分涉及公立医院改革利益主体之间的权责利益。申康中心积极促进市级医院成为提供基本医疗服务的责任主体和自主经营管理的法人实体，并依托信息化手段和各个信息传输系统推动医院管理精细化、诊疗服务便民化，降低患者不必要的医疗开支，有利于缓解群众"看病贵"的难题，在公立医院改革中走在全国前列。

（三）深圳"管办分离"，建立法人治理结构

深圳市公立医院管理中心于 2013 年 5 月正式挂牌成立，新成立的医院管理中心承担深圳 14 家市级公立医院的具体运行管理工作，真正实现了将卫生行政部门承担的医疗行业监管职能与举办公立医院职能的分离。其主要职责是代表市政府统一履行公立医院举办者和出资人职责，对公立医院的人、财、物进行监管。医院管理中心的理事会作为决策和监督机构，由政府相关部门的代表组成，代表

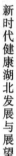

市政府履行执行公立医院的重大事项决策职能。这些重大事项包括政府对医院的发展规划、功能定位、运营目标的界定，投资计划、每年补助经费的确定和绩效考核评价等。

深圳医院管理中心建立了理事会法人治理结构，在实践中不断完善法人治理结构，主要采取了以下措施：完善院长负责制，落实了公立医院的独立法人地位，确保医院管理者履行医院日常管理职责，保障其在人员聘用、岗位设置、工资薪酬以及内部资源调配等方面享有充分的自主权，强化医院运营管理自主权。

深圳市加强了对公立医院国有资产和采购环节的监管，健全和完善了公立医院的药品、医用耗材和医疗设备等招标采购制度，在各级公立医院逐步建立起控制成本、保障质量、保障需求、廉洁高效的医院物资采购机制。同时，制定并完善公立医院的财务总监管理制度，加强了对辖区内公立医院国有资产的监管。最后，深圳市医院管理中心指导各公立医院做好医院成本核算管理，对医院的重大财务收支管理进行制度上的规范。深圳公立医院改革模式建立了统一、高效的公立医院办医机构，代表政府履行出资人职责；卫生行政部门则将精力主要集中于全行业监管职责的履行，在区域宏观卫生规划、发展战略方面发挥更大的作用，以期为整个医疗卫生服务事业营造公平、规范的发展环境，为公立医院管理体制改革的"管办分开"树立了良好典型。

## 二、对我国公立医院管理体制改革的政策建议

### （一）建立高效的政府办医体系、落实公立医院自主权

基于以上三者对比分析，我国公立医院管理体制改革必须切实落实政府责任，执行好"管办分开"和"政事分开"，明确各级政府、同级政府不同部门之间、政府与公立医院之间权力、责任和义务的配置，理顺治理、补偿和监管机制的相互关系。具体执行情况是由政府设立专门的公立医院管理机构，将所有者职能进行集中，行使对公立医院的举办职责，负责公立医院的重大决策，监督公立医院的运行，建立便于问责和监督的管理体制。在明晰政府与公立医院之间的权限界定后，加强政府对公立医院的绩效考核管理，赋予医院管理者经营自主权，保证公立医院为人民服务的公益性，建立有效的医院管理者激励约束机制，提高政府对医院的问责能力和治理水平，促进医院工作效率以及服务质量的提升。

此外，建立公立医院收入分配的新制度，将医务人员合理合法收入与其付出和地位相匹配，实现医务人员劳有所得、多劳多得的奖励机制，形成个人利益和机构绩效、社会利益的良性互动。同时，要以推进医师多点执业为突破口，促进公立医院开展分配制度改革，为医生从单位人向社会人转变创造条件。医院与医务人员建立基于契约的聘用关系，使医师成为自由职业者、院长成为职业经理人。通过法律规范各类执业行为和处理多点执业过程中出现的问题，并充分发挥行业自治和专业自治的作用。

## （二）强化公立医院精细化管理，完善多方监管机制

加强全民健康信息化建设，提升医院信息化整体水平。在信息化及健康医疗大数据背景下，要加强对公立医院医疗质量安全、药品耗材的合理使用、医保基金的合理运转以及医院各科室等微观层面的动态管理，就需要加强健康信息化建设。实现动态化管理，要着重建设线上平台，不断完善健康医疗信息系统，提升信息化的整体发展水平。同时，要建设好政府监管云平台、医保监控审核云平台、药品流通使用云平台以及用户端手机 App 等全方位、全周期的信息化建设。信息化建设的具体落实，不仅要体现在硬件设备的更新换代、外网专网的带宽提速上，还要保证大数据的质量及其实用性，在运营维护过程中还要保证数据的真实性、可靠性及隐私性。

加强公立医院精细化管理，完善多方监管制度。进一步加强区域卫生规划，优化卫生资源配置，规划治理医疗卫生服务市场，强化服务质量管理，加大依法监督及行政执法力度，从而创造公平规范的医疗市场环境，实现医疗服务的公平和效率。医保部门和财政部门要健全医保综合监测系统，完善违法违规机构和个人的黑名单制度，依法打击骗保行为，确保医保基金的高效、规范运行。卫健委要实行医生诊疗行为的全程管理，主要是在医疗费用、药占比、医疗服务数量和质量、签约或转诊等医疗政策的落实等方面，保证提供价廉易得的医疗卫生服务。国家市场监督管理总局要加强药品监管，明确生产、流通企业及医疗机构的权限设置，推行责任连带和相互监督等高效透明的方式。政府要健全相关的法律法规，丰富监管内容和手段，为加强监管奠定法律和制度基础，营造医疗服务领域公平、有序、规范的竞争环境，促进医疗服务供给的多样化和充分竞争。最后，要加强社会监管，公立医院应将自身的工作绩效和资产运营情况等信息定期向社会公布，以接受患者、家属和社会公众的监督和评价；同时，建立专业的监督评价机制，由专业的第三方评价机构来对公立医院的医疗服务质量和运营成本进行评估、监督和鉴定，以充分发挥社会舆论的作用，促使医院不断改进自身的运行效率及医疗服务的质量与水平。

## （三）建立以公益性为导向的考核评价机制

提升公立医院公益性是破除公立医院利益主体间利益藩篱的有效手段，要打破公立医院当前管办合一的模式，实现卫生行政部门职能向服务和监管方向的转变，使卫生行政部门从办医院时自身利益窠臼的束缚中摆脱出来，用更多的精力和更强的动力加强对公立医院的监管。同时，卫生行政部门要完善绩效考核评价指标体系，考核评价机制的设立要能突出功能定位、职责履行、费用控制、运行绩效、财务管理、成本控制和社会满意度等考核指标，并通过科学、公平、公正的测评，实现对公立医院全方位的评价。公立医院改革永远在路上，当下能做的就是明确职责、界定权限、完善监管、落实自主权，以此来进一步完善公立医院管理体制，提升公立医院公益性，最终构建以公立医院为主体、其他多种所有制形式医疗机构并存的服务格局和公平公正、合理可及的医疗服务体系。

# 参 考 文 献

[1]　陈建平.上海申康十年公立医院改革探索[J].中华医院管理杂志,2015(8):
　　　562-565.

[2]　邵顺,马亚娜.探索新医改下公立医院"管办分离"的运行模式[J].新校园,
　　　2011(11):31-32.

[3]　江捍平.深圳公立医院管理体制改革制度设计[J].中华医院管理杂志,
　　　2012.28(10):743-746.

[4]　王大平,刘辉,许金红.构建公立医院法人治理结构的深圳实践[J].中国卫
　　　生人才,2017(9):61-65.

[5]　罗乐宣,李创,董国营.深圳构建现代公立医院管理制度的改革实践[J].中
　　　华医院管理杂志,2015,31(6):404-407.

[6]　代涛.我国公立医院改革的进展与挑战[J].中国卫生政策研究,2013,6(8):
　　　5-7.

[7]　何谦然.中国公立医院改革研究[D].武汉:武汉大学,2014.

[8]　娄鹏飞.以管办分离为契机推进公立医院管理体制改革[D].广东:广东商学
　　　院,2011.

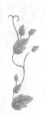

# 湖北省多元化办医
# 现状及问题探讨

周燕

华中科技大学医药卫生管理学院

【摘要】加快形成多元化办医新格局,对于满足人民群众多层次、多元化的医疗卫生服务需求具有重要意义。新医改以来,湖北省多元化办医格局逐渐形成与发展,社会资本办医疗机构的队伍不断壮大,但仍然存在规模水平较低、服务水平有限、人才队伍薄弱等问题。本文基于湖北省多元化办医的现状分析,深入探讨湖北省多元化办医格局形成过程中存在的问题,提出促进湖北省多元化办医格局形成的合理路径,为湖北省多元化办医的科学发展提供有效参考。

【关键词】多元化办医　民营医疗机构　卫生资源配置　现状

2015 年 6 月,国务院办公厅出台《关于促进社会办医加快发展的若干政策措施》强调要把发展社会办医放在重要位置。2017 年 5 月,国务院办公厅印发的《关于支持社会力量提供多层次多样化医疗服务的意见》指出鼓励社会力量提供医疗服务,是深化医改、改善民生、提升全民健康素质的必然要求,是繁荣壮大健康产业、释放内需潜力、推动经济转型升级的重要举措,对推进健康中国建设、全面建成小康社会具有重要意义。

现阶段,湖北省社会资本办医的各方面的支持政策不断完善与落实,社会资本不断引入,多元化办医格局逐步形成。但仍然存在规模水平较低、服务水平有限、人才队伍薄弱等问题。本文基于湖北省多元化办医的现状分析,深入探讨湖北省多元化办医格局形成过程中存在的问题,提出促进湖北省多元化办医格局形成的合理路径,为湖北省多元化办医的科学发展提供有效参考。

## 一、湖北省多元化办医现状分析

### (一)社会办医疗机构卫生资源状况

#### 1. 医疗机构数量

截止到 2015 年底,湖北省医院总数同比增加 266 家,增幅为 44.11%(全国为

25.8%)。在全省 869 家医院中,民营医院 427 家,民营医院同比增加 342 家,五年增幅为 402.35%(全国为 83.93%),湖北省医院总数、民营医院总数的增幅均高于全国医院总数的同期增幅(表1)。此外,从图1中可以看出,2010—2015 年湖北省社会办医疗机构的数量迅速增加。

表1　全国与湖北省医院数量变化情况(2010 年、2015 年)

| 项　　目 | 2010 年 | 2015 年 | 增幅 |
| --- | --- | --- | --- |
| 全国医院总数 | 20918 家 | 26314 家 | 25.8% |
| 湖北省医院总数 | 603 家 | 869 家 | 44.11% |
| 全国民营医院总数 | 7068 家 | 13000 家 | 83.93% |
| 湖北省民营医院总数 | 85 家 | 427 家 | 402.35% |

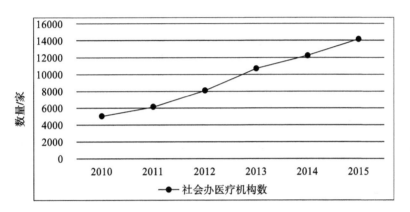

图1　　2010—2015 年湖北省社会办医疗机构数量

### 2. 床位数

　　截止到 2015 年底,湖北省医疗卫生机构床位数达到 34.31 万张,与 2010 年相比增长 70.95%(全国为 53.17%),其中社会办医疗机构床位数为 3.74 万张,与 2010 年相比增加 3.28 万张,增幅为 713.04%(全国为 151.02%)。从表2中可以看出,2010—2015 年,湖北省医疗卫生机构床位数、社会办医疗机构床位数的增幅均高于全国的同期增幅。此外,2010—2015 年湖北省社会办医疗机构床位数持续增长(图2)。从图3可以得出,2012—2015 年湖北省民营医院床位数占医院床位数的比重持续上升,省内社会办医疗机构的迅速发展。

表2　全国与湖北省医疗卫生机构床位数变化情况(2010 年、2015 年)

| 项　　目 | 2010 年 | 2015 年 | 增幅 |
| --- | --- | --- | --- |
| 全国医疗卫生机构床位数 | 458 万张 | 701.5 万张 | 53.17% |
| 湖北省医疗卫生机构床位数 | 20.07 万张 | 34.31 万张 | 70.95% |

| 项　　目 | 2010 年 | 2015 年 | 增幅 |
|---|---|---|---|
| 全国社会办医疗机构床位数 | 41.2 万张 | 103.42 万张 | 151.02% |
| 湖北省社会办医疗机构床位数 | 0.46 万张 | 3.74 万张 | 713.04% |

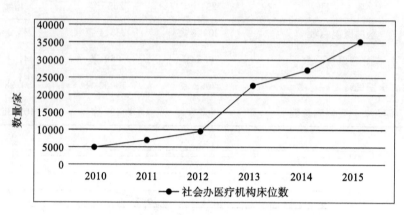

**图 2　2010—2015 年湖北省社会办医疗机构床位数**

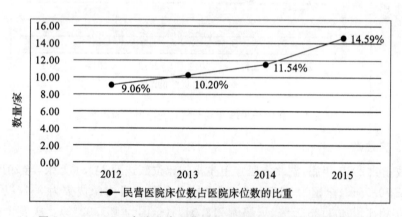

**图 3　2012—2015 年湖北省民营医院床位数占医院床位数的比重**

### （二）社会办医疗机构医疗服务状况

2012—2015 年湖北省非公立医疗机构门诊量占门诊总量的比例有所增长,但 2015 年其占比仅为 18.82%,不足五分之一(图 4)。2012—2015 年湖北省民营医院出院量占医院出院总量的比例虽不断增长,但 2015 年其占比仅为 9.94%,不足十分之一(图 5),结合上述情况,可以得出湖北省社会办医疗机构的卫生服务提供能力有所增强,卫生服务利用效率有所提高,但其服务量仍然偏少,竞争力明显不足。

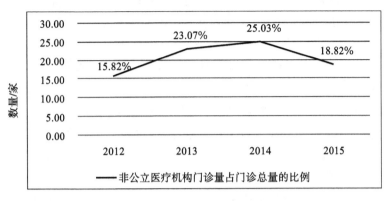

**图 4　2012—2015 年湖北省非公立医疗机构门诊量占门诊总量的比例**

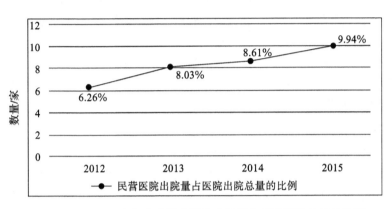

**图 5　2012—2015 年湖北省民营医院出院量占医院出院总量的比例**

## 二、湖北省推进多元化办医现存的问题

### (一)社会办医疗机构规模水平较低,服务水平有限,市场竞争力不足

近年来,湖北省社会办医疗机构在数量上以及规模上都有一定的增长,截止到 2015 年,民营医院床位数占医院床位数的比重仅为 14.59%,不足五分之一,相比之下其规模水平仍然较低。在服务水平方面仍然有限,一方面民营医院的病床使用效率未达到质控要求,开放病床资源未得到有效利用,2015 年,湖北省民营医院出院量占医院出院总量的比例仅为 9.94%,其服务提供量与公立医院相比明显不足;另一方面非公立医疗机构门诊量占门诊总量的比例也一直没有显著的提升,2015 年的占比仅为 18.82%,这进一步表明社会办医疗机构技术水平和服务能力还很有限,市场份额明显不足,市场竞争力亟待增强。

### (二)各项扶持政策落实力度仍需加大

一方面,社会办医在土地、投融资、价格、财税等方面的扶持政策在落实过程中还存在责任不清、限制条件多、落实困难等诸多问题。在用地保障方面,民营医院普遍面临“用地难”和“用地贵”问题;在税收负担方面,由于民营医疗机构的企业定性,虽然已经免除其营业税,但是所得税和土地税仍然较重;在财政支持方面,社会办医疗机构患者逃费、欠费以及实行药品零差价之后,无法与公立医院一样及时获得政府补贴。另一方面,在医保定点评定、等级评审、技术准入以及科研立项等方面,社会办医疗机构与公立医疗机构之间还存在差距,且在短时间内难以消除,需要不断努力使之缩小。

### (三)人才质量与人才流动需要进一步提高加强

人才是决定医疗机构发展好坏至关重要的因素之一,优质医疗人才的缺乏是影响社会办医疗机构进一步发展最为关键的因素。从全国来看,各类卫生专业技术人才主要集中在公立医疗机构,湖北省也不例外。目前,社会办医疗机构的产学研能力仍然较弱、职称评定体系不完善、医务人员社会保障以及社会声誉与公立医院相差较大等因素,导致其对于人才的吸引力不够,整体人才质量与公立医院相差较大,在形成较高层次、稳定、梯队发展的人才队伍上面临诸多困难;此外,人才流动机制还未完全建立,医师多点执业还需进一步推进与规范,社会办医疗机构与公立医疗机构之间人才流动机制不科学、不健全,不利于两类医疗机构之间的交流与合作,这既制约了社会办医疗机构自身水平的提高,也影响了其与公立医疗机构的协同发展。

### (四)信息化建设比较滞后

现阶段,社会办医疗机构的信息化建设仍然比较滞后,一是在政策知情方面,社会办医疗机构劣势明显;二是在医疗信息数据共享方面,其与公立医院存在较大差距,信息孤岛现象明显;三是以电子病历为核心的社会办医疗机构医院信息化建设仍然有待进一步实施;四是纳入全省人口健康信息综合平台管理,实行互联互通、信息共享的工作还需加快推进。

### (五)监管困难导致发展不当,监管力度急需加强

加强对社会办医疗机构的有效监管对于促进其合理合法发展尤为重要。现阶段,对社会办医疗机构的准入条件不断放开,但是对社会办医疗机构仍然存在监管力度不够、监管不规范、监管秩序混乱等问题。部分地方存在着只批不管的现象,医疗秩序混乱;医疗质量控制制度建设欠缺,病历书写不规范,不合理用药、开大处方等不规范的诊疗现象仍然存在,社会办医疗机构存在经营不规范、市民不信任等问题,例如违法广告屡禁不止,医疗纠纷发生率较高等。这些都严重损害了社会办医疗机构的社会信誉与社会形象,降低了其在社会公众心中的信誉值,对于其长期健康发展十分不利。

## 三、思考和建议

### (一)大力发展社会办医,加快形成科学有序的多元化办医格局

在现阶段取得的成就上继续大力发展社会办医。一是落实和加大政策支持力度,让社会办医疗机构真正享受到政策的利好。加快落实社会办医疗机构在医

保定点评定、等级评审、技术准入、职称评定以及科研立项等方面与公立医疗机构享有同等政策待遇。二是严控公立医疗机构的单体规模,严控其市场份额的大幅度上涨,通过科学的区域卫生规划以及医疗服务体系规划为社会办医预留好市场空间,促进科学有序的多元化办医格局的形成,对已经存在的社会办医机构给予更多的政策帮扶和技术支持,推动其为所在区域提供更为优质和所需的卫生服务;注重再引入机构的技术和特色,发挥社会资本的竞争性和市场活力,推动医疗市场合理有序化。三是通过政府购买基本医疗卫生服务的方式,鼓励社会力量快速填补基本医疗资源不足。

### (二)鼓励社会资本加入健康领域开展"双创"活动

鼓励社会资本在健康领域开展"双创"活动,引导支持其开展健康服务业。充分发挥社会资本的市场活力与市场敏锐性,以满足人们多层次的健康需求以及高收入人群的高水平健康需求为导向,鼓励社会资本开展健康领域创新活动,如:支持其合理研发各类健康管理辅助器具,切实提高特殊人群(如老年人、残疾人、慢性病患者)的生活质量与生命质量。开发高端医疗养护产品等,并制定相关扶持政策予以帮扶。

### (三)推进和规范医师多点执业,形成良性人才流动机制

针对社会办医疗机构优秀卫生人员不足的问题,政府应当从政策方面加强医务人员的流动性,推进和规范医师多点执业,形成良性人才流动机制。其一,完善医师多点执业中的人事管理制度,加快制定科学合理的人事管理办法和薪酬制度,推进社会办医疗机构医师多点执业人事管理科学化;其二,鼓励社会办医疗机构和公立医疗机构开展多种形式的人才交流活动,以交流促进步,相互促进提升;其三,鼓励符合资质的医师到社会办医疗机构合法执业,鼓励其帮助社会办医疗机构搭建高层次、稳定、梯队发展的人才队伍。

### (四)加强社会办医的信息化建设

一是提高社会办医疗机构政策知情度,提高其政策认知水平。政府应当利用组织开展集体政策培训、积极发布最新政策信息、在有关平台开展主题讨论等形式,让政策更快、更好地落实到社会办医疗机构;二是促进各类医疗机构之间的医疗信息共享,破除社会办医疗机构信息孤岛现象;三是推进以电子病历为核心的社会办医疗机构医院信息化建设,纳入全省人口健康信息综合平台管理,实行互联互通、信息共享,根据实际情况与需要,让社会办医共享一部分公共信息资源,缩小其与公立医院存在的信息资源差距。

### (五)创新监管方式方法,引导社会办医疗机构规范发展

一是加快探索创新监管方式方法,依托医师、护士、医疗机构电子化注册工作平台,探索建立社会办医疗机构诊疗行为大数据库,通过对数据的科学分析和利用,进一步加强对社会办医疗机构诊疗行为的事中事后监管;二是加强对社会办医疗机构的指导和培训,严厉打击各类不规范的医疗行为和商业行为,提升其医

疗技术水平,保障医疗安全和质量;三是推动医疗机构和执业人员诚信体系建设,建立健全医疗机构,建立医务人员不良执业行为记分管理制度,建设医护人员电子化执业管理系统,促进医疗机构、医务人员恪守医德风范,引导社会办医疗机构规范发展。

## 参 考 文 献

[1] 陈舒盈,王冬阳,朱帆帆,等.无锡市多元化办医发展现状与问题分析[J].南京医科大学学报(社会科学版),2017,17(2):94-97.
[2] 李文敏,王长青.中国民营医疗机构:现状、困境与反思[J].中国卫生政策研究,2016,9(9):7-12.

# 我国公立医院医务
# 人员薪酬制度讨论

王禾

华中科技大学医药卫生管理学院

【摘要】我国现代医院管理制度推行以来,公立医院医务人员的薪酬水平仍处于相对尴尬的阶段,其不合理的薪酬制度及较低的薪酬水平,导致医务人员对其工作满意度下降、服务质量减弱,从而影响整个公立医院的发展,与现代医院管理制度的指导思想相违背。本文分析目前我国医务人员的相关基本情况,及现行的薪酬制度,提出完善优化薪酬制度、提升薪酬水平的相关政策建议。

【关键词】公立医院　医务人员　薪酬制度　薪酬水平

2017年7月发布的《国务院办公厅关于建立现代医院管理制度的指导意见》(以下简称《意见》)(国办发〔2017〕67号)中强调,坚持中国特色卫生与健康发展道路,不断提高医疗服务质量,充分调动医务人员积极性。在《意见》中明确指出,建立现代医院管理制度应健全人力资源管理制度与绩效考核制度,并给出明确指示,做到多劳多得、优绩优酬。

在我国现代医院管理制度的建立推广中,薪酬制度的完善再一次得到了充分的重视。薪酬制度作为公立医院对相关工作人员,特别是医务人员的重要激励手段,直接影响了公立医院自身"软件"方面的运行能力。如何控制及管理公立医院医务人员的薪酬制度,政府与院方相关领导的正确引导及政策的制定与完善起到了关键性的作用。

## 一、我国目前公立医院薪酬体系现状

### (一)我国公立医院运行的薪酬制度

根据国家对事业单位及人员的管理办法,我国公立医院的薪酬制度共经历了4次改革。1956年进行了第一次的调整,要求事业单位职工和行政机关人员实行职务工资制度,按照职务的高低、责任的大小、技术的要求等,划分了30多个等级,并按照等级进行收入分配。其中提出水平较高的技术人员应当加发相应的技术津贴,初步区分了不同级水平人员的薪酬水平。

1985年,国家对事业单位的人员的薪酬制度进行了第二次的修改,其中提出,事业单位工作人员和技术人员完全按职务高低进行收入分配模式,探索以职务因素为主、职能为辅的结构工资制度。此次改革中,将薪酬划分为基础工资、职务工资、工龄工资及奖励工资四部分,初步将单一的薪酬结构分成多个部分,细化员工的薪酬结构,使得薪酬制度相较之前更能反映员工的工资情况,也为薪酬制度的完善奠定了基础。

国家第三次对事业单位薪酬制度的调整是在1993年,国家根据事业单位特点和经费来源对事业单位进行分类管理,将事业单位分为全额拨款、差额拨款及自收自支三个类型。其中,公立医院基本属于差额拨款的事业单位,工作人员薪酬制度中,国家对其基本工资进行拨款、支付,针对其他(如津贴、奖金等)补助性薪酬均由公立医院通过自行创收来进行支付。公立医院薪酬制度如此划分,其自行创收的部分逐渐成为公立医院谋利的主要手段与途径,进而导致了后期出现的"以药养医"及过度医疗、过度检查等现象的出现。

国家对事业单位薪酬制度的第四次改革,于2006年发布实施并沿用至今,其中将原四部分的薪酬结构予以重新规划。卫生事业单位实行岗位绩效工资制度,岗位绩效工资由岗位工资、薪级工资、绩效工资和津贴补贴四部分组成,其中岗位工资和薪级工资为基本工资,基本工资执行国家统一政策及标准。岗位工资,即根据岗位的不同、专业技能的不同以及其他标注的不同来执行相应的薪资标准;薪级工资,即根据人员的资历,并参考其岗位、职位等计算薪级工资的标准;津贴补贴,即因恶劣的工作环境,给予医务人员一定的经济补助;绩效工资,即在医务人员的薪酬中占较大比例的组成部分,通过医务人员在日常工作中的工作质量、数量以及其他相关标准对其进行一个综合评价,由于绩效工资是由公立医院来负责评价及发放,绩效工资也是薪酬制度中可控性最强、灵活性最高的一部分。为合理化绩效公司制度,国家出台相关文件,要求相关事业单位对其绩效工资进行改革,使其更精确、合理地符合薪酬制度精细化管理的要求。

经历了四次改革的公立医院薪酬制度,从一定程度上来说已经逐渐向我国现代医院管理的要求靠拢,我国公立医院的医务人员的薪酬水平相比最初,有了极大的改善与提升,在保证国家负责的基本工资之外,又可通过绩效手段相应的提升个人薪酬。但是与其他行业相比,我国的薪酬制度仍存在着一定的不足。

(二)我国公立医院医务人员薪酬情况

根据国家统计局的数据来看,2013—2015年我国医院数量总体上呈现上升趋势,其中,公立医院的数量逐年有所减少,相反民营医院的数量有了较为明显的增加。根据国家卫计委(现更名为国家卫生健康委员会)统计,截止到2017年4月底,我国医疗卫生机构数量达987049家,其中公立医院数量达12602家,与2016年同期相比,公立医院的数量减少了380家(表1)。

表 1　全国医疗卫生机构数(单位:个)

| 项目 | 2016 年 4 月底 | 2017 年 4 月底 | 增减数 |
|---|---|---|---|
| 医疗卫生机构合计 | 987862 | 987049 | −813 |
| 一、医院 | 28072 | 29478 | 1406 |
| 　按经济类型分 | | | |
| 　　公立医院 | 12982 | 12602 | −380 |
| 　　民营医院 | 15090 | 16876 | 1786 |
| 　按医院等级分 | | | |
| 　　三级医院 | 2142 | 2267 | 125 |
| 　　二级医院 | 7665 | 8081 | 416 |
| 　　一级医院 | 8936 | 9424 | 488 |
| 　　未定级医院 | 9329 | 9706 | 377 |

根据国家统计局 2016 年统计,2015 年我国卫生人员数量达 1663.39 万人,其中,我国医务人员即卫生技术人员达到了 800.75 万人,与 2006 年相比,增加了 69.3%(表 2)。

表 2　近 10 年我国卫生人员数量(单位:万人)

| 项目 | 2015 | 2014 | 2013 | 2012 | 2011 | 2010 | 2009 | 2008 | 2007 | 2006 |
|---|---|---|---|---|---|---|---|---|---|---|
| 卫生人员数 | 1069.39 | 1023.42 | 979.05 | 911.57 | 861.6 | 820.75 | 778.14 | 725.18 | 696.44 | 668.12 |
| 卫生技术人员数 | 800.75 | 758.98 | 721.06 | 667.55 | 620.29 | 587.62 | 553.51 | 517.45 | 491.32 | 472.84 |
| 执业(助理)医师数 | 303.91 | 289.25 | 279.48 | 261.61 | 246.61 | 241.33 | 232.92 | 220.19 | 212.29 | 209.91 |
| 执业医师数 | 250.84 | 237.49 | 228.58 | 213.88 | 202.02 | 197.28 | 190.54 | 179.19 | 171.55 | 167.8 |
| 注册护士数 | 324.15 | 300.41 | 278.31 | 249.66 | 224.4 | 204.81 | 185.48 | 167.81 | 155.88 | 142.63 |
| 药师数 | 42.33 | 40.96 | 39.56 | 37.74 | 36.4 | 35.39 | 34.19 | 33.05 | 32.52 | 35.36 |
| 乡村医生和卫生员数 | 103.15 | 105.82 | 108.11 | 109.44 | 112.64 | 109.19 | 105.1 | 93.83 | 93.18 | 95.75 |

| 项目 | 2015 | 2014 | 2013 | 2012 | 2011 | 2010 | 2009 | 2008 | 2007 | 2006 |
|---|---|---|---|---|---|---|---|---|---|---|
| 其他技术人员数 | 39.97 | 37.97 | 35.98 | 31.91 | 30.6 | 29.02 | 27.5 | 25.51 | 24.35 | 23.55 |
| 管理人员数 | 47.26 | 45.13 | 42.1 | 37.3 | 37.49 | 37.05 | 36.27 | 35.69 | 35.66 | 32.37 |
| 工勤技能人员数 | 78.25 | 75.53 | 71.81 | 65.36 | 60.59 | 57.88 | 55.77 | 52.7 | 51.94 | 43.62 |

根据国家统计局统计数据,2015 年共有城镇单位就业人员 18062.5 万人,其中,卫生、社会保障和社会福利业城镇单位就业人员 841.6 万人,占当年总城镇单位就业人员的 4.7%;统计表明,我国 2015 年城镇单位就业人员平均工资为 62029元,卫生、社会保障和社会福利业城镇单位就业人员平均工资为 71624 元。至2016 年,城镇单位就业人员平均工资为 67569 元,与 2015 年相比增长 8.9%;卫生、社会保障和社会福利业城镇单位就业人员平均工资为 80026 元,相比增长11.7%(表 3)。

表 3　2011—2015 年我国城镇非私营单位就业人员平均工资水平(单位:元)

| 项目 | 2016 | 2015 | 2014 | 2013 | 2012 | 2011 |
|---|---|---|---|---|---|---|
| 城镇单位就业人员平均工资 | 67569 | 62029 | 56360 | 51483 | 46769 | 41799 |
| 农、林、牧、渔业城镇单位就业人员平均工资 | 33612 | 31947 | 28356 | 25820 | 22687 | 19469 |
| 采矿业城镇单位就业人员平均工资 | 60544 | 59404 | 61677 | 60138 | 56946 | 52230 |
| 制造业城镇单位就业人员平均工资 | 59470 | 55324 | 51369 | 46431 | 41650 | 36665 |
| 电力、燃气及水的生产和供应业城镇单位就业人员平均工资 | 83863 | 78886 | 73339 | 67085 | 58202 | 52723 |
| 建筑业城镇单位就业人员平均工资 | 52082 | 48886 | 45804 | 42072 | 36483 | 32103 |
| 交通运输、仓储和邮政业城镇单位就业人员平均工资 | 65061 | 68822 | 63416 | 57993 | 53391 | 47078 |
| 信息传输、计算机服务和软件业城镇单位就业人员平均工资 | 73650 | 112042 | 100845 | 90915 | 80510 | 70918 |

| 项目 | 2016 | 2015 | 2014 | 2013 | 2012 | 2011 |
|---|---|---|---|---|---|---|
| 批发和零售业城镇单位就业人员平均工资 | 43382 | 60328 | 55838 | 50308 | 46340 | 40654 |
| 住宿和餐饮业城镇单位就业人员平均工资 | 122478 | 40806 | 37264 | 34044 | 31267 | 27486 |
| 金融业城镇单位就业人员平均工资 | 117418 | 114777 | 108273 | 99653 | 89743 | 81109 |
| 房地产业城镇单位就业人员平均工资 | 65497 | 60244 | 55568 | 51048 | 46764 | 42837 |
| 租赁和商务服务业城镇单位就业人员平均工资 | 76782 | 72489 | 67131 | 62538 | 53162 | 46976 |
| 科学研究、技术服务和地质勘查业城镇单位就业人员平均工资 | 96638 | 89410 | 82259 | 76602 | 69254 | 64252 |
| 水利、环境和公共设施管理业城镇单位就业人员平均工资 | 47750 | 43528 | 39198 | 36123 | 32343 | 28868 |
| 居民服务和其他服务业城镇单位就业人员平均工资 | 47577 | 44802 | 41882 | 38429 | 35135 | 33169 |
| 教育城镇单位就业人员平均工资 | 74498 | 66592 | 56580 | 51950 | 47734 | 43194 |
| 卫生、社会保障和社会福利业城镇单位就业人员平均工资 | 80026 | 71624 | 63267 | 57979 | 52564 | 46206 |
| 文化、体育和娱乐业城镇单位就业人员平均工资 | 79875 | 72764 | 64375 | 59336 | 53558 | 47878 |
| 公共管理和社会组织城镇单位就业人员平均工资 | 70959 | 62323 | 53110 | 49259 | 46074 | 42062 |

从 2016 年城镇非私营单位人员平均数据来看,工资水平排在前三名的为住宿和餐饮业,金融业,以及科学研究、技术服务和地质勘查业,其平均工资分别为 122478 元、117418 元及 96638 元;其中,卫生、社会保障和社会福利业城镇单位就业人员平均工资以 80026 元排在第五位。与 2015 年相比,增速最高的三个行业依次为公共管理和社会组织,教育,以及卫生、社会保障和社会福利业和社会工作,增长率分别为 13.9%、11.9%和 11.7%。

我国绝大部分医务人员每周实际工作时间都超过正常规定工作时间,其中,每周工作时间超过 50 小时的医务人员占较大部分,根据我国 2015 年《中国劳动统计年鉴》显示,2014 年全国周平均工作时间为 46.16 小时,医务人员周工作时间已超过全国周平均工作时间,并且超过半数的医务人员表示其工作时间及付出的劳动低于其获取的薪酬水平。

## 二、我国目前公立医院薪酬体系存在的问题

经过我国公立医院即事业单位的薪酬制度四次的改革，其薪酬结构的调整相比之前更加符合我国发展的情况，同时薪酬水平也逐渐由统一细化至与多因素联系。通过分析当前医务人员的薪酬水平发现我国薪酬制度经多次改革后仍存在一些弊端与不足。

（一）医务人员薪酬来源不明确

目前，我国公立医院医务人员薪酬主要来源于政府的财政投入与提供医疗服务收取的费用两个部分。据统计，目前我国政府对公立医院的平均投入仅占医院总收入的一成，剩余九成均由公立医院通过医疗服务收费等手段来对医务人员的进行发放。根据世界卫生组织统计分析，政府机构与非政府机构应共同承担卫生工作人员的支出，其比例应接近 50％。相比之下，我国政府对公立医院较低的财政投入，也迫使公立医院在追求公益性的同时也同样追求相应的经济效益。在政府投入不变的情况下，只有通过提升医疗服务数量及价格的方式来提升医务人员的薪酬水平。深化医药卫生体制改革推行以来，政府对医疗服务价格的调整以及取消药品加成等改革，间接性引导医疗服务行为的改变，弱化公立医院的逐利性。但此前，公立医院均以患者的数量，以及提供医疗服务的数量等作为获取利益的直接手段，这样也直接影响了我国公立医院不合理的医疗服务行为，"大处方、大检查"以及"以药养医"的问题出现，致使医疗卫生资源的失衡，医患关系的恶化，以及"看病难、看病贵"问题的暴露。

（二）医务人员薪酬水平偏低

根据统计数据显示，我国 2016 年城镇单位就业人员平均工资为 67569 元，卫生行业人均工资为 80026 元，住宿和餐饮行业人均工资为 122478 元（当年排名第一），卫生行业人均工资虽为当年平均工资的 1.18 倍，却仅占住宿和餐饮行业平均工资的 65.3％。从 2016 整体平均工资排名来看，虽然卫生行业人均平均工资为全行业的第五名，但单从工资的数据上来看，与排名前几名的行业相比，仍存在着较大的差距。

卫生行业中的医务人员主要由医生与护士构成。以我国医生为例，医生在正式上岗行医前，应当接受 5 年的医学专业的本科学业，随后对其专业进行 3～8 年的研究生教育，由于个人及环境因素，部分人群会在硕士研究生甚至本科毕业后直接进入岗位工作，由于薪酬制度的限制，想获得更高的薪酬待遇的同时也需求更高的专业学历，于是在进入医院工作后还要参加 3～6 年的相关医师培训。从整体来看，医学专业与其他学科相比，花费了更多的时间和成本在知识的学习上，同时，作为医务工作者，也同样需要相当长的时间来积累经验，但在薪酬的获取上达不到相应的标准。

此外，根据多位学者的调查研究表明，医务人员因工作时间较长对其自身造成了一定的压力与影响。医务人员平均一周工作时间远高于全国平均工作时间，并有长时间连续工作的情况发生，每月累计加班时间已超过了所允许的 36 小时加班时间的范围。在长时间工作的压力下，医务工作者仍需要在工作中面对、处理各类突发情况，例如，来自情绪波动的患者及其家属的责难及自身健康的变化等，医务人员需在工作中同时承受来自心理、生理等各方面的压力。

医务人员所花费的时间成本及教育支出、在工作中所需要承受的较大的压力并未通过合理的方式在薪酬上得到相应的回报。同时，也正因为医务人员的价值未得到足够的关注与重视，才导致医务人员的薪酬水平处于相对较低的层面。

### （三）医务人员薪酬结构不合理

据我国 2013 年度全国卫生计生财务年报的数据统计，在医务人员所得薪酬中，基本工资占薪酬总额的 15.59%，津贴补贴占 12.25%，奖金占 21.17%，绩效工资占 25.75%，其余为相关福利补助。奖金与绩效工资共计占比 46.92%，高出基本工资与津贴补贴占比 19.08%，如此倒置的薪酬结构，导致绩效工资及奖金在医务人员薪酬组成中占主导部分，且弱化了基本工资及津贴补贴存在的价值，从而逐渐影响医务人员的医疗服务行为。

同时，由于我国津贴补贴也存在滞后性，已经无法适应当前卫生行业的发展及医务人员的需求。其中，针对护士岗位发放的护龄津贴标准制定于 1985 年，至今未根据发展情况做出相应的调整，作为鼓励护士长期从事护理工作而制定的政策已经失去了其应有的作用。此外，于 2004 年调整的卫生津贴标准，将医务人员按不同的工作类型、性质划分，根据不同类别按照相应的标准进行补助，但该标准实施至今仍未做出符合我国国情的相应调整。

此外，作为当前医务人员薪酬中占较重比例且由公立医院进行自主分配的绩效工资，也同样存在着改善与调整空间。目前，公立医院的绩效工资不同于传统企业的绩效工资，公立医院作为事业单位，向社会提供公益性质的服务，与企业不同的是，财务上的盈亏并不是绩效的唯一评价指标。公立医院对医务人员的绩效评估相较更为复杂，需要考虑的方面也从单一的服务数量，扩充至服务的质量、合理性、专业性等多方面，并且涉及不同专业、科室、职责的医务人员，其绩效评估的标准也存在一定的差异。

当前公立医院作为事业单位，且在医务人员薪酬方面"自给自足"，在这种双重标准下，一部分公立医院因薪酬制度中政府负责基本工资及津贴补贴，忽视绩效评估及绩效工资对员工激励的重要性，采用不合理、不公平的评估机制，导致相关医务人员的流失；另一部分公立医院因曲解绩效工资的真正内涵，过度追求经济效益，从而丧失了医院本该具有的公益性，影响医院在社会中的评价。

目前，公立医院内部的绩效考核、评估并未合理地影响医务人员的绩效工资。我国大部分的公立医院并未建立起科学、有效的绩效管理体制，当前医务人员的绩效工资基本与其职称、学历、工作年限等因素相关联，并非是工作数量、质量等。

由于缺乏正确的绩效评估体系,使得医务人员中技术较高、品质优秀的人才难以脱颖而出。缺乏足够合理且有激励效应的绩效评估,是绩效工资公平性的缺失,间接导致人才的流失,从整体上来看,是整个医疗卫生行业的损失。

## 三、政策建议

### (一)明确政府投入,明确公立医院人员支出资金的来源与渠道

最直接的手段是通过政府扩大以及明确其对公立医院的直接投入,保障公立医院在正常运行情况下的基本人力成本,即以政府财政投入的形式保障公立医院医务人员的薪酬,使得医务人员不再因创收问题而产生不必要的医疗服务,逐渐改善医务人员及公立医院的逐利性质,使得医务人员能将精力投入到医疗服务质量的提升,以及自身医疗服务技术的突破中。通过改变当前公立医院基本自负盈亏的模式,使得政府投入及公立医院自身投入趋向平衡。

通过医疗保障制度的限制间接影响医务人员的服务质量,如采用 DRGs 复合型的医保支付方式来限制医务人员因逐利而产生的不合理医疗服务行为,虽然当前 DRGs 支付方式存在一定的技术难度,但在多方的共同努力与配合下,普及合理的医保支付方式能够在优化医疗服务质量的同时,缓解患者就医的压力。通过直接与间接两个方面对公立医院医务人员支出的控制,使其明确资金来源,弱化公立医院的逐利性,强调其公益性。

### (二)提升医务人员薪酬水平,充分体现个人价值

医务人员作为一个需要较长培养周期以及较大教育成本投入,并且以医疗经验为主、创新思维为辅的职业群体应当得到社会各界的重视。最直接反映医务人员价值的薪酬水平,其高低反映了国家及社会对该职业的重视程度。根据调查显示,超过半数的医务人员认为,付出相应的医疗服务后,其薪酬水平应达到社会平均工资的 3 倍以上。这也从侧面反映了医务人员根据自身对卫生服务行业的投入,对其自身价值的一个衡量。不可否认的是,由于当前医务人员的价值并未得到真正体现,导致医务工作者的流失以及医务人员的不合理流动。

继续深化我国医疗服务体制改革,通过提升医疗服务的价格,逐步体现医务人员的价值,从而提高医务人员的薪酬水平,树立健康的激励机制,激发医务人员的潜能并调动其积极性。当前医疗服务体制改革已经进入试点阶段,虽然部分地区的医疗服务价格目前尚不能弥补因取消药品加成而造成的损失,但仍存在较大的提升空间。

在提升医务人员薪酬的同时,市场化医务人员的薪酬水平可根据市场对医务人员的需求程度,建立医务人员市场需求度评价指标,通过对所属地区、医疗机构、专业、领域、职务、工作年限、服务数量、服务质量等多维度的综合评价,来衡量医务人员在市场中的需求程度,并周期性地根据各医务人员排名区间来灵活调控其薪酬水平。通过市场化的调节,医务人员的薪酬水平在得到提升的同时,也直

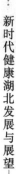

接激发了医务人员自身追求更高薪酬水平的积极性。由于市场宏观调控、政府介入等机制,医务人员的薪酬水平会处于一定的平稳,可避免因市场过度的操控而导致薪酬失常的麻烦。在透明化医务人员收入的同时,也间接缓解了"看病难、看病贵"的问题。

### (三)优化薪酬制度结构,制定合理的薪酬制度

目前我国公立医院事业单位的薪酬制度中,薪酬结构失衡,绩效工资及奖金占薪酬的较大比重,导致公立医院的逐利行为。

首先,对基本工资及津贴补贴部分进行制度更新及推进,陈旧的制度已经无法满足当前的发展形势与人民的需求,应当重新制定符合实际情况的津贴补贴制度,重视其补贴范围人群;同时,也可根据实际情况,取消津贴补贴部分,由增长后的基本工资予以代替,使得基本工资与绩效工资基本处于一个平衡的状态,医务人员的基本收入有了保障。

其次,绩效工资作为公立医院可自主支配的部分,对医务人员的薪酬构成有较大的影响。合理、科学化的绩效评估体系能直接影响医务人员的医疗服务行为。充分正视绩效评估在公立医院中的重要价值,优化与完善医务人员及相关人员的绩效工资制度,体现多劳多得、优绩优酬,并合理拉开收入差距。通过将卫生服务的数量、质量、服务效果、服务效率、服务水平和服务满意度等众多指标纳入公立医院绩效评价体系,综合性地评价医务人员所提供的医疗服务水平,间接引导医务人员的服务习惯及服务理念,从而在提升服务质量的同时,使绩效工资向着可控及健康的方向发展。

## 参 考 文 献

[1] 黄亚新,徐长江,丁强,等.建立公立医院医务人员薪酬制度的研究[J].现代医院管理,2015(4):22-25.

[2] 周江瑾,徐玲,郭岸英.三甲医院医务人员长期超负荷工作问题分析[J].医院管理论坛,2013,30(5):51-53.

[3] 张曼华,刘婷,朱洁.医务人员职业幸福感影响因素及提升策略研究[J].中国医院,2016,20(6):24-27.

[4] 姚阿丽,贾秀萍,卢明,等.某省公立医院医务人员薪酬水平与工作满意度关系研究[J].医学与哲学,2016,37(19):56-59.

[5] 高孙玉洁,卢耀勤,刘涛.我国医务人员职业满意度及其影响因素[J].职业与健康,2017,33(8):1146-1148.

[6] 王丽,张新庆,李恩昌,等.我国45家医院医务人员工作满意度状况调查[J].医学与社会,2014(12):87-89.

[7] 王忱,尹爱田.我国医务人员薪酬制度的现状、问题与策略建议[J].中国卫生经济,2013(11):15-17.

[8] 麻若蒙,方鹏骞.湖北省公立医院医护人员薪酬制度调查分析[J].中国医院

管理,2016,36(9):25-28.

[9] 夏冕,裴丽昆.我国公立医院医生薪酬制度研究[J].中国医院,2016,20(4):
40-43.

[10] 李乐.浅析公立医院绩效工资的分配改革[J].财会学习,2017(11):
188-189.

[11] 景健军.公立医院绩效工资分配改革的思考[J].中国集体经济,2017(11):
50-51.

# 我国公立医院医务人员
# 人事薪酬制度改革探索

湛大顺，王一琳，杨俭，吴月苹，蒋明珠，叶清，章伟
华中科技大学医药卫生管理学院

【摘要】改革医务人员人事薪酬制度是深化我国公立医院改革的重要内容和必然要求，也是调动医务人员积极性和保证公立医院公益性的关键所在。本文阐述了医疗行业的特点，及目前公立医院人事薪酬制度现状，提出了公立医院人事薪酬制度设计原则，并以此提出两点思路来改革公立医院人事薪酬制度。

【关键词】人事薪酬制度　公立医院　医务人员

目前我国公立医院人事薪酬制度设计不合理，未能体现医生的劳动价值，也未能体现医疗行业的特点，且薪资水平与医院收入挂钩，公立医院逐利性增强，继而影响医务人员的工作积极性和医疗行业的整体发展，给人民群众的幸福生活和生命健康造成极大影响。为此，2015年发布的《国务院办公厅关于城市公立医院综合改革试点的指导意见》中明确提出，要求公立医院建立公益性导向的考核评价机制，并通过深化编制人事制度改革，合理确定医务人员薪酬水平，强化医务人员绩效考核来建立符合医疗行业特点的人事薪酬制度。一个符合医疗行业特点的人事薪酬制度，有利于维护公立医院的公益性、调动医务人员的积极性、保障医院运行的可持续性，有助于推动健康中国建设。

## 一、医疗行业的特点

一个设计良好、运行有效的人事薪酬制度，必然要符合行业特点，体现行业特征。

### （一）公益性

医疗行业是公益性服务行业，需要政府通过一定的医疗卫生服务，为国民提供公共产品或准公共产品，以保证基本医疗卫生服务的可及性和可负担性，并替政府承担救死扶伤、防病治病的社会责任，这体现了医疗行业中的政府责任。

### （二）以患者为中心

随着社会的进步以及人们对医疗认识的加深，"以患者为中心"逐渐替代"以疾病为中心"而成为医疗行业乃至全社会的共识。"以患者为中心"需要医务人员理解患者，让患者自己充当决策者，充分利用各种既有资源，为患者提供全面支持和帮助。

### （三）购买行为由卖方决定

对于绝大部分药品或治疗方案来说，其购买决定不是由患者做出，而是由医疗机构做出，因为医疗行业专业性太强，其知识高度一般人达不到，很多决定患者只能听从医务人员的安排。

### （四）高投入性和高风险性

医疗行业的人才培养周期长，且医学的发展进步太快，需要从业者不断地学习，乃至终身学习。再者，医务人员工作繁忙、工作强度大，节假日、公休日工作基本为常态，医务人员的时间、精力投入巨大。另外，医疗卫生服务的对象是人，具有特殊性，从业者面对的不仅是宝贵的生命和健康，而且还需要面对由于服务带来的风险，特别是对社会上伤医事件及精神病患者伤医不承担责任的安全忧虑，还存在因接触传染病患者而被感染的健康风险。高投入性和高风险性，意味着医疗行业应该是高收入的，只有这样才能体现医疗服务的劳动价值。

### （五）高素质人才聚集行业

医疗行业对人员准入比较严格，特别是大型公立医院，更是非硕士甚至非博士不录用。除学历外，医疗行业还对从业者医疗水平、科研素质以及其他各方面都要求甚高。根据马斯洛需求层次理论，高素质人才更需要精神满足和自我实现，作为典型的知识密集、人才聚集行业，公立医院人事薪酬制度设计不能单一依靠物质奖励，应该全方位多角度激励，提高医生工作积极性。

## 二、公立医院人事薪酬制度的现状

20世纪末公立医院被推向市场后，公立医院医疗资源和服务能力提升，陈旧计划式的公立医院人事薪酬制度已不符合公立医院发展需求，面临一系列困境，甚至成为制约公立医院改革发展的瓶颈，主要表现在以下几方面。

### （一）薪酬水平低

依据国际惯例，医务人员的薪酬水平是一般社会岗位平均工资的 3～5 倍，乃至 6～8 倍。但长时间以来我国的医务人员薪酬水平只有一般社会岗位平均工资的 1.3 倍左右。国家卫生健康委员会也公开表示医务人员工资待遇低是不争的事实，薪酬水平偏低无法满足高素质人才更高层次的追求和需要，而且其无法与医疗行业的高投入性和高风险性相匹配，以致不能调动医务人员的工作积极性。这也是导致医务人员工作怠慢、态度不好以及收受药品回扣、器械回扣等现象的重要原因之一,进而可能会引发医患纠纷甚至是伤医事件。

### (二)薪酬结构不合理

薪酬结构的不合理很大的问题在于基础薪酬部分所占比重过大,而绩效薪酬部分所占比重过小。而且,在现阶段我国公立医院岗位绩效考核制度中,职务、职称和工龄等是医生薪酬水平高低的重要依据,导致了比较严重的论资排辈情况。此种薪酬制度不能起到良好的激励作用。另外,论文和科研成果的积累在绩效考核中也占很大一部分比重,以致很多医生无心提高医疗服务质量,无心钻研精进医疗水平。

### (三)不能反映服务价值

目前薪酬制度的设计没有建立在体现岗位价值、风险程度、工作质量、劳动强度等关键要素上,特别是长期以来实行的定价机制,远远不能反映服务本身的价值,也无法体现医务人员的知识和技术价值。因此导致其激励性不够,不能够促使医生发挥正向积极性,即医生的个人利益没有与患者利益及社会整体利益保持一致。

### (四)薪酬与利润挂钩

大多数医院的医生薪酬分配仍在较大程度上依赖于收支结余,这不仅与政策规定的"不得将医务人员个人薪酬与科室收入直接挂钩"不符,而且给予医生错误导向,导致不良现象屡禁不止。不合理的薪酬制度,再加上医疗服务的购买行为又刚好由医务人员主导,就导致医生追求更高的经济效益,而不是把患者的安危、医院的利益放在工作的首位,无法提供以患者为中心的服务,更是背离了医疗行业的公益性。

## 三、公立医院人事薪酬制度的设计原则

薪酬对于广大医务人员的生活质量、工作积极性以及服务的质量和效率等有重大影响。秉承明确和清晰的设计原则,才能有重点、有条理地开展薪酬制度设计工作。在医务人员薪酬制度设计中应体现以下四个大原则。

### (一)规范性

薪酬制度设计时,应以国家政策为导向,既要突出时代特征,又要顺应国家规范,也就是绩效考核必须符合国家卫健委"九不准"规定和纪检监察有关部门的行风建设规定,注意政策导向原则性问题,不能有开单提成和直接按业务收入提成等。

### (二)科学性

薪酬制度设计需要综合考虑不同地区的经济发展水平,不同医疗机构的类型、职能和特点,以及不同的工作岗位(如医生、护士、医技等),通过需求和环境分析,确定各级各类机构和医务人员的薪酬水平及分配方案。同时需要建立指标明

确的、可量化的、可操作的绩效评价体系,依据评价结果,给予相应的指导和分析。

### (三)体现行业特点

应强调并根据医疗卫生行业自身特点设计薪酬分配制度,即医务人员的薪酬制度设计应充分体现其高知识技能、高劳动付出、高责任风险等特点,并体现出对其高投入、特殊工作环境和特殊劳动的补偿,以期充分体现从业者的劳动价值和社会认同度。

### (四)激励与约束相结合

薪酬制度设计的约束作用表现在对医务人员进行量化和评价以引导和要求医务人员端正服务态度、规范工作行为;薪酬制度设计的激励作用表现在外部的竞争力和内部的引领力。医院的管理层应注重与相关科室及员工交流沟通,找出其优劣势以扬长避短,并通过更多的内在激励,使其为患者的利益考虑。高水平、不挂钩、高透明的薪酬制度有利于引导医生产生社会所期望的、非逐利的、积极的、正向的行为。

## 四、公立医院医务人员人事薪酬制度的探索

### (一)改进现有公立医院人事薪酬制度

调整医务人员薪酬水平和薪酬结构。提高医务人员薪酬水平的外部竞争力,充分发挥薪酬的激励和引导作用。依据科学的方法,测算医务人员合理的薪酬水平,使其在与社会其他行业的比较中,能够体现出医疗行业的特点,并制定动态增长机制,保证其增长速度与社会经济发展水平和城镇职工收入增长相适应。调整医务人员的薪酬结构,改变其基本工资和绩效工资"倒挂"的现象。增大基本工资比例,充分发挥工资的保障性作用。依据医务人员的工作特点,增加相应的津贴补贴项目,并确定合理的水平,充分发挥津贴补贴项目的激励和补偿作用。

分层、分类制定各类人员的薪酬分配机制。完善评价考核制度,提高医务人员薪酬制度的内部公平性。根据不同地区经济发展水平、不同类型医疗机构的职能和特点,以及不同岗位工作(医生、护士、医技、药剂、管理等)的要求和价值,确定各类机构和人员的薪酬水平及分配方案,合理拉开各类人员收入差距。建立指标明确的、可量化的、可操作的绩效评价体系,依据评价结果,给予相应的激励和指导。

多途径建立经费保障和补偿机制。第一,增加政府投入,切实落实医改关于公立医院的财政补偿政策,全面落实政府对公立医院基本建设、大型设备购置、重点学科发展、人才培养、符合国家规定的离退休人员费用、政策性亏损等财政投入政策。第二,应全面调整医疗服务价格,合理确定门诊、手术、护理等医疗服务项目价格,体现医疗服务合理成本和医务人员劳务技术价值。第三,医院应加强全面预算管理,节约成本,降低物耗,提高人力资源支出所占比例。

## （二）积极探索以 RBRVS 为基础的公立医院薪酬制度新模式

以资源消耗为基础的相对价值比率（RBRVS）是以工作量为核心的支付医师薪酬的有效工具，通过量化评估的方式量化医师为患者提供医疗服务所耗费的资源，涉及的主要资源投入要素如下：①医师的工作总量，包括工作时间和劳动强度；②开业成本，包括医师的医疗事故责任保险；③分期偿还医师所受专业培训的机会成本，但由于机会成本的分摊存在较大争议因而在修订 RBRVS 中被删除。基本原理是通过比较医师在提供医疗服务时所付出的资源消耗和成本的高低，以确定每次医疗服务的相对值（RVU），通过相对值与转换因子（CF）的乘积计算医师每次服务的酬金。

基于 RBRVS 评估系统的分配模式与传统绩效分配方法相比有诸多优势，在促进医院精细化管理方面作用良好。RBRVS 的奖金分配模式，不把药品和材料收入计入奖金分配基数，减少了医务人员"大检查""大处方"的过度医疗行为。RBRVS 改变了原来医院科室二级核算以科室为单位的奖金分配模式，不同岗位绩效分配因医疗服务项目不同存在差异，体现了绩效分配中对于岗位管理的要求。此外，科室可控成本是在医生奖金中直接扣除的，调动了科室成本控制的积极性，具有很好的成本控制作用。应用 RBRVS 理念测算医疗工作的相对成本，既科学地评估了医师的劳动价值，保证医师的工作主动性和创造性，又提高医疗质量，保持医院的公益性。

RBRVS 在医院薪酬考核当中遵循一定的步骤，主要包括：①对诊疗项目进行分层分类；②依据技术难度、成本投入、责任风险、时间耗费、体力消耗、资质等对诊疗项目赋值，得到项目点值集合；③公布赋值结果，收集反馈信息，进行不断调整；④组织实施，收集数据，持续监控，不断反馈，调整点值；⑤计算确定 RVU；⑥计算应得的工作量奖金。各医院工作量奖金是基于各医疗服务项目成本和科室可控成本基础上的，各医院工作量奖金的计算方式为：奖金＝各医疗行为服务项目投入所对应的奖金数－可控成本。需要注明的是，可控成本包括人员的基本薪酬、低值易耗品以及不计价的卫生材料。

## （三）探索构建高水平、不挂钩、透明化的薪金制

现阶段，我国医院科室二级核算、科室收减支乘以奖金分配系数的模式，医务人员的个人收入与医院的经济收入挂钩。破除医务人员的个人收入与医院的经济收入的这种关联，薪金制是除 RBRVS 外另一个重要方法。薪金制从根本上破除个人收入与薪资收入的这种关联。从理论看，薪金制之所以是公立医院薪酬制度改革的一个尝试方向，一是公立医院属于公益性事业单位，须遵循收支结余"不可分配"原则。人员费用必须全部纳入成本中予以支付，而不得从收支结余中分配，也不得与医院经济收入挂钩。薪金制能够实现这一要求。二是从卫生经济学理论看，由于医疗服务的不确定性、信息不对称性和低度量性，医务人员拥有信息和知识优势，在医疗服务过程中起决定性作用，一旦这种权力得到滥用，将导致诱导性医疗消费，损害医患双方互信。三是从多任务委托代理理论看，诊疗行为和

医疗服务有很多评价维度,薪金制采取固定薪酬激励,有利于医务人员重视那些难以测量但是对患者更为重要的目标。总而言之,薪金制是可以避免医务人员诊疗行为免受经济利益的干扰的重要制度安排。

薪金制常带来一种隐忧,即不能调动员工的积极性。这种隐忧有一定的道理,但现阶段薪金制还只是针对高水平岗位设置高水平薪资的制度,并非针对公立医院所有岗位。同时加上严格的准入条件与激烈的竞争上岗,在一定程度上可以弥补积极性不足的缺点,特别是在知识密集、人才聚集的医疗卫生行业。目前,我国新医改的一项重大突破便是对公立医院院长实行年薪制,其考核结果应与社会满意、管理有效、资产运营、持续发展、职工认可等多项指标挂钩,实施任期目标责任制。未来我们可以扩大薪金制岗位设置范围,逐步从院长扩大至高水平人才、科室主任。薪金水平应该以行业水平或社会平均薪酬水平为外部参照,而非限于公共部门等不同部门的内部比较。

# 参 考 文 献

[1] 李军,王秋宇,李洋,等.医疗卫生行业特点与医院内部分配问题及对策研究[J].中国医院管理,2017,37(3):1-4.

[2] 魏子柠.建立符合公立医院特点的医务人员薪酬制度——对福建省三明市公立医院年薪制的调研与思考[J].中国研究型医院,2016,3(3):27-30.

[3] 张美仙,范建明,邵振.具有我国行业特点的公立医院薪酬制度设计[J].中国社会医学杂志,2016,33(2):107-109.

[4] 李辉军.公立医院医务人员薪酬制度改革探讨[J].财经界(学术版),2017(2):346-347.

[5] 辜伟鑫,滕东海.关于公立医院薪酬改革的相关建议[J].企业改革与管理,2016(18):210-211.

[6] 王梦洁,陈昊,何小舟.制度变迁视角下完善公立医院人事薪酬制度的思考[J].江苏卫生事业管理,2017,28(5):54-57.

[7] 钟东波.高水平、不挂钩、透明化的薪金制是公立医院薪酬制度改革的方向[J].卫生经济研究,2014(10):25-29.

第五章

分级诊疗体系构建

FENJIZHENLIAOTIXIGOUJIAN

# 家庭医生签约助力分级诊疗
## ——以湖北省宜昌市为典型案例

李刚,唐尚锋,邵天,陈晓禹,冯占春

华中科技大学同济医学院医药卫生管理学院

【摘要】家庭医生签约服务制度是我国医改中的一项重要举措,对实现基层首诊、分级诊疗具有重要意义。本文对我国家庭医生签约政策演变进行梳理,重点以湖北省宜昌市家庭医生签约服务的家庭医生团队配置、服务内容及管理模式三个角度分析我国家庭医生签约服务发展现状,最后总结了宜昌市家庭医生签约服务助力分级诊疗的经验,探究了家庭医生签约服务与分级诊疗之间的关系。为探索符合居民需求的签约服务模式,建立可持续性的家庭医生签约服务制度提供了政策建议和参考。

【关键词】家庭医生 签约服务 健康政策 分级诊疗

2016 年 10 月 25 日中共中央、国务院发布的《"健康中国 2030"规划纲要》提出,落实预防为主,推行健康生活方式,减少疾病发生,强化早诊断、早治疗、早康复,实现全民健康。健康战略实施的关键就是建立分级诊疗制度,构建家庭医生制度,加快推进分级诊疗制度建设和家庭医生签约服务。这既是医改的重要内容,也是以需求为导向,深化医疗卫生服务供给侧结构性改革,合理配置医疗资源的重要举措。

## 一、我国家庭医生签约政策演变

2009 年发布的《中共中央国务院关于深化医药卫生体制改革的意见》(中发〔2009〕6 号)强调主动、连续与责任制服务,全面发展家庭责任医生服务的各种模式。2009 年深圳市印发了《深圳市实施家庭医生责任制项目试点方案》提出试点家庭医生责任制。2010 年上海市总结长宁、浦东等试点区经验,并在全区推广,2011 年家庭责任医生制成为上海医改五大基础性工程之一。同一时期北京市出台了《关于进一步推进社区卫生改革与管理工作的意见》,推进开展家庭医生式服务试点工作。2011 年发布的《国务院关于建立全科医生制度的指导意见》(国发〔2011〕23 号)明确提出实行全科医生签约服务,2012 年 10 月国务院医改办确立上海市长宁区、北京市西城区、武汉市等 10 个国家级试点地区,进一步推行"6＋X"式的全科医生执业方式和服务模式改革,探索建立家庭医生签约服务模式。2013 年 11 月,广东省卫生计生委正式启动全省城乡家庭医生签约服务试点工作。第一批确定了 36 个试点县(市、区),第二批增加到 57 个,目前广东省已有 70 多个县(市、区)启动城乡家庭医生签约服务试点工作。2015 年 5 月上海市政府办公厅印发《关于进一步推进本市社区卫生服务综合改革与发展的指导意见》,该意见提出要以家庭医生制度建设为主线,在与居民签约的基础上,点面结合,稳步推进家庭医生制度建设,逐步形成社区首诊、分诊有序、支付补偿等关键环节的制度与政策合力,逐步推动家庭医生制度成为政府提供基本卫生服务的有效形式。

2015 年 9 月国务院办公厅印发的《关于推进分级诊疗制度建设的指导意见》明确基层签约服务制度为建立健全分级诊疗的保障机制。2016 年 6 月,由国务院医改办、国家卫生计生委等七部门联合发布的《关于推进家庭医生签约服务的指导意见》(国医改办发〔2016〕1 号),要求进一步加快推进家庭医生签约服务,为家庭医生签约服务发展明确了目标。目前全国家庭医生签约服务工作初具规模,已有 27 个省(区、市)印发了推进家庭医生签约服务的指导性文件或实施方案。

## 二、湖北省家庭医生签约服务发展现状

湖北省家庭医生签约服务首批在武汉、襄阳、鄂州、宜昌、潜江 5 个城市进行试点,2017 年在全省推广,到 2020 年力争实现家庭医生签约服务全覆盖。现阶段家庭医生签约服务优先覆盖老年人、孕产妇、儿童、残疾人等人群,以及高血压、糖尿病、结核病等慢性疾病和严重精神障碍患者等重点人群,然后逐步扩展到普通人群。

2013 年 2 月湖北省卫计委出台了《湖北省乡村医生签约服务试点工作实施意见》,最初在全省各市(州)分别选择 1～2 县(市)开展试点工作,2014 年逐渐扩大,至 2015 年基本实现全省所有的行政村卫生室开展乡村医生签约服务工作。

2016 年湖北省人民政府办公厅印发的《湖北省深化医药卫生体制改革 2016 年重点工作任务》指出要推行家庭医生签约服务,制定关于健全签约服务和管理的政策文件,建立健全全科医生制度。

2017 年 1 月湖北省医改办、卫生计生委、发改委、民政厅、财政厅、人社厅、物价局联合印发了《关于推进湖北省家庭医生签约服务的实施意见》,决定从 2017 年开始在全省启动家庭医生签约服务工作,旨在进一步推进基层首诊、分级诊疗,为群众提供综合、连续、协同的基本医疗卫生服务。截止到 2016 年底,目前 5 个试点地区平均家庭医生签约率为 28.7％,重点人群签约率为 46.1％。

## 三、湖北省宜昌市家庭医生签约服务现状

宜昌市是湖北省家庭医生签约服务的首批试点地区。2016 年宜昌市卫计委印发了《宜昌市家庭医生签约服务规范》(宜卫生计生发〔2016〕60 号),该文规范了家庭医生签约服务团队建设、家庭医生的工作职责、家庭医生服务内容和流程,有

利于为居民提供主动、连续、个性化的服务,有利于促进分级诊疗和有序就医格局的形成。

目前宜昌市城区的家庭医生团队主要由基层医疗卫生机构负责组建家庭医生团队,由家庭医生(以全科医生为主体)、护士、公共卫生医师等组成,有条件的地区有药师、健康管理师、心理师、社区义工等团队加入。签约服务费用由医保基金、基本公共卫生服务经费和签约居民个人分担。家庭医生团队组建后在基层卫生信息系统上对团队信息进行维护,家庭医生团队的信息通过上报由卫计局进行审核,审核通过后对社会公布。宜昌市家庭医生团队原则上由社区全科医生担任。宜昌市卫生计生委负责对全市各区家庭医生团队建设及管理工作进行考核,区卫生计生局负责对各基层医疗卫生单位家庭医生团队工作进行考核,团队负责人对家庭医生团队各个成员进行定期考核。考核结合服务质量、居民满意度等。每个家庭医生团队原则上签约家庭的户数不超过 600 户,服务人数不超过2000 人。

签约家庭医生的居民可享受基本医疗服务、基本公共卫生服务、健康管理服务(健康咨询和调查、健康评估、健康干预与指导、健康促进、智能化健康管理服务及个性化健康管理服务)、便民服务(服务对象为空巢老人以及行动不便、确有特殊需要的签约居民)。具体内容如表1、表2、表3所示。

在家庭医生团队中,全科医生主要负责诊疗及双向转诊。居民签约后,可实行门诊预约服务,签约对象在定点医疗机构可享受优先就诊。签约对象通过家庭医生转诊可在上级医疗机构优先就诊或入院。康复期下转到基层医疗机构进行康复治疗。同时,签约居民可享受各项优惠政策。

表 1　宜昌市家庭医生签约基本医疗服务包

| 类别 | 项目 | 项目内容 | 单位 | 签约人群优惠幅度 |
|------|------|---------|------|----------------|
| 诊疗服务 | X 线 | | 1 次/年 | 50% |
| | B 超 | | 1 次/年 | 50% |
| | 心电图 | | 1 次/年 | 50% |
| | 血常规 | | 1 次/年 | 50% |
| | 尿常规 | | 1 次/年 | 50% |
| | 大便隐血实验 | | 1 次/年 | 50% |
| | 肝功能 | 血清谷丙转氨酶测定、血清天门冬氨酸测定、总胆红素 | 1 次/年 | 50% |
| | 肾功能 | 血清肌酐、血尿素氮、血尿酸、尿肌酐、尿微量白蛋白 | 1 次/年 | 50% |
| | 空腹血糖 | | 1 次/年 | 50% |
| | 血脂 4 项 | | 1 次/年 | 50% |

| 类别 | 项目 | 项目内容 | 单位 | 签约人群优惠幅度 |
|---|---|---|---|---|
| 中医服务 | | 针刺、灸法、拔罐疗法、煎药机煎药、干涉波治疗、低周波治疗 | 1 次/年 | 50% |
| 预约专家转诊服务 | | 与二级以上医院畅通转诊渠道,预约专家、预留床位,方便签约居民优先就诊和住院 | | 免费<br>免费 |

表 2　宜昌市家庭医生签约基本公共卫生服务包

| 类别 | 项目 | 项目内容 | 签约人群优惠幅度 |
|---|---|---|---|
| 全人群 | 健康档案 | 建立纸质和电子档案,定期更新维护 | 免费 |
| | 健康教育 | 根据需要提供健康知识教育 | 免费 |
| 重点人群 | 老年人管理 | 每年为 65 岁以上老年人提供 1 次健康管理服务,包括生活方式和健康状况评估、体格检查、辅助检查和个性化健康指导 | 免费 |
| | 儿童预防接种管理 | 及时建立预防接种证和预防接种卡等儿童预防接种档案。通知儿童监护人,告知接种疫苗的种类、时间、地点和相关要求 | 免费 |
| | 0～6 岁儿童管理 | 为新生儿提供 1 周内上门访视,28 天后进行满月随访 1 次;0～3 岁提供 8 次健康管理服务;4～6 岁提供 3 次健康管理服务,并进行必要辅助检查 | 免费 |
| | 孕产妇管理 | 为孕产妇建卡并在孕早、中期进行 3 次随访及辅助检查,进行或督促孕产妇孕晚期去有助产资质的机构进行 2 次随访,产后 7 天内 1 次家庭访视,42 天 1 次产后健康检查 | 免费 |

| 类别 | 项目 | 项目内容 | 签约人群优惠幅度 |
|---|---|---|---|
| 患病人群 | 高血压患者管理 | 对原发性高血压患者,每年提供至少4次面对面随访评估,进行分类干预 | 免费 |
| | 糖尿病患者管理 | 对确诊的2型糖尿病患者,每年提供4次免费空腹血糖测定,至少进行4次面对面随访,进行分类干预 | 免费 |
| | 结核病患者管理 | 对疑似病例筛查及转诊;对新发现结核病患者72小时内访视;进行督导服药和随访管理;对停药患者进行结案评估 | 免费 |
| | 重性精神病患者管理 | 对确诊的重性精神病患者,每年至少随访4次,每次进行危险性评估 | 免费 |

**表3 宜昌市家庭医生签约健康管理服务包**

| 类别 | 项目内容 | 单位 | 签约人群优惠幅度 |
|---|---|---|---|
| 健康咨询与调查 | ①健康咨询;<br>② 健康问卷调查(医生随访包平板电脑,由患者完成) | | 免费 |
| 健康评估 | 健康状况解读与健康危险因素评估(医生随访包平台软件分析) | 1次/年 | 免费 |
| 健康干预与指导 | 根据评估结果,提供健康干预和指导 | 1次 | 免费 |
| 健康促进 | 定期发送健康养生、保健知识 | | 免费 |

## 四、宜昌市家庭医生签约服务助力分级诊疗的经验启示及政策建议

### (一) 宜昌市家庭医生签约服务助力分级诊疗的经验启示

宜昌市家庭医生签约团队通过大数据、云信息平台,以及特色基本医疗服务包、基本公共卫生服务包、健康管理包等为签约居民提供获得感较强的卫生服务,同时为居民向上级医院转诊提供绿色就医通道,通过医保部门提高居民在基层医疗机构就诊的补偿水平,使居民可在较短的时间内以低廉的价格享受便捷的医疗服务,可使居民就医时的可获得感增高,通过口碑效应吸引社区居民参与到家庭医生签约服务中来,实现首诊在基层,助力分级诊疗。

### （二）家庭医生签约服务助力分级诊疗的关系探析

家庭医生是社区健康的"守门人"，也是分级诊疗的"第一站"。通过推行家庭医生签约制可实现首诊在基层，缓解当前大型综合医院居民就医压力。作为分级诊疗的重要环节，家庭医生签约服务是落实医改政策的体现，是基层服务模式的转变。通过家庭医生签约服务，可使居民与机构建立信赖依托关系，对机构来说签约居民越多意味着对其诊疗能力的认可度越高，有利于机构开展诊疗活动时与患者的配合，间接地也能使机构实现一定的经济收益，对团队家庭医生既是一种激励也是一种压力，促使家庭医生不断提高自身服务能力，同时家庭医生团队成员又可得到较为体面的薪酬；对患者而言，签约一家信赖的医疗机构，一些常见病可在基层医疗机构很便捷的实现治疗，同时又有较高水平的补偿，是吸引患者到基层就诊的一个很重要原因；对医保部门而言，通过对到基层医疗机构就诊的签约居民提供较高水平的补偿政策，可减少患者到大型医院就诊的费用，减少对医保基金的冲击。由此可见，家庭医生签约服务制度无论是对居民、医疗机构，还是对医保机构都是一种共赢模式，有利于分级诊疗制度的实施，也有利于形成合理的就医格局，从而助力整个医药卫生体制改革向前推进。

### （三）家庭医生签约服务助力分级诊疗的政策建议

为使分级诊疗得以真正有效的实施，各省市医保部门还应进一步推动落实家庭医生签约服务，进一步健全医保支付机制。政府应以群众自愿、政策引导、机制创新为原则，从供给侧和需求侧入手，综合施策，通过医保部门持续完善相关激励机制，拉开不同级别医院的医保支付比例。

通过医联体平台带动对基层医疗卫生机构的指导和服务团队诊疗能力的培训，做实做强基层社区卫生服务，通过提供高质量的医疗卫生服务吸引居民签约。与此同时，各家庭医生团队所在机构也应大胆进行创新，不断丰富签约服务包内容，打造个性化服务，强化签约服务推动力，签约服务不仅针对国家基本公共卫生服务、基本医疗服务，还应根据当地实际情况，创新并增添具有特色和吸引力的一些服务包。开展立体化宣传，以实际经典案例向公众说明签约后一系列就医流程以及优惠政策，强化签约服务感召力。

# 参 考 文 献

[1] 郭清."健康中国 2030"规划纲要的实施路径[J].健康研究,2016,36(6)：601-604.

[2] 陈义云,刘春瑞,张春兰.深圳市实施家庭医生服务障碍及对策的研究[J].实用医技杂志,2015(10)：1034-1035.

[3] 雷鹏,王克利,吴龙,等.家庭医生制度与医保支付制度联动机制研究——以上海为例[J].中国医疗保险,2015(4)：9-11.

[4] 沈鹏悦,刘晓珊,李瑞锋.我国家庭医生签约服务发展现状分析[J].中国医药导报,2017,14(26)：169-172.

[5] 中华人民共和国国务院办公厅.关于推进分级诊疗制度建设的指导意见[J].中国实用乡村医生杂志,2015,22(19):3-6.

[6] 仇雨临.家庭医生签约制是分级诊疗施行的保证[J].中国医疗保险,2017(5):23.

[7] 梁鸿.专家解读:建立分级诊疗制度的关键是推进家庭医生签约服务[J].健康管理,2016(7):12.

[8] 王咏红.分级诊疗关键抓"五个突出"[J].中国卫生,2016(10):66-67.

[9] 郑蕾.分级诊疗制度建设的影响因素分析及对策研究[J].中国医院管理,2016,36(11):28-30.

第五章 分级诊疗体系构建

# 论家庭医生制度对于
# 推进健康中国战略的意义

何广林

湖北大学政法与公共管理学院

【摘要】家庭医生制度的实施是建立在以全科医生为载体,以社区为范围,以家庭为单位,以全面健康管理为目标,通过契约服务的形式,为家庭及其所有成员提供连续、安全、有效、适宜的综合医疗卫生服务和健康管理的模式。在全世界,已经有超过 50 个国家推行了该制度,服务的方式包括与居民签约和实行首诊制度,以及按照人头预付服务费,规范了卫生资源的合理利用,降低了医疗费用,改善了全民健康状况,有效地满足了居民的个性化健康需求,从机制上来说,成为服务对象的健康和卫生经费的"双重守门人"。本文主要描述国内实施家庭医生制度的区域在健康管理上的实践。

【关键词】家庭医生制度　全民健康

如今,中国的医药卫生体制正进行新一轮的改革,鉴于国内"看病贵、看病难"的突出问题,随着国家不断出台医疗改革相关制度,以及社区卫生服务改革的不断完整和深化,在我国建立家庭医生制度无疑成为一种必然的趋势。

随着医疗技术的迅速发展和大众医疗保健意识的提高,医疗卫生服务体系也在经历深刻的变革:不再是以医院提供专科服务为主体,而是全科服务和专科服务互补;不再是倾向于对患者疾病的治疗,而是注重预防和健康管理,所以发展社区家庭医生制度就成了当下必须重点探讨的话题。

## (一) 家庭医生制度的特点

### 1. 社区健康服务模式

以深圳为例,它在全市范围内实施的是一种新型医疗保健服务模式,其依托对象是社区健康服务中心,家庭医生团队作为主体,专门为已经建立了契约关系的社区居民及其家庭成员提供一系列相关服务。其实施形式如下:社区健康服务中心举行签约服务的活动,然后由社区的医务工作者帮助参与活动的社区居民进行相关的登记注册,和自愿选择的家庭医生签订相关服务合作合同,同时可以在合同中选择个性化的服务项目。其服务方式如下:家庭医生提供积极的就诊服务或者是上门服务,那些拥有家庭医生的家庭,可以选择电话预约的方式,只需要在预约期间到社区卫生服务中心就诊,如果遇到特殊人群或不便情况,可以直接由家庭医生提供上门服务。

### 2. 社区卫生服务团队模式

早在 2010 年,北京市通州区就组建了一个大型的社区卫生服务团队,目的就是全面宣传和推行家庭医生制度服务模式,社区卫生服务团队是家庭医生服务工作的核心。遵循自由签约、自由选择的原则,凡是签约的居民,都可以在社区内得到多发病、常见病、慢性病等的治疗和转诊预约以及健康管理和咨询等方面的服务,正是有了大医院的专家参与到家庭医生团队中,这就给社区卫生服务工作提供了技术层面上的保障和支持。在实施中得到了社区居民的广泛认可和热烈欢迎。

### 3. 专属家庭医生模式

在 2007 年,上海市实施了家庭医生制度,首先在徐汇、闵行等 5 个城区试点,试图做到每两三千社区居民配备一名家庭医生,专门负责对居民的健康进行管理,最终目标是让家庭医生覆盖全上海,与此同时,实行家庭医生首诊制度。同年 10 月再次新增浦东新区、静安等 5 个试点区域。现在,试点工作在各区县均已初具规模:社区卫生服务中心 74 家,社区卫生服务站 199 个,同时,家庭医生制度也在 285 个村卫生室开展了试点工作。

社区卫生服务是发达国家实现全民医疗保障制度的基础,也是通向现代医疗卫生体制保障的必由之路。随着我国覆盖城乡居民的基本医疗卫生制度的逐步建立,新医改方案对进一步健全以全科团队为基础的社区卫生服务模式,建立家庭医生制度,加强对社区居民的健康管理,逐步实施家庭医生首诊、定点医疗和转诊制度等提出了更为明确的意见。家庭医生制度可以满足社区居民不断提高的健康需求,是符合国家发展社区卫生服务要求的一种创新举措。

### (二)家庭医生制度的健康管理实践内涵

### 1. 明确健康管理责任主体

社区卫生服务的主体从早期的全科医生到家庭责任医生,实际上经历了非常大的跨越。长宁区是从 2008 年开始在周桥尝试家庭医生试点,社区居民同家庭医生签约,家庭责任医生制度逐渐完善。"责任"二字对家庭责任医生来说至关重要,它非常清晰地与全科医生区别开。全科医生在过去只是挂名全科,但是实际上从事的仍然是专科医生工作,还一度被大众误认为是低级的专科医生,提供的是片段式服务。而家庭医生只负责辖区内有限服务人口,一旦与居民签约后,居民任何阶段出现健康问题,家庭医生都会提供连续的服务,做到"你的健康我负责",只有职责明确,才能真正起到健康"守门人"的作用。

**2. 搭建健康管理服务平台**

伴随《关于印发"长宁区家庭医生工作室建设实施方案"的通知》等文件的出台,对外主体服务平台成了家庭医生工作室,后台支撑由服务和管理两个支持平台构成。家庭医生工作室以家庭医生命名,每个工作室由家庭医生、社区护士、行政助手等人员构成,并设立一个家庭医生的主管岗位。家庭医生工作室模式的价值在于职业化与赋权。通过具有良好口碑的家庭医生的引导,帮助整个工作室的家庭医生形成良好的职业素养,不断提升技能水平。

**3. 丰富健康管理服务内涵**

家庭医生面向辖区内居民提供常见病、多发病、诊断明确的慢性病等的基本医疗卫生服务,同时面向签约居民提供健康管理服务。随着长宁十余年的实践积累,服务内容逐渐丰富,包括:建立健康档案,实行档案动态管理;开展健康评估,制订个性化健康干预方案;筛选和识别高血压、糖尿病患者等高危人群,通过健康教育、生活方式指导等方式开展早期干预;通过"预约门诊",高效、主动地进行慢性病健康管理;引导、协助患者开展健康管理小组活动,进行健康知识宣讲与健康生活方式指导。而家庭医生工作室的发展,在此基础上进一步深化了签约服务的内涵,工作室围绕居民的需求,促进了家庭医生与居民之间更为频繁的互动,家庭医生及助手根据居民需求提供营养咨询、心理疏导等个性化服务,健康管理的服务内涵更加丰富,工作室品牌特色逐渐发展、成熟。

**4. 创新健康管理服务模式**

长宁区家庭医生制度突出家庭医生的主体地位,围绕家庭医生不断完善组织架构体系,为家庭医生提供良好的执业平台。这样一种鼓励、支持、开放的环境极大激励了家庭医生的自主性与能动性,激发了特色化的家庭医生服务模式的萌生、发展、完善与共享。其中较成熟的服务模式包括家庭医生工作室"13533"工作法、健康教育"5S"工作法、家庭医生健康门诊、慢性病立体化管理模式。以"13533"工作法为例,即1个中心(以居民健康为中心)、3个协同(与中心资源、区域卫生资源、社区资源的协同)、5类服务(预约式、互动式、跟踪式、关怀式、监测式)、3种关系(长期稳定服务关系、伙伴关系、重点人群服务关系)与3个效果。

**5. 构建健康管理"伙伴关系"**

家庭医生健康管理的起点是群众的健康需求,而落脚点在于群众的满意度。这样的服务模式践行着"健康中国"全民健康的政策目标,缔造了和谐的医患关系。伙伴关系构建的核心在于权益交换。权益交换指的是以有价值签约服务换取居民手中握有的自由就诊权,依靠有价值签约服务吸引居民主动迈向社区卫生服务中心、迈向家庭医生,实现有序、有效的健康管理。通过有价值签约服务引导居民签约、就诊,逐步提升居民的满意度与依从性,巩固家庭医生与居民的伙伴关系,将健康真正管理起来。

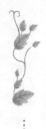

（三）家庭医生制度推进的瓶颈

**1. 目前家庭医生制度服务的模式及其范围有待突破**

现阶段全国各地区推行的家庭医生责任制还不能称之为真正意义上的健康"守门人"，大多只能算是在全科团队服务模式上的深入，并没有真正做到社区首诊或双向转诊。并且"家庭医生制服务"模式多为非完全型，所谓非完全型，就是卫生经费管理按照服务项目由医保机构或是政府财政实际支付，又或者是按照项目预算支付，严格上来说，家庭医生仅仅负责提供卫生服务，不会负责辖区居民的卫生经费管理。与此同时，居民可以自由选择家庭医生，或是直接去医院就诊。因此这种模式无法对家庭医生服务行为形成一种有效的约束或激励机制，甚至也还未建立社区首诊制和双向转诊制等，造成的管理成本较大，效率较低，最后让家庭医生"健康守门人"的作用缺乏机制保证。

**2. 传统观念影响家庭医生制度的实行**

由于传统观念中"二三级医院专家多、科室全""社区卫生服务水平不够"等原因，导致有些居民不愿意与家庭医生签约。他们中的一部分居民认为全科医生是"万金油大夫"或"赤脚医生"，属于各科都了解一点，但又都不精，质疑家庭医生的服务水平；还一部分居民认为与家庭医生签约后就限制了自己选择医生和医院的自主权等。

**3. 家庭医生的服务观念转变不到位**

观念的转变不是短时间可以实现的，需要社区卫生服务机构加强对家庭医生团队的思想教育，落实目标管理责任制，明确责任目标，贯彻落实"走出院门，走进社区"。

**4. 家庭医生数量严重不足，服务技能亟待提高**

经过调研分析，主要有三个方面的原因：一是每年都有一部分医务人员退休；二是刚毕业的医学生都要参加规范化住院医师的培训后才能进入临床工作，不能及时补充临床人员的不足；三是社区医生由于各种原因离开社区卫生服务岗位。这三方面原因的叠加，使社区医务人员不足的现象显现出来。如今的全科医生大多是以临床诊疗为主，很少参与公共卫生工作，有的甚至是从未接触过，想达到"具有专业且丰富的预防、保健、医疗、康复等系统的医学全科知识，为所在辖区内的服务对象提供全面、及时、连续且个性化的医疗保健服务"的要求，目前看来尚有较大差距。家庭医生的数量和质量仍然是制约"家庭医生制服务"模式推进的主要瓶颈。

**5. 社区卫生信息化建设有待完善**

居民的健康档案是家庭医生用来开展工作的信息基础，但目前各区域卫生信息化程度有差异，尤其是健康档案暂时还未实现区域共享和动态管理，难以为家庭医生提供全面、连续的卫生服务信息，为全程健康管理带来难度。与此同时，医疗保险"一卡通"的普及使得患者可以自由就诊,这也造成了家庭医生属地化管理难度增加。因此,完善居民健康档案的卫生信息化建设是推行"家庭医生制服务"的重要基石。

**6. 家庭医生制度需要相关政策的支持**

在现行体制下,家庭医生制度获得的支持资源有限,需要政府层面相关政策的支持,包括人力资源、信息化建设、考核机制、医保预付等,这也是现阶段家庭医生制度并未在模式和机制上取得突破的重要原因。

**（四）家庭医生制度的政策建议**

**1. 管理层面**

（1）制定家庭医生制度的具体规划。

明确家庭医生在医疗系统中的主体地位,从全科医生的培养和监督、社区医疗机构的运行模式、资金投入、宣传等方面着手,全面实行家庭医生制度。

要继续加大"家庭医生制服务"的宣传力度。居民对"家庭医生制服务"知晓不多,即使知道但理解还不够全面。建议通过电视、报刊、网络等媒介宣传家庭医生职业形象及签约居民的服务体验,提高居民对"家庭医生制服务"的知晓率及内涵的理解。盲目、快速推进可能会导致居民不接受或产生"戒备"心理,影响"家庭医生制服务"的开展。

（2）落实家庭医生首诊制度。

家庭医生制度的基础就是家庭医生首诊制度,只有切实执行了首诊制度,才能发挥家庭医生制度的优越性。可采取将首诊与社会医疗保险捆绑的策略,也就是说,如果患者直接到其他医院就诊,将不能享受社会医疗保险的补助。

（3）向家庭医生购买服务。

目前,家庭医生的收入普遍较低,导致了其工作的积极性不高。英美两国就以制度优势有效地解决了这一问题。鉴于我国的国情,不可能像国外一样,由政府或者保险公司向家庭医生购买服务,但可以将政府、保险公司、个人相结合成为购买医疗卫生服务的主体。家庭医生争取到的签约居民越多,医院、诊所、医生获得的收入就越多,这一部分就成为医疗卫生服务的卖方市场。有了利益的驱动,自然会带动运营效率、医疗水平、服务质量等方面的全面提高,最终形成良性循环。

**2. 相关配套领域层面**

（1）加强人才培养,提高社区全科医生的技术水平。

根据"家庭医生制服务"的有关要求,签约的家庭医生必须有至少 3 年的社区卫生工作经验,并且具有全科中级以上职称。但经过调研得知,目前实际实行"家庭医生制服务"的人员职称与规定的要求略有差距,建议从全科医生规范化培训、人才引进、职称晋升等方面培养人才,充实全科医生队伍,给"家庭医生制服务"提供强有力的技术支撑。

（2）解决社区人员相对不足的矛盾，切实提高"家庭医生制服务"的效率。

目前社区卫生服务中心卫生技术人员相对不足，工作量相对较大。为此，有以下建议：一是利用全科医生、护士、护理人员组成家庭医生团队实行弹性制的工作时间，来相对延长服务的时间；二是要提高社区服务中心岗位人员中、高级职称的比例，使其享受同等待遇，提高医务人员的各类待遇水平，有利于稳定医务人员的队伍；三是政府职能部门应统筹考虑，解决住院医师的规范化培养与社区卫生技术人才相对不足的矛盾。

（3）大力夯实信息化建设基础。

要通过加强区域卫生信息化建设，加快区域医疗卫生信息的整合与共享，完善居民电子健康档案的建立与利用，为家庭医生开展预约服务、双向转诊、健康教育等服务提供信息平台，真正实现全程、连续、主动服务。

（4）完善法律法规、政策扶持体系，促进建立社区首诊、转诊制，是实施"家庭医生制服务"的基础。

只有实行社区首诊制，家庭医生才可能成为健康的"守门人"。英国的医院不直接收入那些非急诊患者，除急诊外，患者必须首先到家庭医生处就诊，只有疑难病例或病情严重的患者才会被安排住院。德国、澳大利亚和保加利亚也规定接受其他医疗服务必须由全科医生介绍。首诊制和按人头预付卫生经费是家庭医生成为居民健康和卫生经费"守门人"的基础，上海的"家庭医生制服务"也必然向这一方向不断发展。建议通过制定《上海基本医疗条例》或调整医保政策，逐步建立按人头付费和社区首诊、转诊等经费管理制度，市政府要加大财政支持的力度，财政和医保部门要积极探索按人头支付卫生经费、社区首诊和转诊的管理制度，为"家庭医生制服务"的不断发展、完善打下基础。

（5）建立家庭医生监管部门。

可以在卫生部门下面设立家庭医生监管机构，出台专门针对家庭医生的监管制度，从家庭医生的职业要求、教育培养、医疗纠纷处理规范等方面进行全方位的监管，使得居民都能清楚地掌握关于家庭医生和签约居民的数量、有无医疗纠纷、在哪里执业等方面的信息，确保整体上的医疗质量水平。

（五）结语

应该采用循序渐进的方式来全面推行家庭医生制度，不能一蹴而就，它是一整套法律、法规、配套制度的集合，要在符合其条件的环境下开展，不能完全照搬国外的制度。

# 参 考 文 献

[1]　朱金鹤，李放，崔登峰.实现基本公共卫生服务均等化的国内外实践经验借鉴[J].中国卫生事业管理，2013，30(2)：84-86.

[2]　励晓红，高解春.美国医疗卫生服务筹资模式及其对我国医改的启示[J].中

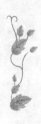

国卫生资源,2007,10(5):261-263.

[3] 黄蛟灵,高臻耀.家庭医生健康管理实践制度与成效分析——以上海市长宁区为例[J].中国医药保险,2017(2):33-36.

[4] 储振华.国外的家庭医生制度[J].中国医院管理,1986(4):47.

# 宜昌市家庭医生制度
# 服务模式的探讨①

何克春[1]，袁红梅[2]，杨燕[2]，廖晓诚[1]，袁维福[2]
1 三峡大学人民医院、三峡大学卫生经济研究所
2 宜昌市第一人民医院

【摘要】目的：家庭医生式服务在医药卫生体制改革的背景下成为医疗服务模式和管理制度的创新形式。宜昌市在落实国务院医改办等七部门《关于印发推进家庭医生签约服务指导意见的通知》精神下，全面推进社区家庭医生制度服务模式，建立具有宜昌特色"5 个 3"的家庭医生签约服务新模式，使得社区居民的满意度不断提升。本文就宜昌市推进的家庭医生签约服务模式进行剖析，研判存在的问题，进而提出对策建议。方法：采用比率法和描述性统计方法对数据进行分析。结果：宜昌市家庭医生制度实施效果良好，宜昌市家庭医生签约率达 35.1%，重点人群签约率达 61.2%，但也存在基层服务能力不足、配套设施不完善等问题。结论：宜昌市家庭医生制度还应继续增加家庭医生数量，提高家庭医生能力，加快社区卫生发展建设。

【关键词】家庭医生　家庭医生制度　社区卫生服务

随着医改的不断深化，如何进一步加强社区卫生服务模式的转变越来越受到社会的普遍关注。家庭医生式服务是社区卫生在新医改背景下服务模式和管理制度的创新。宜昌市根据群众的健康需要，全面推进社区家庭医生制度服务模式，建立具有宜昌特色"5 个 3"的家庭医生签约服务新模式，使得社区居民的满意度不断提升。本文就宜昌市推进的家庭医生签约服务模式进行剖析，结合实践，分析实施效果，研判存在的问题，并提出对策建议。

① 基金项目：湖北省卫计委指定性项目（WJ2017D0011），湖北省教育厅人文社科重点课题（17D022）。

# 一、主要做法

## （一）政策保障

我市的"互联网＋分级诊疗"惠民医疗服务被省委、省政府确定为 2016 年全省三个重大改革项目之一，而家庭医生是分级诊疗的一个重要组成部分。我市政府先后出台了《宜昌市加强基层卫生服务能力建设实施方案》《2016 年宜昌市城区"家庭医生签约服务"活动实施方案》《关于宜昌城区家庭医生签约服务收费标准的通知》《宜昌市家庭医生签约服务规范》《宜昌市中心城区社区卫生服务设施专项规划》《关于进一步加强村卫生室和村医队伍建设实施意见》《宜昌市村卫生室人事管理办法》等"1＋5"配套文件来支持家庭医生制度的实施。

## （二）医疗保障

我市实施差异化医保支付，上转签约服务患者连续计算住院起付线，下转签约服务患者取消住院起付线。基层医疗卫生机构医保报销比例提高 5 个百分点，适当拉开不同级别医疗机构报销比例级差。居民医保普通门诊统筹年度报销上限由 200 元提高到 400 元，高血压、糖尿病等门诊签约服务慢性病患者下沉到基层医疗卫生机构就近取药。

## （三）经费保障

对 2016 年城区家庭医生签约服务按 20 元/人进行补助（宜昌市财政按每人 10 元的标准安排 320 万元专项经费，医保经费每人 5 元，公卫经费每人 5 元）。市财政安排 160 万元，为城区 160 个家庭医生团队配备了家庭医生健康管理智能服务包；安排 60 万元，为签约居民配备 500 套个人智能监测设备；安排 450 万元，用于城区基层医疗卫生机构设备提档升级；安排 350 万元，用于城区基层卫生信息系统升级和对接。

## （四）信息保障

我市搭建"智慧医疗"框架体系，建立三大信息平台，将家庭医生签约服务系统与三大信息平台对接，实时互通共享。还实现了重点人群智能全程服务，通过慢性病管理智能检测分拣系统，实时推送签约居民相关信息到基层医疗卫生机构。

## （五）技术协作保障

我市城区所有市级医院与社区卫生服务机构组建了 56 家"医疗联合体"，以高血压、糖尿病、结核病等慢性病管理为主，构建专业公卫机构与基层医疗卫生机构的"健康服务联合体"。将二级以上医院和专业公卫机构专家作为家庭医生签约服务的技术指导专家，加强对社区卫生服务机构双向转诊、远程会诊、人才培养、技术带动等工作指导，并安排专家到社区卫生服务机构日常驻点诊疗，提升基层医疗卫生机构签约服务能力。

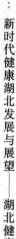

（六）监督管理保障

一是建立了以签约对象数量与构成、服务质量、健康管理效果、居民满意度、签约居民基层首诊比例等为核心的签约服务评价考核指标体系,定期对家庭医生团队考核评估,并与签约服务补助经费挂钩。对于考核结果不合格、群众意见突出的家庭医生团队,给予相应惩处。二是将网格员纳入签约服务团队。我市实行"3＋X"家庭医生签约服务团队工作模式,"3"是由来自社区卫生服务机构的一名全科医生、一名护士和一名公卫医生组成;"X"是由市级医院的"外援"、社区网格员和基层志愿者组成。将网格员作为开展签约服务的信息员、宣传员、组织员、协调员、监督员,建立工作联动和信息互通机制,形成"家庭医生团队＋网格员"的签约服务新模式,及时解决辖区网格员和居民反映的健康需求和问题。依托社会网格化管理,社区网格员录入的信息确保了居民身份的真实性,能够准确定位社区居民,为家庭医生开展签约服务提供了便利。

（七）运行机制保障

三大运行机制保障家庭医生制度的有效实施。一是优惠减免机制。签约居民可享受 16 项服务内容费用减免,11 项服务项目优惠减半。二是收费定价机制。2017 年起家庭医生团队为居民提供约定的签约服务,按年收取签约服务费,收费标准为 95 元,由医保基金、基本公共卫生服务经费和签约居民付费三部分构成,其中居民个人承担 15 元。三是绩效激励机制。改革绩效工资制度,建立与行业特点相适应的薪酬制度,适当提高绩效工资总量,公益二类医疗卫生机构绩效工资均按不高于基准线的 2.5 倍执行。

## 二、主要成效

（一）基层首诊初显成效

宜昌市基层医疗卫生机构 2016 年年均门急诊人次和住院人次与 2015 年相比,分别增长了 3.93％、7.90％,上转患者次数增长了 21.76％,下转康复患者增长了 80.75％(表1)。

表1　社区卫生服务中心基础数据

| 内容 | 2015 年 | 2016 年 | 增减率 |
|---|---|---|---|
| 门急诊总人次 | 1267495 | 1317269 | 3.93％ |
| 住院人数 | 19158 | 20671 | 7.90％ |
| 上转患者总人次数(人次) | 41027 | 49953 | 21.76％ |
| 下转康复患者总人次数(人次) | 852 | 1540 | 80.75％ |

（二）社区居民满意度提高

通过家庭医生服务模式的转变,家庭医生责任制的实施可以使社区范围内的居民得到及时、连续、专业、协调的医疗保健服务,可以更好地满足人们对医疗卫生的需求。一对一的服务、健康管理智能服务包的运用、经常性的健康咨询服务,促进了签约居民与家庭医生直接的沟通与联系。居民一旦患病,随时可以和家庭医生沟通交流,即使居民是向辖区网格员反映,也可以方便家庭医生准确定位社区居民。医患关系逐渐演变成一种信任度较高的"熟人"关系,最大限度地增加医患信任,减少医疗纠纷。2016 年社区居民的满意率从 86% 上升到 94%。

（三）群众就医负担下降

宜昌市 2016 年下半年人均门诊费用负担较上半年下降了 0.59%;例均住院费用增长 1.85%,增幅显著低于同期 CPI 增长水平(2.9%);医保患者住院报销金额增加 1.8%。全市新农合基层医疗卫生机构报销金额增加 12.63%,新农合住院补偿比上升 2.2%。城区 32000 名慢性病患者从市级医院下转到社区卫生机构签约家庭医生管理,2016 年下半年门诊诊疗费优惠金额达 124748 元,群众就医负担明显减轻。

（四）社区医务人员观念的转变

家庭医生服务的核心是服务模式和服务理念的转变,签约不仅仅是一种形式,更是一种责任。社区卫生服务中心由重疾病治疗转向治疗与疾病预防、健康管理并重。2016 年 7—12 月宜昌市城区卫生服务中心免费开展健康咨询 118386人,发放健康问卷 34685 份,开展健康评估 40831 人。免费开展老年人随访服务40328 人次;0~6 岁儿童随访服务 13518 人次;孕产妇随访服务 7102 人次;高血压患者随访服务 109897 人次;糖尿病患者随访服务 33156 人次;结核病患者随访服务 292 人次;重性精神病患者随访服务 1851 人次。

（五）监管机制运行顺畅

宜昌市的家庭医生制度是由市委、市政府、市深化医改办公室组成的专班负责督导分级诊疗工作,市卫健委负责分片区督导家庭医生签约服务完成情况以及运行情况。所以目前家庭医生制度的整体运行状况良好,调查显示,签约居民对其家庭医生团队及社区卫生服务中心整体服务的满意度在 95% 以上。

（六）就医格局得到改善,医疗资源实现有序盘活

通过医疗联合体和健康服务联合体建设,宜昌市城区 2016 年下半年每周赴基层坐诊的专家达 110 人次,优质资源有序下沉。通过远程医疗平台,建立了"基层检查、上级诊断"的层级诊疗模式,2016 年共开展远程会诊 40 余次。

## 三、存在的主要问题

（一）家庭医生相对不足,服务能力有限

世界卫生组织和世界家庭医生组织共同指出:在新世纪中,平均每 2000 人就要配备一名家庭医生,才能满足人们对基层卫生保健的需求。宜昌市城区社区常

住居民 85.84 万人(第六次人口普查数据),家庭医生队伍人员共 674 人(截止到 2016 年 12 月)数量是足够的,但无法做到家家上门服务。通过对 237 名社区居民的问卷调查得知,社区居民无签约意向的主要原因是认为家庭医生服务对象过多,无法做到全面照顾。也有部分已签约的社区居民表示家庭医生并没有进行上门服务。而且在工作中,部分居民误解了家庭医生的概念,认为家庭医生就是私人医生,不管什么情况都要随叫随到,也增加了服务难度。同时,家庭医生也认为,由于人手不足,无法满足居民的服务需求,并迫切要求提供更多的培训机会,以此提升服务能力。

### (二) 配套设施不够完善

虽然宜昌市城区所有社区卫生服务中心全部达到"甲A"建设标准。但是通过对 10 家社区卫生服务中心 140 名家庭医生进行问卷调查发现,只有 25.12% 的家庭医生认为配套设施比较完善。从实际上看,目前宜昌市城区 17 个社区卫生服务中心 X 光机仅有 7 台,DR 设备仅 4 台,彩超机仅 9 台。部分机构 X 光机、DR 设备、彩超机等常用设备未配备齐全,同时也没有相关的设备操作人员。拥有的 X 光机业务用房面积平均仅 1350 平方米,缺口达 850 平方米。

### (三) 宣传强度充足但 App 签约率低

App 签约是我市开展的智能服务模式,居民运用手机 App 选择和签约家庭医生,实现线上咨询服务与线下监测管理的有效联动。而且社区卫生服务中心在签约居民中推广个人智能穿戴设备,用于完成个体健康指标的实时监测与传输,实现家庭医生对个体健康状况的实时掌握。但是调查显示,通过 App 签约的比例很低,不足 3%,主要原因是因为签约的大部分人都是 45 岁以上的中老年人,对智能 App 的使用不是很了解,而年轻人对家庭医生的制度又不太了解,调查显示,25~35 岁的社区居民完全了解及比较了解家庭医生的只有 25% 左右。

## 四、对策建议

### (一) 增加家庭医生人员配置,提高个人能力

发展社区卫生服务的关键是要拥有一支数量充足、结构合理、素质能力过硬的医疗服务队伍。系统、规范、严格的培养和培训体系,在一定程度上保证了家庭医生的从业素质。家庭医生的数量和质量两方面都很重要,单靠目前的转岗培训远远不够,急需制订中长期的培养计划,要将定向培养或单列招生计划模式坚持下去,确保全科医学毕业生的培养数量和规格,以保证家庭医生服务模式的可持续发展。对于在职的家庭医生应提供更多培训机会和更具有针对性的培训内容,但首先应充分了解每个社区卫生服务中心人员服务能力的整体情况,筛查出相对薄弱的环节,再开展有针对性的培训,避免千篇一律的培训模式带来的效率低下和资源浪费等问题。培训内容可以包括心理咨询方面、康复理疗方面、营养方面、健康管理等方面。

## （二）加强社区卫生设施设备配套建设

适当降低社区卫生服务机构购置大型设备的标准，应支持专科特色明显、达到相应规模、满足基本标准且符合区域卫生规划要求的社区卫生服务中心配置临床实用型 CT 设备，如具有术后护理康复、医养结合功能的社区卫生机构。另外，建议调整基层医疗设备设施配置，如增加 X 光机、DR 设备、彩超机、康复治疗设备等。

## （三）拓宽、宣传签约渠道

一是应针对年轻人加强家庭医生制度的宣传力度，进一步普及家庭医生制度。如利用主流媒体、新媒体全方位多渠道地对家庭医生制度相关政策进行宣传，使得更多年轻人能够接受家庭医生。二是在宣传过程中多推广 App 的使用，可以参考"市民 e 家"（宜昌市的一款 App），使居民（尤其是老年人），能够更容易、更便捷地操作。这也可以进一步发挥社区卫生服务的可及性。

## （四）改革考核方式，不宜苛求签约数量

2016 年底，宜昌市家庭医生签约率达 35.1％，重点人群签约率达 61.2％。因为曾有过强调数量、追求全覆盖，居民"签而不约"的现象，因此目前不能盲目苛求数量的扩大，要根据现有的服务人员数量和服务能力来稳步增加，以保证签约居民的服务质量。

<h1 style="text-align:center">参 考 文 献</h1>

[1] 耿晴晴,杨金侠,潘春林,等.基层卫生人员基本公共卫生服务能力研究[J].卫生经济研究,2016(7):33-37.

[2] 程东英.家庭医生签约服务存在的困难和问题解析[J].中国乡村医药,2016,23(21):65-66.

[3] 李国艳,冯莹,柳森.关于推进社区家庭医生式服务模式的实践与思考[J].社区医学杂志,2015,13(3):30-32.

# 健康中国战略下家庭医生签约制度人才培养困境及改进建议

张晓娜

湖北大学政法与公共管理学院

【摘要】为认真贯彻习近平总书记在党的十九大上明确提出的实施健康中国战略,深化医疗卫生体制改革,本文通过了解家庭医生签约制度人才培养现状,讨论现阶段家庭医生签约制度人才培养困境,以十九大精神为指引提出一系列的改进建议,来提高基层医疗水平,完善家庭医生签约制度,建立中国特色基层医疗卫生制度和优质高效的卫生服务体系。

【关键词】实施健康中国战略　基层医疗　家庭医生签约制度　人才培养

习总书记在十九大上明确提出实施健康中国战略,深化医疗卫生体制改革,全面建设中国特色基层医疗卫生制度、医疗保障制度和建立起以十九大精神为指引的卫生服务体系,而家庭医生签约制度的发展作为基层医疗保障制度的重点环节,再次受到社会各界的广泛关注。但是,目前家庭医生签约制度在发展过程中表现出的医护人员的服务水平有限、优质人才短缺、受到的教育与实际不相匹配等问题。这都透露出我国家庭医生签约制度人才培养方面存在了一定的问题,这些问题关乎基层医疗卫生制度能否有效建立和运转,也关乎十九大所提出的建立人才培养协调机制,健全人才培养体系,提高岗位待遇保障水平,建立高层次卫生与健康的人才队伍。因此,如何解决这些问题,促使家庭医生签约制度摆脱人才培养困境,成了当下要解决的首要问题。

## 一、家庭医生签约制度人才培养的现状

家庭医生是居民健康的"第一守门人",特别是在当前社会出现"看病难、看病贵"的前景下,推动家庭医生签约制度的发展尤为重要。随着居民对大量诊疗水平高、服务质量好的高水平家庭医生的需求日益迫切,我国更是加大基层卫生人才培养的力度,加快基层医疗卫生人才队伍的建设,家庭医生签约制度是缓解"看病难,看病贵"的基础环节。

第一，我国实施"5＋3"的培养模式来培养家庭医生，培养周期过长，培养的速度跟不上社会需求的增长。目前我国共有17.3万名全科医生，仅占执业助理医师总数的9.4%。据初步统计，农村地区的卫生人员大部分是通过执业助理医师考试才获得行医资格，城市地区的卫生人员则大部分是通过转岗培训或岗位培训来获得合格证书。但总体来看，基层卫生人员增长缓慢，人员流失率大，服务水平参差不齐，不利于家庭医生签约制度的发展和分级诊疗制度的实施。

第二，高学历基层卫生人员比例上升，大专以上学历者逐步成为基层医疗卫生人员的主体，基层卫生人才的素质得到了提高，我国在基层医疗卫生人才培养方面取得了一定的进步，但是本科以上学历的人员不多，尤其是乡镇医疗服务机构，服务水平有限，优质人才短缺，这不利于家庭医生首诊的实现。要想构建优质高效的医疗卫生人才队伍，一方面要加大人才培养的力度，另一方面要吸引优秀人才下沉。

第三，我国对于家庭医生培养体系包括本科教育、职业教育、职业继续教育等已趋于完善，但是却不够规范。目前部分家庭医生仍然坚持用"临床医疗"的模式为居民服务，用坐诊的方式等待患者上门，服务理念与居民的需求相差甚远。这既不利于基本医疗和健康管理的实现，也不能充分发挥健康"守门人"的作用。

第四，近年来，国家对基层加大了资金投入力度，着力改善基层卫生人员的待遇，提高基层卫生人员的薪酬水平，但是乡村医疗卫生机构和社区医疗卫生机构与公立大医院相比，医护人员收入差距悬殊，特别是基层医疗卫生机构采取"收支两条线"的管理方式，极大影响了基层卫生人员工作的积极性。

## 二、家庭医生签约制度人才培养的困境

分析我国家庭医生签约制度人才培养与实际需求不匹配、基层卫生人员待遇低、服务水平有限、优质人才流失率高的原因，不仅是因为家庭医生签约制度人才培养体系还不完全成熟、家庭医生薪酬水平不高、人才结构不合理等，往深层次考虑，人才培养之所以陷入困境，这跟尚不健全的基层医疗卫生体制有很大的关系。

一是优质卫生服务供给严重短缺，卫生资源分布不均衡，甚至出现两极分化的现象。国家将大量优质资源投入到公共卫生机构和公立大医院，而社区医疗机构和乡村医疗卫生机构却成为领域内最薄弱的环节，这本身就缺乏公平性。这也是家庭医生签约制度人才培养的瓶颈。由于公共卫生机构、公立大医院占据着绝对的优势地位，基层医疗卫生机构在招聘人才方面存在较大的难度，即使现在国家不断加大基层人才的培养力度，出台优惠政策，扩大政策倾斜范围，但医学类人才还是会出于职业发展前景、薪资水平等方面的考虑而不到基层。

二是待遇低，薪酬水平不高。目前，大多数地区的基层医疗卫生机构中，基层卫生人员的待遇和薪资水平都不高，跟二级医院和三级医院相比差距太大，难以吸引高水平卫生技术人员下沉，更不能留住现有的基层卫生人才。特别是"收支两条线"制度，在一定程度上降低了基层卫生人员的工作积极性，影响了基层医疗

卫生机构的服务质量,不利于家庭医生签约制度发展和分级诊疗制度的深化。要想留住人才,实现优质人才培养,促进人才队伍建设,薪酬与待遇是无法回避的问题。

三是教育体系尚未成熟,对基层人才培养重视程度不足。全科医学作为基层医疗卫生机构的核心学科,在我国现行的高等医学院校开设的专业并不多,很多临床医学或相关专业的医学院学生经过临床指导实践后,有较高卫生技术水平的都优先选择公立大医院,而那些卫生技术水平略有欠缺的才会走进基层。此外,因为我国监督机制不够完善,监督部门没有完全发挥监督作用,基层医疗卫生人才在参与职称晋升评审时,可能会面临不公平的待遇。这深切影响了基层卫生人才的职业发展,也是基层卫生人才流失的诱因之一。

四是重硬轻软。我国新医改的资金主要投向了硬件建设,其中包括床位建设、房屋建设和先进设备的购买等方面,却对人才培养机制、激励机制和考核机制等缺少较大的投入。二级医院和三级医院以极充分的各类资源吸引了大量的优秀人才,而基层却因为软件建设比较薄弱吸引不到上级医院的优质人才下沉。

五是二级医院和三级医院与其指定的基层医疗卫生服务中心形成的医疗联合体内部松散,分工协作乏力,功能定位不明确,没有一个明确的责任范围,上级医院的作用并没有完全发挥下到基层,没有起到帮扶基层医疗卫生机构、提升整个医疗联合体服务水平的作用。相反,因为部分医疗机构公益性淡化、缺失,形成一个有层无级的竞争格局,这根本无法有效发挥家庭医生签约制度的优势,也无法为基层医疗卫生人才的培养提供一个良好的环境。

六是药品供应的限制促使二级医院和三级医院与基层医疗卫生机构的药品目录体系存在较大的差异,基层医疗卫生机构药品配置不足,极大影响了患者对家庭医生签约制度的积极性。此外,医疗医保受到部分政策的限制,造成部分药品和报销目录不匹配,因此患者直接略过家庭医生选择上级医院进行诊治,长此以往,基层医疗卫生机构的各类医疗资源不能得到充分利用,人员组织涣散,同时限制了基层医疗卫生人员服务水平的发挥和提高。

# 三、国外实践

## (一)英国

家庭医生制度是英国医疗卫生制度的一大特色,英国的家庭医生接受的是高水平的医学教育体系的培育,医学院的学生需要经过5年的教育加上2年的基础培训再加上3年的全科医生培训,即"5+2+3",经过层层考核,才得到在基层医疗卫生机构中的行医资格。在岗期间家庭医生平均每三年需要参加国家级的教育考核和评估,这都需要家庭医生不断更新知识储备和专业技能。国家会按照每位家庭医生的签约人头数予以付费,这项收入占家庭医生总收入的2/3。英国医疗费用实行按人头预付制,最后由国家税收来"买单"。英国的专科医院不设立门诊部,只接受急诊患者和住院患者,这就有效促进了家庭医生签约制度和分级诊疗制度的发展,同时保证了医疗资源的优化配置和良好的医患关系。

### (二)美国

美国与中国一样,绝大部分的医院仍提供门诊,但与中国不一样的是医院并没出现"门庭若市"的现象,这主要是因为家庭医生发挥了至关重要的作用。在美国,一名合格的家庭医生需要4年本科教育加上4年医学教育再加上3年住院医师规范化培训,而且每位家庭医生每年还要接受基本的继续医学教育,每6年参加家庭医生资格认证考试,但是美国家庭医生的收入是社会平均工资水平的5倍。在美国的医疗体系里,医院和家庭医生相互合作,这有利于大型医学中心的服务渗透到社区中心。

### (三)澳大利亚

澳大利亚的医院不设置普通门诊,居民生病就到已签约的家庭医生处首诊,如果需要转诊再由家庭医生转诊,居民也可根据自己的意愿更改已签约的家庭医生。所以,家庭医生为了稳定居民就必须严格要求自己,提高服务能力和服务水平。在澳大利亚,家庭医生所接受的教育体系是"医学院校教育+职业教育前培训+职业教育培训+持续职业发展"四个阶段。在家庭医生的待遇方面,家庭医生收入的主要来源是政府,政府按服务质量向家庭医生支付费用。此外,除基本的薪酬外,家庭医生还有可观的培训补助和偏远地区的从业补助。

## 四、对策和建议

一要调整现有的资源投入机制,均衡优质资源的分布,缩小城乡资源投入差距,保证基本卫生服务的公平正义,这有利于减少卫生服务供给不足带给基层卫生服务机构的不良影响,提高服务能力,注重人才的培养、开发、考核和激励,推动人才结构合理化发展。能够留常见病和慢性病患者在基层医疗卫生机构,促使基层的医疗资源合理利用,缓解二级医院和三级医院患者大量涌入而医疗资源供给不足的压力。

二要想打破家庭医生数量上的缺口,必须制定和施行鼓励优惠政策,继续加大政策的倾斜力度,留住基层人才。调整、完善现有的薪酬体系,根据各个地区的平均薪资水平、消费水平等因素,设立底薪,并完善考核指标体系,建立与之相配套的奖励机制,将医护人员的签约率、首诊率、康复率、健康管理人头、慢性病管理人头等与奖金、补贴挂钩,尽可能调动医护人员的积极性,提高基层的服务水平,推动家庭医生签约制度的发展和深化。

三要加大基层软件建设的资金投入,将资金重点投入到完善家庭医生签约制度和人才培养上来,规范化和系统化家庭医生的前期培养、入职培训、继续教育。推动医生多点执业、继续教育培训和公立大医院医生下派,提高基层诊疗能力。给予基层医生更多的进修机会,鼓励基层医护人员参与到行业中的评职称、评楷模的活动中来,这要求内外部监督机构要充分发挥自己的监督作用,以保证评审

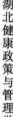

的公正性。同时,要积极引导家庭医生向健康与管理方面发展,为家庭医生开拓一个更好的职业发展前景。

四要明确二级医院和三级医院与基层医疗卫生机构的服务范围及职能分工,注重转诊的程序化和区域协同化。将常见病、慢性病、多发病等留在基层,二级医院和三级医院侧重于专科医疗、疑难杂症和开展科研教学。制定和完善分级诊疗指南和不同医疗机构诊疗科目,促使基层医疗卫生机构与综合医院的功能在空间上的分离。保持二级医院和三级医院的公益化,推动基层医疗卫生机构与二级医院和三级医院开展业务帮扶,以协作的方式提高基层医疗卫生机构服务水平,减缓二级医院和三级医院医疗卫生资源所承受的压力,提高联合体的核心竞争力,实现良性博弈。

五要完善基层医疗卫生机构的药品配置和药物使用目录,减少基药供应在基层医疗机构与二级医院和三级医院的限制;改革、完善医保政策,将更多侧重于慢性病、常见病、多发病治疗的药物纳入医保政策里,推动上下层医疗卫生机构药品报销目录的统一;提高联合体内部检查费用与加大医保政策的衔接力度,使患者在分级诊疗中延续上级医院用药,减少"上转""下送"的障碍,做到充分合理的利用基层医疗卫生资源,为家庭签约制度的发展扫除障碍。

# 参 考 文 献

[1] 陈红艺,闫丽娜,张光鹏.我国基层卫生队伍人才建设与策略分析[J].中国农村卫生,2016(9):75-77.

[2] 蔡滨,吴永仁,鞠永和,等.我国基层卫生人才队伍建设现状及路径研究[J].医学与哲学,2015(9):73-76.

[3] 陈志航,刘仁权.浅析北京市卫生系统基层医疗卫生机构人才队伍的培养[J].中医教育,2014(2):28-30.

[4] 黄国武.供给侧改革视角下我国医疗卫生纵深改革的发展路径[J].国家行政学院学报,2016(5):55-59.

[5] 韩秋霞,方鹏骞,王禾,等.基于三医联动的分级诊疗制度建设研究[J].中华医院管理杂志,2017,33(1):15-17.

[6] 李亚男,雷涵,吴海波.国外分级诊疗及其对我国的启示[J].国外医学卫生经济分册,2017,34(2):49-53.

[7] 唐圆圆,魏晓瑶,高东平.国外家庭医生服务模式[J].中国初级卫生保健,2015,29(2):9-11.

# 分级诊疗背景下医保与
# 医联体的整合策略研究

贾艳婷

华中科技大学医药卫生管理学院

【摘要】医保与医联体的整合有助于引导医疗服务供需双方的行为,控制医保基金运行风险,推动分级诊疗格局的实现。本文分析了医保与医联体整合的迫切性和必要性,并通过对美国 HMO 健康管理运行模式、我国的贵州余庆县医共体和山西高平市医疗集团的案例分析,总结国内外经验,结合整合过程中面临的困境,提出推动整合的对策建议。

【关键词】医联体 医疗保障 分级诊疗 整合

2017 年国务院办公厅发布了《关于推进医疗联合体建设和发展的指导意见》,指导全国各地开展医联体建设工作。国家卫计委(现更名为国家卫生健康委员会)最新数据显示,目前全国已有 321 个地级以上城市开展试点,占地级以上城市的 94.7％。截至 2017 年 10 月底,31 个省(区、市)和新疆生产建设兵团出台了医联体建设实施方案,全国已有 91.1％的三级医院开展了多种形式的医联体建设工作。在各级医疗机构广泛参与的现实背景下,医联体建设作为实现分级诊疗制度的重要抓手将对医疗服务体系供给侧改革产生深远影响。而医保作为重要的经济杠杆,在分级诊疗建设过程中发挥着基础性作用,亟须参与到医联体建设中去。

## 一、医联体与医保整合的重要意义

### (一)整合之于医联体

医联体自开展建设以来更多强调医疗机构的联合,然而医联体并非医院联合体,医联体的良性运行离不开诸多利益相关方的联动配合。医联体的建设和运行涉及医疗服务的供给方、需求方、管理方和筹资方等多个利益相关方,各个利益相关方的协调配合能减小在医联体建设过程中利益受损相关方带来的阻力,有助于医联体模式真正发挥强基层、控费的作用。完善的医联体应当是通过医联体成员医疗机构与医保、药品、财政等利益相关方的整合,建立顺畅的医联体运行机制和完善的配套保障制度,实现医联体效率、效益的最大化,提升卫生系统的整体效能。

与医保合作有助于推动医联体内部治理机制改革。以医联体为单位与医保合作将医联体成员机构之间的经济利益冲突转化为经济利益驱动,打造真正意义上的利益共同体,从而推动医联体主动降低成本,控制财务风险,赋予双向转诊的动力。医疗共同体(医共体)便是现阶段我国"医联体＋医保"的代表模式,是在医联体基础上的拓展和延伸。医保经办机构对医共体实行一体化的医保管理模式,根据医共体内各家医院上一年度的服务量、服务内容、考核结果以及当年批准的规划安排医保基金预算,交由医共体实行总额包干,超支不补,结余资金留用并向基层医疗机构倾斜。医共体模式使得医保支付方式能够协同配合医联体的发展,充分发挥医保控费功能,目前在以新农合为主、病种单纯、医疗资源更易调配的县域较为常见。

（二）整合之于医保

医保作为医疗服务的筹资方和购买方,正面临人口老龄化、疾病谱改变、医疗健康需求不断增长给医保基金带来的巨大压力。由于大型医院过载运行、过度医疗、医保资金使用不合理等问题突出,我国医保资金结存率逐渐下降,收不抵支的风险不断加大。以医联体为单位进行医保总额控制,有利于发挥医联体的规模效应,提高医保资源的利用效率,从而降低医保基金的运行风险,达到控费的目的。

医保主要通过发挥其对供需双方的引导作用,保障医联体的运行效果。一是对供给方,通过支付方式改革,采取总额控制、结余留用等方式建立有效的激励约束机制,调节医疗机构的经济行为,鼓励医联体开展健康管理,发挥基层医疗机构健康"守门人"的作用,控制医疗费用的增长。二是对需求方,通过调整医保起付线、拉开各级医疗机构的报销比例,引导患者下沉,推动有序就医格局的形成。

## 二、整合下医联体运行模式的案例分析

（一）国际经验——美国 HMO 健康管理运行模式

美国凯撒健康计划和医疗集团的健康维持组织 HMO（health maintenance organization）是典型的强调"医保＋医疗"的医疗集团模式,集团为患者提供健康保险和医疗保健服务。健康保险计划负责发行保险计划,保费收入作为集团的收入来源;医院集团负责运营旗下所有的医院和诊疗中心,提供医疗场所;医生集团负责管理凯撒旗下的医生团体,为保户提供医疗服务。集团医院作为一个自负盈亏的非营利医疗机构,其收入是每年预付的,不因多诊治而额外盈利,因此会员越健康,医院的支出就越低,集团盈余利润就越多,医生的收入就越高。在总额预付条件下集团尤其关注运行成本和效率,主动将健康管理和疾病管理融为一体,实现了患者健康、医院利益、医德之间的平衡。在美国整体医疗费用大涨之时,凯撒可以做到比其他医院降低 10％至 20％的成本。

### （二）国内案例

**1. 贵州余庆县医疗共同体**

余庆县建立了两大县级医院（县人民医院、县中医医院）牵头的紧密型县域医共体，其模式亮点在于医保对医共体实行统一结算，通过新农合支付方式改革构建医共体的激励和约束机制，控制医疗费用的不合理增长，减轻患者负担。具体医保政策包括：①总额控制、分块包干。对医共体实行全额预算，将分块总额包干到牵头医院，按月拨付，年终结算。②超支不补、结余共享。超支风险由牵头医院承担，激励牵头医院积极控费、引导患者下沉；结余部分在医联体内按县、乡、村三级机构 6：3：1 的比例分配。③建立考核奖惩机制。对医疗费用增长幅度、医共体内年住院率、县外转诊率、大型设备阳性率等指标进行年度考核，不合标准对总额包干资金进行扣减，并由牵头医院承担。余庆县的新农合政策充分认识到牵头医院在推进支付方式改革和医疗费用控制方面的优势和能动性，有利于发挥其在医共体建设过程中的引领作用。

**2. 山西高平市医疗集团**

山西高平市由市人民医院牵头，与乡镇卫生院、社区卫生服务机构组建了紧密型医疗集团，共同承担辖区内居民的医疗保健服务。医保部门对集团实行总额控制、结余留用、超支不补的政策，将医保基金预付给集团进行统一管理，维持辖区内居民报销政策不变。为了节省开支，集团内逐渐形成了康复回基层的格局，并主动做好疾病预防和慢性病管理工作，以提升居民健康水平，降低患病率。对患者而言，同等住院时间在基层医院和县医院的费用可以相差十倍，报销比例的差距也赋予了医疗服务需求方配合分级诊疗的动力。

## 三、医保与医联体整合面临的困境分析

目前我国医保与医联体整合水平较低，医保政策对医联体行为影响有限。对于供给方，医保尚未对医联体实现统一结算，医联体内成员实行独立结算，控费效果不明显。比如，国内某些医疗集团尝试与医保机构合作，但尚未建立良性的合作机制。医保机构对集团内各机构进行独立结算，缺乏对集团的监管机制和控费手段，使得医疗集团医保基金严重超支，总额控制效果不佳。此类医联体的发展除非有雄厚的财政实力作支撑，否则是无法推广且难以持续的。对于需求方，目前医保差异化支付拉开的报销比例过小，大部分地区亦未实行强制基层首诊，对患者就医流向影响较小。由于医保药品目录、诊疗项目、医疗服务实施标准"三个目录"在各级医疗机构间不同，使得患者下沉困难。

医保政策未能充分发挥作用亦与我国医联体模式相关。由于目前我国医联体大多属于松散型结合，成员之间仍存在利益冲突，难以建立合理的利益分配机制。尤其是在总额预付的医保支付方式下，容易出现推诿患者的现象，使得"看病难"问题进一步加剧。

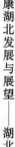

## 四、推动医联体与医保整合的对策建议

医联体与医保整合不仅有利于推动分级诊疗的实现,对双方而言更是互利共赢的策略,前提是需要建立科学有效的合作机制。基于国内外整合成功的案例,笔者建议从以下四个方面来推动整合,充分发挥医保在医联体建设中的基础性作用。

一是建立一体化的医保管理模式。医联体的建设是一项系统工程,医保的经济杠杆作为约束和激励医联体的重要手段,必须参与到医联体的建设中来。医保部门应当与卫生行政部门、财政部门等利益相关部门合作,对医联体实行统一的医保政策,构建以医联体为单位的一体化医保管理模式,以控制医疗费用的不合理增长,调动医联体各级医疗机构的积极性。

二是赋予医联体医保基金自主调配权。医保可将调配医保基金的自主权下放给医联体理事会,在医联体内部建立利益共享和风险分担机制,打造利益共同体,有利于兼顾医联体内部各级各类医疗机构的利益。同时由于三级公立医院在整合区域医疗资源、带动支付方式改革、规范运行机制等方面具有绝对优势,应充分发挥其控制医保基金风险的能动性。

三是强化医保经济杠杆对供需双方的引导作用。对于医联体,由医保对医联体进行统一结算,实行总额控制下按病种付费、按人头付费、按服务单元付费等混合支付方式,构建"自负盈亏"的运营模式,从而推动医联体内部主动控费,形成合理的分工协作机制。通过支付方式的调整,将医联体由以疾病为导向向以健康为导向转变,关注疾病的三级预防,充分发挥基层医疗机构的健康管理职能,降低全社会的疾病经济负担。对于患者,要拉大各级医疗机构之间的报销比例,基层首诊的患者可提高上级医疗机构就诊的报销比例,减免起付线,严格按照转诊标准(建议由医联体牵头,医院负责组织编纂)进行双向转诊。

四是建立医联体和医保机构的谈判机制。长期以来我国各个地区医保机构与医疗机构之间其实是行政管理关系,医保机构对医疗机构采取指令性的协议管理。此种管理模式很大程度上干预了医疗机构的自主权,使得医保定点机构通过多种手段补偿损失。医疗机构联合组建医联体之后对医疗服务市场的控制力增强,谈判能力获得提升。医保机构应当注重通过平等的双边谈判及设计激励与约束并重的付费机制,推进与医联体的良性互动,才能达到控制医疗费用和保证医疗质量的双重目标,实现医保利益整合下医联体的可持续发展。

# 参 考 文 献

[1] 王文婷,陈任,马颖,等.分级医疗背景下的安徽县域医疗服务共同体实施路径[J].中国卫生资源,2016,19(6):470-474.

[2] 高解春.医联体:需要跨越三道关隘[N].中国医药报,2013-11-04(6).

[3] 万祥波,朱夫,杨扬.镇江市建立紧密型医疗联合体的探索和实践[J].中华

医院管理杂志,2013,29(4):263-266.

[4] 刘艳飞,王振.美国健康管理服务业发展模式及启示[J].亚太经济,2016 (3):75-81.

[5] 周洋,杨金侠,杨树圣.基于HMO模式的农村地区慢性病防控机制设计[J].中国卫生经济,2013,32(8):32-34.

[6] 李念念,赵允伍,尹红艳,等.医联体发展困境与策略浅析[J].中国卫生事业管理,2017,34(8):561-562.

[7] 方鹏骞,贾艳婷.医联体如何实现可持续发展[J].中国卫生,2017(11):36-37.

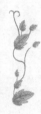

# 从宏观、中观、微观三个层面
# 推进建立分级诊疗制度

周倩,李远庆,麻若蒙,张祖涵,胡晓梅,雷诗寒
华中科技大学医药卫生管理学院

从资源结构来看,我国的医疗卫生服务资源主要集中在城市的大中型医院,农村基层资源较少,这与我国的卫生服务需求严重不符。2009年《中共中央国务院关于深化医药卫生体制改革的意见》初次提出分级诊疗概念。分级诊疗制度,就是要按照疾病的轻、重、缓、急的程度以及治疗的难易程度进行分级,不同级别的医疗机构承担不同程度疾病的治疗,实现基层首诊和双向转诊。2015年国务院颁布了《关于推进分级诊疗制度建设的指导意见》,提出分级诊疗工作的考核评价标准,明确了分级诊疗的各项指标,进一步推动了分级诊疗制度建设。分级诊疗能有效解决卫生资源结构分配不均的问题,控制小病大治以及合理利用卫生资源,并与医保医药等政策结合控制费用。在分级诊疗取得重大进展的同时,我们也应该看到分级诊疗制度存在众多问题。本文从宏观、中观和微观三个角度,对目前分级诊疗存在的问题进行分析,结合自上而下视角和自下而上视角,使建议更具实践性,也更具有洞察力和分析效力。

## 一、宏观层面:政府制定规定,积极引导

### (一)公立医院切实推行管办分开,逐步缩减直至取消门诊

公立医院作为政府行政体系下的直属单位,与政府之间更多的是一种上下级关系。我国的公立医院凭借"政府举办"的力量,长期垄断着我国绝大部分先进的医疗设施和高水平的技术人员,加之长期以来居民对于民营医疗机构的不信任,使得公立医院占据了主要的医疗服务供给市场。这不利于医疗服务的多元化和分工互补局面的建立,医疗资源不能够更充分地发挥价值,造成了规模不经济现象。而医疗联合体的核心医院功能定位的不明确,导致有层无级、有竞争缺协作。政府部门应当以居民医疗服务需求为导向,立足广大人民群众的医疗卫生需求,剥离"管办"职能,正视现阶段自身存在的问题,解决现阶段"运动员＋裁判员"双重身份所带来的一系列问题。另外,随着基层卫生服务能力的推进,相应的公立

医院门诊应当逐步控制业务量直至完全取消,使得优质的医疗资源下沉到基层。

（二）鼓励民营资本参与提供基本医疗服务,扩大服务主体

当前私人资本逐渐充裕,涉及社会中的各行各业。在医疗卫生领域大量引入私人资本,在提高服务效率、质量和公平性的同时,又能够不增加甚至减少政府投入,是一项值得研究和改进的举措。分级诊疗体系的运行既需要基层医疗机构和大型医疗机构纵向合作,又要形成同级医疗机构之间横向竞争的格局。我国医疗资源有限,由纯公立医疗机构主导是难以大范围推广分级医疗体制的。私立医疗机构在数量上已经具备较大规模,在兼顾质量、水平、效率的前提下,应当适当放宽准入条件,团结一切对医药卫生事业发展和分级诊疗有促进作用的力量,给予社会资本办医空间,降低其办医门槛,填补政府空缺,缓解因政府投入不足而带来的医疗卫生资源总量难以满足广大人民需求的矛盾,实现卫生服务提供主体多元化发展,增强卫生领域吸纳社会资本的能力。

（三）以医疗保险为把手,推动分级诊疗服务,提供体系的改革

卫生行政部门推动和医保部门牵头的分级诊疗制度应用资源规划配置、卫生人力综合改革、支付定价机制调整和基层医疗机构服务能力建设等多种手段,因此往往取得较好的效果。医疗保险对于服务提供模式和医疗机构行为的改变具有极大的推动力。通过进一步拉大各层级医疗机构的报销比例,完善医联体内部的分配体系,从而实现对无序就医行为的调节。在原有支付方式的基础之上,以平均住院日为调节杠杆,推动第三层级、第二层级机构与基层卫生服务机构的合作。在不改变医保与服务提供的独立性的情况下,依具体需要,可以为对医疗服务供应链打包实现总额预付制。部分有条件的地区,可尝试整合照护,即捆绑服务提供和医疗保险。

（四）完善奖惩机制,优化层级分工分配

各层级机构如果没有完善严苛的分工制度作保障,没有合理的层级内费用流动分配制度作补充,各医疗机构会因经济利益而拒转患者,进而减缓分级诊疗的实现。所以,应基于我国卫生发展的现状,借鉴国外成熟的分级诊疗先进模式。对不同类型的医疗机构功能进行定位,大医院严格按照功能定位与区域卫生规划发展。当基层服务能力提高到一定水平时,可适当关闭一部分大医院的普通门诊服务,一方面促使患者下沉到县级和基层,另一方面也使优质卫生资源逐渐下沉,促进实现卫生规模经济。以此构建职能互补的医疗卫生服务体系,让患者在系统中获得最满意服务,让医疗服务系统发挥最大功效。

（五）严格落实社区首诊,规范转诊参考标准

许多国外保险制度规定,居民一旦越级就诊,将不能得到医保的报销或者报销比例很低,对首选基层就诊的居民提供适当的减免或加大报销比例。通过这样的制度约束,对患者起到了很好的调剂和分流作用。政府应该客观审视现阶段流行的"基层能力不足论",客观评价基层社区卫生服务机构的服务能力,通过医疗

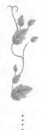

保险机构综合运用医保的手段调节混乱的就医秩序，促进医疗卫生资源的高效利用。目前我国卫生行政部门、医疗保险机构等部门之间缺乏统一的疾病分级治疗与转诊的参考标准。应尽快建立相关的标准，使各地各级医疗机构有章可循。减少随意性，缩小不同地区差异性，使基本医疗服务逐渐实现同质化和分级诊疗标准化。从基层到大型医疗机构，建立顺畅的服务渠道，制定公开、透明、有序的就医管理办法，从制度上解决无序就医、上下级医疗机构信息沟通不畅等问题。

## 二、中观层面：医院积极响应，提升基层机构接待能力

### （一）深化医疗联合体相关机制建设

医疗联合体是近年医改领域中的新生事物，医联体作为分级诊疗的重要载体，旨在增进不同层级医疗机构形成稳定的合作伙伴关系，在资源共享的基础上，抢占医疗市场，以达到双赢。各级医疗机构共同组建医联体，从而可以实现上下级的纵向转诊或平级间的横向转诊。深化医疗联合体相关机制建设，细化、优化利益分享机制，必将进一步促进双向转诊落到实处并持续进行。

### （二）上级医疗机构更新观念，明确功能定位

基层医疗卫生是我国分级诊疗工作的第一步，也是目前最需要重点强化的部分。而上级医疗机构则是基层医疗服务网络的龙头，因此上级医疗机构是解决人民群众就医问题的关键，然而上级医疗机构发展仍存在功能定位不准确、服务方向不正确、重视经济效益和治疗、忽视社会效益和预防等问题，如何精准定位、理性发展，对健全基层医疗卫生服务体系、增进分级诊疗和促进医药卫生体制改革具有重要现实意义。

上级医疗机构应定位在危重急症和疑难杂症患者的抢救治疗上，常见病以及多发病交给基层医疗机构，上级医疗机构应以开展风险较高、难度较大的疑难病治疗为主，把人力和物力放在高、精、尖的医疗技术上。同时积极承担各类社会医疗任务和公共卫生预防保健任务，完成当地的卫生支农工作。并应当成立专门的科研团队，对疑难杂症进行专业的研究以推动我国医疗技术的发展，同时对下级的基层医疗机构进行定期的帮扶，比如派专家指导基层医疗，定期坐诊基层，在提高基层医疗机构服务能力的同时，对基层的医务人员进行培训。

### （三）提高基层医疗机构能力，打通医生多点执业管道

多点执业是解决基层医疗机构人才短缺、专业能力相对较弱问题的重要方法，在我国虽已实施多年，但"叫好不叫座"已成为一致公认的尴尬现状。从上级医疗机构的角度来看，存在相应绩效奖金发放落实不到位等问题，严重影响医生参与工作的积极性；从基层医疗机构的角度来看，则存在担心虹吸效应的发生等问题。因此，要充分发挥多点执业的作用，首先须明确相关医疗机构的共同利益，使各级医疗机构的目标一致，起到上下联动的效果；其次须将相应的奖惩措施落实到位，以激励医务人员完成工作。

（四）加强信息化建设，提高分级诊疗的实施效率

基层首诊与医院协作机制是分级诊疗制度所形成的医疗行业新常态。作为分级诊疗的支撑体系，信息系统建设可以大幅度地加快分级诊疗制度的实施效果。结合分级诊疗的目标和当前信息化成果，医疗机构信息化建设可分为机构间的信息化建设和机构内的信息化建设两个部分，即实现机构间的卫生信息资源共享和着重加强基层尤其是村卫生室等的信息化建设。就前者而言，一方面可以以建立患者个人健康档案为中心，保证体系内的各级医疗机构掌握患者就医的全部信息，打造智慧医疗；另一方面可通过远程医疗、远程培训等加强上级医疗机构对下级医疗机构的指导作用，从而提高基层医院的医疗能力，加强公众对基层医疗机构的信赖度。就后者而言，首先需要保证相关设备的配置，又由于存在村医老龄化的问题，因此还需要对相关人员进行信息化的相关培训，以保证基本医疗和基本公卫等工作的有效落实。

## 三、微观层面：医生积极响应，患者理性配合

（一）基层和上级医疗机构医生加强培训，加快分级诊疗进程

从宏观角度来看，分级诊疗的目标是关于患者的合理就诊与医保费用的控制，主要针对患者和医疗机构。从微观角度来看，患者的大部分就诊行为与转诊过程及医疗费用的产生都是由医生进行控制的。随着家庭医生签约制度的逐渐推广，家庭医生在患者基层首诊与接下来的转诊流向中起着决定性作用。同时各级医院医生的诊疗行为对于患者就医机构的选择与医保费用的控制也起着至关重要的作用。因此提升医生的专业技能同时加强医生控费意识的培训对于进一步推进分级诊疗具有重要作用。但在现阶段的转诊过程中存在众多问题，尤其是在配合完善支付制度，提升机构与医务人员成本控制意识等方面。在基层医疗机构，加强全科家庭医生培训以及提高社区卫生服务中心硬件水平和薪资待遇至关重要。除此之外，上级医院医生还应加强分级医疗双向转诊意识，合理判断患者的病情发展，病情好转的患者下转至基层医疗机构。

（二）积极引导和教育患者，改变就医习惯

患者是分级诊疗的最真实的感受者和受惠方。公众对疾病、技术的认识，对生命的态度，会严重影响诊疗行为及分级诊疗结果。随着经济发展水平的提升，居民对医疗服务水平需求大幅提升，但对选择合适的医疗服务的理解存在误区。大多数常见病、多发病都可以在基层医疗机构解决，还有一些疾病无法通过现代技术手段解决，但患者生病之后通常只选择三甲医院，医生也表示患者的不理解与不配合是转诊过程中的巨大困难。因此需推进基层健康教育，各级各类医疗机构及居民社区应积极响应，特别是家庭医生，应承担社区在宣传分级诊疗制度上的主要责任，可采取多渠道多宣传方式向居民普及分级诊疗制度的相关知识。让居民对各级医疗机构的功能定位、转诊制度、服务项目内容、医保报销制度等相关

知识有基本认识,慢慢转变患者长期以来的自由就医习惯,并引导其合理使用医疗资源,实现"小病在社区、大病进医院、康复回社区"的分级诊疗目的。

# 参 考 文 献

[1]  吕键.论深化医改进程中分级诊疗体系的完善[J].中国医院管理,2014,34(6):1-3.

[2]  吕纳.结构研究、组织研究还是行动研究——政府与社会组织关系研究述评与前瞻[J].学术论坛,2013,36(9):159-164.

[3]  赵云.我国分级医疗体系建构路径比较[J].行政管理改革,2012(12):67-70.

[4]  徐瑾真.我国医疗卫生服务提供的公私合营模式研究[D].上海:上海交通大学,2007.

[5]  孟德昕,张淑娥,樊超,等.分级诊疗体系运行影响因素的解释结构模型构建[J].中华医院管理杂志,2016,32(7):481-484.

[6]  朱文硕.分级诊疗工作进展及问题浅析[J].管理观察,2017(26):159-160.

[7]  何思长,赵大仁,张瑞华,等.我国分级诊疗的实施现状与思考[J].现代医院管理,2015,13(2):20-22.

[8]  张雪,杨柠溪.英美分级诊疗实践及对我国的启示[J].医学与哲学,2016,4(1):37-41.

[9]  张慧林,成昌慧,马效恩.分级诊疗制度的现状分析及对策思考[J].中国医院管理,2015,35(11):8-9.

[10]  吴三兵,胡焱,辛昌茂,等.分级诊疗制度的实质与我国分级诊疗制度建设的出路[J].中华医院管理杂志,2016,32(7):485-487.

[11]  陈红艺,张光鹏.我国医师多点执业现状分析及政策建议[J].中国医院管理,2016,36(6):9-10.

[12]  王辰旸.南京市医疗机构分级诊疗制度实施的相关问题研究[D].南京:南京中医药大学,2017.

[13]  余红梅,夏丽,邓辉胜,等.分级诊疗发展过程中全科医生的培养[J].现代医药卫生,2017,33(5):796-797.

[14]  马继龙,陆方,陈雯,等.医生对分级诊疗制度的认知及评价[J].中国卫生质量管理,2016,23(5):99-101.

# 公共卫生与疾病预防

GONGGONGWEISHENGYUJIBINGYUFANG

# 湖北省航空医学救援
# 发展现状与分析

范传刚[1]，彭玲[1]，罗西[1]，张琼[2]，严峰[3]

1 湖北省疾病预防控制中心

2 湖北省预防医学会

3 湖北省卫生健康委员会应急办

【摘要】通过对湖北省航空医学救援发展现状的分析，查找存在的主要问题，助推航空医学救援事业的发展。2016年随着《突发事件紧急医学救援"十三五"规划（2016—2020年）》和《湖北省综合防灾减灾"十三五"规划》的公布，湖北省航空医学救援工作迎来机遇，进入发展快车道：首先，湖北省卫计委（现更名为湖北省卫生健康委员会）应急办组织相关机构共同起草了《湖北省空中急救与紧急医疗救援管理办法》等规范性文件，用于指导和规范今后全省航空医学救援工作；其次，与上海金汇通用航空股份有限公司签署了合作协议，整合资源，共同建设全省航空医学救援体系，现已完成在武汉、宜昌、十堰三地的救援直升机部署，实现了全省航空救援网络全覆盖；再次，正逐步完成全省医疗单位停机坪和高速公路起降点的建设工作；最后，逐步开展医护人员航空救援理论和登机实操的培训工作，为航空医学救援提供源源不断的专业人才。发展的同时也面临着挑战，还存在着救援专业性和时效性有待提高，基础设施建设薄弱，专业人才不足和缺乏资质认证等问题。虽然全省航空医学发展水平有限，但鉴于卫生应急救援工作和保障人民健康安全工作的现实需求，湖北省将继续贯彻落实国家航空医学救援相关方针政策，加大投入和支持力度，促进全省和我国航空医学救援事业的快速发展。

【关键词】卫生应急　航空医学　直升机救援

因快速、灵活、高效，空中医学救援已在发达国家广泛应用，我国空中医学救援起源于1953年抗美援朝时伤员后送，但现代化的空中救护起步较晚，随着近年来各种突发灾害紧急救援的事件增多，空中医学救援得到高度重视。2002年武汉"120"急救中心开始国内第1次直升机商业救护；2014年北京"999"急救中心从德国引进我国首架设备齐全的救护直升机；第四军医大学第一附属医院（西京医院）

组建我国第一支成建制的飞行医疗队——西京飞行医疗队。这些都标志着我国空中医学救援迈出了重要的一步。湖北省地处长江中游，位居华中腹地，东、西、北三面环山，全省多山地和丘陵（全省总面积中，山地占56％，丘陵占24％，平原、湖区仅占20％），开展航空医学救援是对全省卫生应急救援工作的重要补充和助力。

## 一、湖北航空医学救援发展简史

湖北航空医学救援工作起步较早，1989—2015年全省陆续从宜都、襄阳、黄石等地通过航空器转运了13例患者到武汉医疗机构救治。2016年，湖北省卫计委根据《突发事件紧急医学救援"十三五"规划（2016—2020年）》和《湖北省综合防灾减灾"十三五"规划》下发了《关于做好全省空中医疗救援项目直升机起降点选址工作的通知》，要求全省17个市州做好空中医学救援基地医院和直升机停机坪选址工作，正式拉开了湖北航空医学救援快速发展的大幕。

## 二、发展现状

### （一）制度建设

2016年湖北省卫计委应急办牵头，组织省内相关医疗机构共同起草了《湖北省空中急救与紧急医疗救援管理办法》《湖北省空中急救调度指挥调度流程》《湖北省空中急救转运流程》《湖北省空中急救站建设标准》《湖北省空中急救医疗设备与药品配置标准》《湖北省空中急救与紧急医学救援培训方案》《湖北省空中急救站规划选址方案》等规范性文件，并邀请国内外专家给予评审指导，定稿后将成文下发，用于指导和规范全省今后航空医学救援工作。

### （二）机构及网络建设

经过长期协调和磋商，2016年5月湖北省卫计委与上海金汇通用航空股份有限公司签署了《直升机空中医疗救援项目合作协议书》，双方计划通过资源整合，共同建设湖北省航空紧急医学救援体系。此外，协议书明确指出，计划争取在2017年底全省各市州都有医院与金汇通用航空股份有限公司签约合作，初步完成全省航空救援网络建设。

湖北省航空医学救援网络建现已在武汉市部署一架AW139直升机覆盖武汉及鄂东地区，在宜昌市部署一架AW119直升机覆盖鄂西南地区，在十堰市部署一架直升机覆盖鄂西北地区，已经实现航空网络湖北的全覆盖。

### （三）硬件建设

根据规划，全省医疗单位停机坪和高速公路起降点建设正在按部就班地建设中。目前，在武汉市，同济医院中法新城院区（亚心新院区）停机坪已建设完成，协和医院西院区停机坪建设也已启动；宜昌市中心医院停机坪和十堰市中心医院停机坪建设完成。

除常规停机坪外,2017年3月湖北省公安厅高速公路警察总队与上海金汇通用航空股份有限公司签署了《湖北省高速公路空中应急救援服务项目合作协议》,计划在湖北省内的高速网络上规划建设29个直升机临时起降点,并开启了全省6000公里高速路网的空中救援保障服务。2017年8月,沪渝高速湖北长阳段(山区)发生一起交通事故,一人伤势严重,经紧急调度,宜昌市中心医院启动航空救援程序,使用直升机实施现场救援,仅用29分钟便将伤者接送到医院进行救治。据悉,这是全国首例直升机参与的山区高速公路事故应急现场救援。

### (四)人员培训

为提高救援能力,金汇通用航空股份有限公司分别与已签约的合作机构如华中科技大学同济医学院附属同济医院、协和医院等10家医疗机构合作开展有针对性的航空医学救援理论与实践培训,截止到2017年4月份,已累计培训医生和护士约200人次。此外,湖北省卫计委牵头主办,各医疗机构和上海金汇通用航空股份有限公司联合承办大型集中培训活动,每年定期对全省的空中救援基地医院业务骨干进行理论和登机实操培训,计划持续开展4年,为全省航空医学救援源源不断地输送专业人才。

## 三、问题分析

全国航空医学救援迎来发展机遇,同时也迎来挑战。湖北省航空医学救援亦是如此,虽然已进入发展快车道,但当前仍然存在一些发展难题亟待克服。

### (一)专业性和时效性有待提高

总结全省已开展的几次航空医学救援实战经验,发现上海金汇通用航空股份有限公司成立年限短,参与实战救援次数有限,经验不足,处置突发事件的专业化程度不高;同时,鉴于国情,每次救援飞行都需向军民航管制部门申报、审批,目前还无法做到简单报告或随报随飞,时效性有待提高。对此,笔者认为可以通过定期开展实战演练积累救援经验,通过建立更加完善的指挥体系和覆盖网络尽量缩短救援飞行审批时间。

### (二)基础设施建设薄弱

湖北全省通航业基础设施少(主要是通用机场、停机坪少),配套产业(维修、加油等)跟不上,使得在实际救援飞行任务中,只能临时借用体育场、停车场等,在救援任务时间紧迫的情况下协调工作较为困难。航空医学救援法规及规范建设空白,没有航空医学救援专项法律法规,航空医学救援多方面没有统一标准。就我省多次实践来看,航空医学救援没有行业标准,基本是各种办法混用,在一定程度上造成救援收费混乱和行业的无序竞争。航空救援行业急待完善的顶层设计和规范标准来规范和促进行业的快速发展。

### (三)没有空中医学救援人员资质认证权威部门

我省的航空医学救援工作也一直是在摸着石头过河。对什么样的医护人员可以从事空中医学救援任务、医护人员通过什么样的培训可以登记开展空中医学救援、培训需要医护人员有多长的飞行时间等这样的问题没有明确且具有法律效力的回答。国内也没有一家单位或机构有法律赋予的认证资格,这为行业发展及纠纷埋下了隐患。

### (四)航空医学救援专业人才不足

当前专业的医疗机构直升机数量少,缺少专门的培训场地,再加之培训成本高,导致航空医学救援专业人才奇缺。虽然我省同济医院、协和医院等医疗机构都开始派出专业医生到法国、德国、美国等航空医学救援体系成熟的国家学习,但回国后基本没有实际操作的机会。未来全省将加大对航空医学救援的支持力度,增加专业人员培训和实践演练的机会,建设和保障行业发展所需的专业人员队伍。

## 四、小结

我国航空医学救援虽然起步较晚,存在诸多问题,与发达国家相比有一定的差距,但鉴于国家应急救援工作和切实做好民众生命健康保障工作的强烈需要,特别是在湖北这样多山、多丘陵地区,大力发展航空医学救援是卫生应急工作的重要任务。根据全省航空医学救援发展需要,2018年湖北省预防医学会联合各医疗机构共同举办"航空医学救援发展论坛",助力湖北和全国航空医学救援事业的发展。

## 参 考 文 献

[1] 林毓铭.航空救援:增强应对突发事件的硬实力[J].北京航空航天大学学报(社会科学版),2011,24(4):15-18.

[2] 万秋雯.我国航空应急救援现状及发展建议[J].科技资讯,2014,12(22):218.

[3] 邵海忠.直升机空运救护在院前急救中的应用[J].临床急诊杂志,2005,6(5):47-48.

[4] 张露丹,冯铁男,王朝昕,等.国内外空中医疗救援发展现状[J].中华卫生应急电子杂志,2015,1(3):234-236.

[5] 幽兰.航空救援应在应急救援中占据一席之地——《北京大学中国航空应急救援》研讨会成功举办[J].中关村,2015(10):89.

[6] 安柯,李明,杨钧,等.我国航空应急医学救援指挥体系的构建[J].中华灾害救援医学,2017,5(6):340-344.

[7] 冯传来.我国与国外民间直升机救援的比较研究[J].河南科技,2014(21):217.

[8] 张亚丽.美国空中医疗救援的发展与现状[J].中国应急救援,2015(3):52-54.

# 流程管理在医疗机构应对
# 人感染 H7N9 防控中的有效实践

祝山惠,叶久红,曹慕慧,潘振宇,叶林峰

武汉大学中南医院

【摘要】结合实际,全面规范医疗机构内部 H7N9 禽流感诊治和报告流程,提高医疗机构对 H7N9 禽流感的监测处置效率,减少院内相关突发公共卫生事件的发生。

【关键词】医疗机构　人感染 H7N9 禽流感　流程管理

2013 年以来,人感染 H7N9 禽流感在我国多个省份呈现散发流行态势,在社会上造成较大影响。尤其是 2016 年底以来,人感染 H7N9 禽流感在我国出现一个流行高峰。国家卫计委(现更名为国家卫生健康委员会)针对 H7N9 流行态势,将 H7N9 禽流感纳入法定乙类传染病进行专项管理,并制定了防控策略和防控目标。医疗机构是人感染 H7N9 禽流感防控的前沿阵地,作为湖北省人感染 H7N9 禽流感医疗救治的定点医院之一,面对新的疫情形势,武汉大学中南医院通过全面规范院内各项防控流程,极大提高了医院对 H7N9 禽流感的监测处置工作效率,使整个防控工作有序有效。

## 一、预警提前

### (一)成立应急防控小组并明确职责

医院针对人感染 H7N9 禽流感的防控模式为"院级-职能-临床"三级管理,院级防控组长由分管医疗副院长担任,全面承担医院关于人感染 H7N9 禽流感的监测报告、院感防控和医疗救治的管理工作;职能处室成员包括医务处、门诊部、院感办、护理部、药学部、保卫部、总务处、宣传部等相关职能部门,负责制定相应规章制度,组织调度、管理与督导落实疾病健康教育等具体管理工作;医院各临床科室负责病例发现、报告和医疗救治等工作。

### (二)明确防控职责和要求

根据 H7N9 禽流感疫情特点,明确各部门的防控职责和要求,如门诊办负责完善预检分诊的规范设置和工作流程,医务处负责按照卫生行政部门的要求完善疾病监测、报告、医疗救治工作流程等,并对相应的应急物资、设备、药物等进行摸底排查,及时调整医疗资源配置,以满足防控工作动态调整需求。

（三）制定救治方案和报告流程

在国家卫计委印发的《人感染 H7N9 禽流感诊疗方案》的基础上,结合医院实际情况制定诊疗规范。成立医院人感染 H7N9 禽流感医疗救治小组,确定会诊专家小组成员名单、人员资质以及会诊适应证等相关规定。要求专家组成员保持手机 24 小时畅通,保证医疗救治和会诊工作反应迅速。同时,制定院内疑似病例报告流程和院内会诊表,以便全院医护人员规范学习、快速反应。

（四）培训与演练

通过省、市级人感染 H7N9 禽流感防控和诊疗工作培训,医院科室内部培训与演练,发放、张贴疑似病例院内报告流程及院内会诊表至各个门诊临床科室对全院医务人员进行应急预案培训,确保全员了解应急预案的内容、要求和流程,且对自身的职责有明确认识;对人感染 H7N9 禽流感诊疗方案进行详细解读,确保医务人员及时掌握 H7N9 疾病诊治技能;进行医院感染控制、医护人员自我防护等方面的培训,确保医务人员了解自身防护、消毒隔离等方面知识。

## 二、人感染 H7N9 禽流感筛查分诊、诊治和报告的流程化管理

（一）疑似病例筛查

按照《武汉市人感染 H7N9 禽流感疫情应急监测工作方案》的人群监测要求,首先定义医院的疑似病例,即筛查出的疑似病例应符合以下临床表现:①有流感样症状,发热（腋下体温不低于 38℃）,咳嗽、少痰,可伴有头痛、肌肉酸痛和腹泻等全身症状。②发病早期白细胞总数降低或正常,或淋巴细胞分类计数减少。③发生肺炎的患者肺内出现片状影像。重症患者病变进展迅速。④甲型流感抗原阳性,或有流行病学接触史（在发病前 1 周内接触过禽类或者到过活禽市场）。

（二）患者分类收治

首诊医师对所有发热患者进行筛查,普通患者按照常规流程进行收治与诊疗,对人感染 H7N9 禽流感疑似或确诊病例进行隔离观察,禁止其私自外出,并根据患者病情立即进入会诊流程。

（三）医务人员防护

根据《人感染 H7N9 禽流感医院感染预防与控制技术指南（2013 年版）》标准,由院感办指导、培训、督查各科室医务人员掌握自我防护知识与措施,尤其是急诊、重症 ICU、感染科等重点科室人员,需熟练掌握防护措施。

（四）院内专家会诊

首诊医生发现疑似病例,需邀请三位及以上院内相关专家参与会诊,其中呼

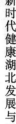

吸内科和感染科专家是必请专家。根据患者病情进行病例诊断,指导早期应用抗病毒药物和治疗方案,及时填写院内会诊表并由专家签字备案。

（五）标本取样及送检流程

医务人员采集人感染 H7N9 禽流感疑似病例上呼吸道标本(尽量采集到下呼吸道标本)进行咽拭子检测,同时采集其血清标本,待所在辖区疾病预防控制中心流行病学调查后进行进一步检测。

咽拭子检测为阳性者,医务人员采集其呼吸道标本送至检验科进行 H7N9 病毒核酸检测,待进一步确诊;咽拭子检测为阴性者,进行常规发热治疗。

（六）信息报送流程

临床科室发现人感染 H7N9 禽流感疑似或确诊病例后,及时上报职能处室(白天为医务处和院感办,夜晚为行政总值班),医务处公共卫生科负责信息收集、分类、审核及汇总,并向所在辖区的疾病预防控制中心进行信息上报。按规定填写传染病报告卡,通过中国疾病监测信息报告管理系统进行网络直报。

对于确诊病例,公共卫生科通过人感染 H7N9 禽流感信息管理系统每日填报病例的病情转归信息,在其出院或死亡后 24 小时内在网上填报《人感染 H7N9 禽流感病例调查表——临床部分》。

对于死亡病例,公共卫生科通过死因登记报告信息系统进行网络直报。经所在辖区的疾病预防控制中心完成初步流行病学调查后,公共卫生科须网上填报《人感染 H7N9 禽流感病例调查表——流行病学部分》,并根据调查进展,及时补充完善调查表信息,每日更新其中的密切接触者医学观察情况。

对已网络直报的病例转院治疗,公共卫生科通过人感染 H7N9 禽流感信息管理系统录入病例的转出情况。接收病例的医疗机构要通过上述系统对该病例信息进行查询核实,并录入病例的收治情况。

（七）出院或转诊流程

根据患者病情和所需救治环境条件,需转诊至其他 H7N9 禽流感定点医院的,由医务处向所在辖区卫生行政部门报告,卫生行政部门同意后进行调配转诊事宜。而在本院救治的患者,间隔 24 小时 H7N9 病毒核酸检测 2 次阴性,各项体征、检查指标正常后可按照常规流程办理出院手续。

（八）消毒隔离

根据国家卫计委印发的《人感染 H7N9 禽流感医院感染预防与控制技术指南(2013 年版)》等文件标准,由院感办指导隔离病房的清洁消毒和紧密接触医务人员的隔离工作,由总务处指导其医疗废物的后续处理。

## 三、流程管理的实施效果

（一）监测工作有序有效

2016 年 10 月至 2017 年 6 月,医院按流程共排查人感染 H7N9 禽流感疑似病例 4 例,其中确诊 1 例,患者按要求转往武汉市医疗救治中心,痊愈出院。

### (二)医务人员对人感染 H7N9 禽流感事件的应对能力提高

对新发疑似病例的排查和诊治体现了医务人员对人感染 H7N9 禽流感防控的应急反应能力。通过规范流程,提高了医务人员对相关事件的应急处置能力,流程实施以来,我院漏诊漏报率为零,从发现疑似病例到院内会诊处置完毕的时间由最初的平均 6.5 小时缩短至 1.5 小时。

### (三)优化了医院管理流程

医院发热预检分诊流程图、人感染 H7N9 禽流感会诊流程图、人感染 H7N9 禽流感报告流程图分别如图 1、图 2、图 3 所示。

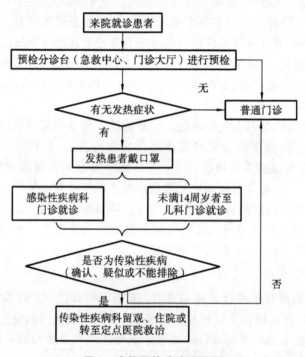

**图 1 发热预检分诊流程图**

## 四、讨论

### (一)医院人感染 H7N9 禽流感管理现状

人感染 H7N9 禽流感防控工作启动以来一直受到医院领导的重视和支持,极大地推动了防控工作的进行。流程管理规范了职能处室与临床科室之间的有效衔接,大大提高了医院对人感染 H7N9 禽流感的监测处置工作效率。但由于医务人员工作繁忙,培训力度有限,仍存在医务人员对医院发热预检分诊、人感染 H7N9 禽流感疑似病例院内诊治和报告的管理流程不熟悉的情况,导致流程无法

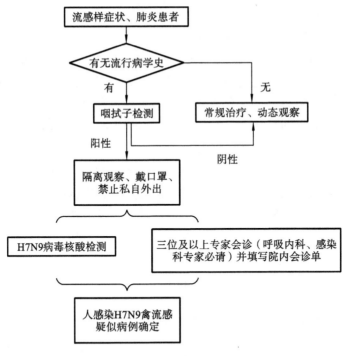

图 2　人感染 H7N9 禽流感会诊流程图

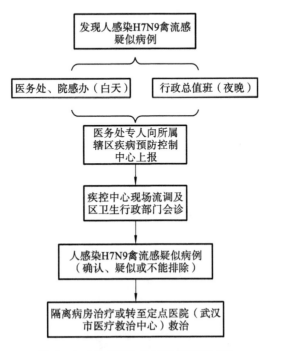

图 3　人感染 H7N9 禽流感报告流程图

正常执行。因此,需要优化相关培训计划,制定更有效的方法和措施,以保证整个防控流程的功能正常发挥。

### (二)流程中的重点环节优化

流行病学史询问及血常规、X线胸片、咽拭子检测、H7N9病毒核酸检测等一系列检查与诊断过程,科室之间的衔接度将影响整个流程进行的顺畅程度。因此,对上述过程进行梳理和优化有助于整个流程的有效进行。同时,对各流程中的重点环节进行监测,有利于各流程落到实处,确保患者得到及时、规范的救治。

### (三)信息沟通与反馈

信息的有效管理决定了医院防控工作的有效进行,包括信息保密、专人管理、有序传达和快速反馈。加强院内防控信息管理,除做好诊疗信息上报工作外,还需构建良好的信息沟通网络,使各项防控措施得到及时执行。同时,医院还应注重存在问题的及时反馈,为政府及其卫生行政部门防控策略的适度调整提供现实依据。

## 参 考 文 献

[1] 吴璐,赵香梅,李秀兰,等.医院成功应对甲型H7N9禽流感的实践[J].中国卫生质量管理,2013,20(6):50-52.

[2] 孙秀芳.基于Kaiser模型下的医院应急风险流程化管理[J].护理研究,2016(16):2026-2029.

[3] 汪闻,李永吉,冯玉奇,等.H7N9医院感染的预防和控制措施的探讨[J].中国卫生标准管理,2016,6(16):176-177.

# 基于 HIMSS 理念下传染病
# 疫情报告管理信息化建设实践

赵丽华[1,2]，孔德宝[1,2]，陈翠芳[1,2]，何华东[1,2]，李玉娟[1,2]
1 鄂东医疗集团
2 黄石市中心医院

【摘要】目的：探讨 HIMSS 理念在医院传染病疫情报告管理信息化的应用。方法：医院以现有信息系统为基础，开发传染病报告管理系统，实现院内传染病疫情信息化报告、预警、审核、查询、统计、登记和监控等工作。结果：传染病管理报告系统的应用使得传染病报告率、完整率、准确率和报告时间都有不同程度提高。结论：信息化提高了传染病报告管理工作的水平和效率，拓宽了信息化在医院公共卫生工作中的思路。

【关键词】HIMSS　传染病疫情　信息化

传染病疫情报告管理是医疗机构一项重要工作，是国家制定科学的预防控制策略和措施的重要依据。多数医疗机构采用一线临床医生手工填写传染病报告卡，传染病疫情报告管理专职人员手工收集、审核并录入中国疾病预防控制信息系统的工作模式，这种方式存在效率低下、缺乏有效监控、字迹不清和漏项等不足。传染病疫情报告管理借助医院 HIMSS 等级评审。HIMSS 全称 Healthcare Information and Management Systems Society（美国医疗信息与管理系统学会），是一家全球性的、以理念为基础的非营利性组织，旨在通过信息技术提高医疗水平，保证患者安全。依托医院现有信息系统建立传染病管理信息系统，实现了传染病疫情院内网络报告、预警、审核、查询、统计、登记和监控等工作。

## 一、材料和方法

### （一）材料

计算机硬件、医院 HIS 系统、EMR 电子病历系统及中心机房服务器。

## （二）方法

### 1. 门诊患者传染病疫情报告管理系统

在医院 HIS 系统的基础上编制传染病疫情报告管理软件,依据《湖北省医疗机构公共卫生信息报告系统基本功能规范》系统从门诊医生工作站采集患者姓名、性别、年龄、职业、住址、疾病名称、发病日期、就诊日期、初诊/复诊情况九项基本内容生成电子门诊日志一览表,预警条件设置为"匹配"传染病诊断名称(法定传染病和监测传染病)。当诊断为预警疾病时,系统生成一张与国家疾病预防控制系统一致的中华人民共和国传染病报告卡,其中患者姓名、性别、出生年月、联系方式、地址、职业、报卡医生、报卡科室等信息由系统自动提取,填卡时间取自服务器时间,临床医生仅需完善其余信息即可完成卡片的填写,电子版中华人民共和国传染病报告卡设置相关强制填写项目,如不填写则报卡不成功并提示原因,填写合格后将自动保存在服务器中。

### 2. 住院患者传染病疫情报告管理系统

将传染病电子报告卡的模块嵌入 EMR 电子病历系统的"上报卡填写"功能中,预警设置条件为"ICD-10"编码,医生在填写住院病例首页时,凡"入院诊断""出院诊断"出现符合预先设定的传染病名称时,系统会弹出预警窗口,临床医生只有完成传染病报告卡的处理工作才可继续书写后续病历。在医生做出传染病相关诊断时,即使在非预警上报界面,仍留有随时上报传染病的路径。

### 3. 医院疫情报告管理部门管理功能设定

在公共卫生科设置传染病疫情报告管理终端,实现信息的实时传输,便于传染病疫情管理员接收、查询和统计全院病例一览表。开放浏览检验和放射异常检查结果的权限,疫情报告人员根据对门诊病例、住院病例及检验科和放射科相关传染病诊断项目的日常核查,及时反馈信息给接诊医生。

## 二、结果

2014 年 7 月开始应用传染病疫情报告管理信息系统,将 2014 年 1—6 月和 2014 年 7—12 月的传染病疫情报告情况相比较,结果如下。

### （一）主动报告率

传染病疫情主动报告率比较如表 1 所示。

表 1　传染病疫情主动报告率比较

| 时间 | 主动报数 | 应报数 | 报告率/(%) | $\chi^2$ | $P$ |
|------|---------|--------|-----------|----------|-----|
| 2014 年 1—6 月 | 820 | 1037 | 79.07 | 11.218 | 0.001 |
| 2014 年 7—12 月 | 710 | 731 | 97.13 | | |

2014 年 7—12 月与 2014 年 1—6 月相比,临床医生主动报告率提高了

18.06%,经卡方检验有统计学意义($P<0.05$)。

## （二）完整率

传染病报告卡填写完整率比较如表 2 所示。

**表 2　传染病报告卡填写完整率比较**

| 时间 | 完整数 | 卡片数 | 完整率/(%) | $\chi^2$ | $P$ |
|---|---|---|---|---|---|
| 2014 年 1—6 月 | 866 | 1037 | 83.51 | 5.590 | 0.018 |
| 2014 年 7—12 月 | 720 | 731 | 98.50 | | |

2014 年 7—12 月与 2014 年 1—6 月相比,传染病报告卡填写完整率提高了 14.99%,经卡方检验有统计学意义($P<0.05$)。

## （三）准确率

传染病报告卡填写准确率比较如表 3 所示。

**表 3　传染病报告卡填写准确率比较**

| 时间 | 准确数 | 卡片数 | 准确率/(%) | $\chi^2$ | $P$ |
|---|---|---|---|---|---|
| 2014 年 1—6 月 | 826 | 1037 | 79.65 | 8.542 | 0.003 |
| 2014 年 7—12 月 | 715 | 731 | 97.81 | | |

2014 年 7—12 月与 2014 年 1—6 月相比,传染病报告卡填写准确率提高了 18.16%,经卡方检验有统计学意义($P<0.05$)。

## （四）报告时间

临床医生填写传染病报告卡时间比较如表 4 所示。

**表 4　临床医生填写传染病报告卡时间比较**

| 时间 | 平均值±标准差 | 最大值 | 最小值 | $t$ | $P$ |
|---|---|---|---|---|---|
| 2014 年 1—6 月 | 4.0±1.3 | 6.0 | 2.0 | 5.102 | $<0.001$ |
| 2014 年 7—12 月 | 1.5±0.5 | 2.0 | 1.0 | | |

2014 年 7—12 月与 2014 年 1—6 月相比,临床医生填写传染病报告卡所需时间平均分别为 4.0 min、1.5 min,两者差异有统计学意义。

传染病疫情报告管理人员收集传染病报告卡时间比较如表 5 所示。

**表 5　传染病疫情报告管理人员收集传染病报告卡时间比较**

| 时间 | 平均值±标准差 | 最大值 | 最小值 | $Z$ | $P$ |
|---|---|---|---|---|---|
| 2014 年 1—6 月 | 100.0±20.0 | 130.0 | 70.0 | −3.366 | $<0.001$ |
| 2014 年 7—12 月 | 30.0±3.0 | 35.0 | 25.0 | | |

2014 年 7—12 月与 2014 年 1—6 月相比,传染病疫情报告管理专职人员每天收集传染病报告卡时间平均分别为 100 min、30 min,两者差异有统计学意义。

# 三、讨论

## （一）减轻临床医生工作量，保证传染病报告质量

使用传统纸质版报告卡时，临床医生需要手工填写传染病报告卡和传染病登记本，存在字迹不清、漏项等现象。传染病报告管理信息系统可以直接整合医院信息系统中患者的信息，传染病报告卡填写合格后保存在服务器中，实现传染病报告的信息化，减轻了临床医生的工作量，同时杜绝了手工报告字迹不清、项目不全和卡片丢失的现象，保证了传染病信息的准确性。

## （二）减少人员投入，提高了工作效率

使用传染病报告管理信息系统后，医生可直接在传染病报告管理信息系统上填报传染病报告卡，疫情数据保存在服务器上，使得传染病疫情管理员的工作重点从收集、人工核对纸质版报告卡转移到管控传染病疫情报告的质量上，管理终端不仅具备可以收集传染病疫情报告信息，还具备查询、统计和查漏等功能，实时监控全院传染病疫情报告情况，大大提高了传染病管理工作的效率。

## （三）无纸化办公，保护患者隐私信息

传统纸质版报卡时，临床科室固定位置放置纸质版传染病报告卡和传染病登记本，存在监管不力和信息泄露的隐患，传染病疫情管理员在收集传染病卡片过程中可能出现侵犯患者隐私或交叉感染。传染病报告管理信息系统设置系统权限，传染病疫情管理员可直接登录客户端审核传染病卡片，符合 HIMSS 理念的无纸化办公要求，也最大限度地保护了患者隐私。

## （四）存在的不足

传染病管理信息系统的应用实现了院内传染病疫情报告信息化管理，提高了传染病报告的质量，在一定程度上提升了工作效率，但在实际工作中也存在一些问题：一是传染病报告管理信息系统没有嵌入门诊医生工作站；二是医院现有信息系统间缺乏兼容性和整合性，传染病报告管理信息系统未能整合检验科、放射科等科室数据，需要专职人员通过核查后向医生进行人工反馈追踪；三是未建立传染病信息推送机制，传染病疫情网络直报需要二次录入。

## （五）下一步工作思路

（1）借助创建 HIMSS 7 级的契机，进一步完善传染病报告管理信息系统，将传染病报告管理信息系统嵌入 HIS（医院信息系统）和 EMR（电子病历）中，采集患者基本信息、诊断信息、检验结果和检查结果生成疫情报告信息，为临床医生提供传染病的预警、检查和检验结果报送、诊疗、报告等"一站式"服务，最大限度地减少医生工作量，传染病报告管理系统也成为疫情管理员核查漏报的最有效、快捷的方式，具有更强的操作性，实现对医院传染病防控的"闭环式"管理。

（2）建立传染病信息推送平台，与国家大疫情网接口对接，借助互联网，实现

诊断后立即在系统内报告并及时通过接口直报,2013年国家开始进行大疫情网对接实施的试点,对医院 HIS 系统与大疫情网进行接口测试和完善并取得了成功,大疫情网更加及时、准确地获取传染病信息,减少过多的人为因素,为疾病的预防、控制及时提供潜在的疫情信息。

  综上所述,应用传染病管理信息平台进行传染病疫情报告可以有效提高传染病疫情报告的规范性、准确性和完整性,医院需要进一步加快信息化的进程,将 HIMSS 理念注入传染病疫情报告管理信息化工作中,有力提升医院传染病防控管理水平。

# 参 考 文 献

[1]　易应萍,张发明,涂志炜,等.传染病和死亡病例网络直报系统与医院 HIS 系统连接系统与实施[J].现代医院,2007,7(12):126-129.

[2]　李桂芹.医院传染病报告的质量管理[J].中国病案,2014,15(12):57-58.

[3]　潘淼,肖义萍.住院部基于电子病历系统的传染病报告效果评价[J].现代预防医学,2012,39(18):4727-4728.

[4]　曾秀丽.PDCA 循环在医院传染病疫情报告管理中的应用[J].公共卫生与预防医学,2011,22(3):123-124.

[5]　钟初雷.医院传染病漏报自动监控信息系统的功能设计与应用[J].疾病监测,2008,23(6):331-333.

[6]　邹晓妮,吴菲,李静静,等.医院内法定传染病信息推送平台的开发和实现[J].中国卫生信息管理杂志,2014(6):596-601.

[7]　颜红,李保杰.基于 HIS 的传染病报告管理系统的实现和应用[J].医疗卫生装备,2013,34(10):44-46.

# 医疗机构公共卫生应急
# 体系现状及存在问题

叶久红,曹慕慧,祝山惠,潘振宇,叶林峰

武汉大学中南医院

【摘要】突发公共卫生事件,是指突然发生,造成或者可能造成社会公众健康严重损害的重大传染病疫情、群体性不明原因疾病、重大食物中毒和职业中毒以及其他严重影响公众健康的事件。在突发性公共卫生事件处置方面医疗机构有着不容忽视的作用,大量医护工作人员都是奋战在突发性公共卫生事件的一线人员。因此,如何良好地构建综合性医院中的公共卫生应急体系成为医院管理中的一个重要议题。本文将从医院的角度,详细探讨目前综合性医院公共卫生应急体系存在的问题及改进方法。

【关键字】公共卫生应急体系 医院管理

## 一、医院公共卫生应急体系的现状

我国医疗机构的公共卫生应急体系的发展起步较晚,发展速度十分缓慢。由于职能不清、政府资金投入不足,部分医院内部对公共卫生应急体系的发展不够重视,相关资金和人才储备都明显不够需求,导致医疗机构公共卫生应急管理体系的发展雪上加霜。

## 二、医院公共卫生应急体系存在的问题

### (一)资金投入不足,缺乏必要的补偿渠道

根据相关统计数据显示,我国卫生投入占国民生产总值的 2.7%,远低于美国的13.7%和德国的 10.5%,也明显低于印度的 5.2%。由于处理公共卫生应急事件并不能给医院带来收益,而且往往会加重医院及医务人员的负担,加之政府拨付的专项资金不足,导致医院对于处理突发性公共卫生应急事件的积极性并不高。而有限的资金限制了综合性医院公共卫生应急体系的发展,相关公共卫生科

只能缩减人员，缩小规模，以此减轻相关财务负担。

（二）医疗资源的分布不合理

大部分医疗卫生机构都分布在中大型城市及中东部发达地区，偏远地区和农村的医疗卫生机构少之又少，医疗资源分布极不合理。一旦这些偏远地区发生突发性的公共卫生事件，医疗卫生机构难以在第一时间对其进行救援，导致大量伤亡人员错过了黄金治疗时间。

（三）缺乏专业管理人才，人才晋升通道受限

由于我国公共卫生应急体系发展较晚，目前整个医疗系统对公共卫生科室的重视度不够导致相关人才的晋升通道受限，这同时也造成了大量相关专业优秀人才的流失。而人才的缺乏与流失进一步限制了公共卫生应急体系的发展与完善，由此形成恶性循环。

（四）应急处置能力不足，缺乏实践经验

大部分医疗机构没有参加重大突发性公共卫生事件的处置经验，加之缺乏定期的应急演练制度，当突发性公共卫生事件发生时，无法迅速反应进行处理。且一些医疗机构缺乏相关的规章制度，在应急管理方面存在较大漏洞。

（五）缺乏相关风险评估机制，"重治疗、轻预防"

最好的处理突发性公共卫生事件的方法是预防，或是在发生前就做好相关的应急预案，当事件发生时能迅速处理，将危害降到最小。但由于公共卫生应急体系在我国起步较晚，目前业内缺乏相关的风险评估机制，在平时就应对自然灾害多发地区或可能发生大规模公共卫生事件的地区做好相应的风险评估，准备相关应急预案，随时做好应急准备。部分医疗机构在思想上仍然停留在"重治疗、轻预防"上，这是非常不可取的。事前预防不仅能节约大量资金，同时也能为医院减少不少负担。

（六）相关信息网络系统仍有待完善

目前，紧急医疗救援基地网络和应急实验室检测网络尚未有效建立。全国尚未建立规划统一、布局合理、功能明确、设备完善的省市及地区级突发公共卫生事件紧急医疗救援基地网络，尤其缺乏能够承担巨大灾害等大规模人员伤亡事件医疗救援任务的区域性紧急医疗救援中心，难以满足各类突发事件伤病员应急医疗救治的需要。

（七）相关卫生部门之间分工不明

目前，医院已开始建立相关的公共卫生应急体系，但疾控中心仍有自己的一套应急系统。部门间的沟通不足导致某些职务重叠，浪费了大量时间及资源，部门间工作效率低下，整体工作积极性不高。

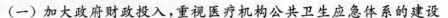

## 三、相关建议及解决办法

### （一）加大政府财政投入，重视医疗机构公共卫生应急体系的建设

在许多发达国家，政府十分重视医院在预防突发公共卫生事件上的作用，承担公共卫生事件的医院能够得到相应的补偿。我国也应该向这些国家学习，只有投入相应资金，才能提高医疗机构建设公共卫生应急体系的积极性，从而促进我国医疗机构公共卫生应急体系的发展。

### （二）完善信息报告系统

当突发性公共卫生事件发生时，政府部门应在第一时间向民众及相关医疗卫生机构告知。因此，有必要建立起现代化、网络化的全国疾病检测报告系统、都市症状监测系统、乡村疾病监测系统，收集国内外的最新疫情报告，并在第一时间告知民众，让相关群众做好防范应急准备，以减小突发性公共卫生事件带来的危害。

### （三）加强人才储备

建立人才储备，包括临床医护、医技、后勤、行政人员。人员梯队的储备可以分为两个层次：第一层次梯队以技术、业务能力较强的多专业医护人员为主；第二梯队以同一专业医务人员为主，其他科室专业人员为辅，并配备一定的后勤支持人员。人才的储备考虑应从公共卫生教育着手，学校的公共卫生教育应与实际紧密结合，加强相关社会实践训练，这样才能培养出具有实际应急能力的公共卫生人才。

### （四）积极开展社区群众的健康教育工作

目前，大量群众缺乏公共卫生应急事件的相关知识。当公共卫生灾害发生时，群众往往不知道应该如何保护自己免受伤害。我们应利用现代化的宣传工具，大力普及突发性公共卫生事件的预防知识和防病灭病知识，增强全民尤其是农民的防病知识，为落实群防群控、联防联控奠定社会基础。

### （五）加大综合医院应急演练

医院应在平时组织系统的突发性公共卫生应急事件的演练，增加医护人员处理公共卫生应急事件的经验。只有这样，才能在灾害真正来临时做到临危不乱，招之即来，来之能战。

总体而言，综合性医院应加强对公共卫生应急的体系的建设，不论是在资金的投入，还是人才的培养上，医院都应该提高其重视程度。努力建立一个全面覆盖各类公共卫生危机的完整的应急机制，提高相关管理水平。

# 参 考 文 献

[1] 陈运奇,韩黎,魏华,等.综合性医院应对突发公共卫生事件应急预案的体系研究[J].中华医院感染学杂志,2004,14(12).

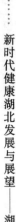

[2] 刘卫忠.公共卫生应急体系建立的探讨[J],中国当代医药,2010,17(1):142-143.

[3] 张蓬川,张璟,李茂花,等.综合医院应对突发公共卫生事件应急处置体系构建[J].卫生论坛,2011,24(10):462-463.

[4] 刘斌.综合医院有效应对突发公共卫生事件的策略[J].现代企业文化,2009(8):93-94.

[5] 赵建平,任延文,张渊莲,等.突发公共卫生事件应急建设现状及对策[J].中国公共卫生管理,2009,25(5):468-469.

第六章 公共卫生与疾病预防

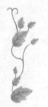

# 基于 Meta 分析
# 《抗菌药物临床应用管理办法》
# 在基层医疗机构实施效果评价①

殷晓旭[1]，龚言红[1]，卢祖洵[1]，童叶青[2]

1 华中科技大学同济医学院公共卫生学院

2 湖北省疾病预防控制中心

【摘要】目的：评价《抗菌药物临床应用管理办法》（以下简称《管理办法》）在基层医疗机构的实施效果。方法：对公开发表的文献进行 Meta 分析，系统比较《管理办法》实施前后基层医疗机构抗菌药物使用情况。结果：本研究共纳入 39 篇文献，在《管理办法》实施前、实施点和实施后三个时期，基层医疗机构门诊处方抗菌药物使用率分别为 42.0%、39.8% 和 32.4%。在抗菌药物处方中，抗菌药物联合使用所占的处方比例在这三个时期分别为 16.9%、19.4% 和 29.6%。结论：《管理办法》实施后，基层医疗机构门诊处方抗菌药物使用率明显降低，但是仍高于世界卫生组织建议标准，并且抗菌药物联合使用率有升高趋势。

【关键词】《抗菌药物临床应用管理办法》 基层医疗机构 实施效果

抗菌药物滥用是我国亟须解决的重大卫生问题，而基层医疗机构抗菌药物滥用形势较二级和三级医疗机构更为严峻，研究显示其门诊患者抗菌药物使用率高达 50.3%。近十年来，我国颁发了一系列相关管理规范和条例，但是抗菌药物不合理使用问题依然突出。一个关键原因在于政策实施过程中忽视了政策评价的重要性，致使相关研究不足，阻碍了政策实施信息的反馈，限制了政策完善和预期效果的彰显。本文以我国 2012 年最新实施的《抗菌药物临床应用管理办法》为切入点，基于文献综述的方法，对《管理办法》在基层医疗机构的实施效果进行评价研究，分析其取得的成效和存在的问题。

## 一、研究方法

### （一）检索策略

以"抗菌药物""抗生素""处方"和"社区卫生""乡镇卫生""基层"为关键词在

① 基金项目：国家自然科学基金青年项目（71403091）。

中国知网、万方和 Pubmed 数据库进行组合检索。文献检索完成后，首先对文献题目和摘要进行浏览，对与主题密切相关的文献进行全文阅读，根据纳入标准确定是否纳入数据分析。

（二）纳入标准

参考已有文献，本研究纳入标准主要包括以下几点。

（1）研究时间为 2010 年 1 月至 2016 年 4 月。

（2）采用世界卫生组织推荐的合理用药研究方法开展研究设计。

（3）提供必要的数据信息，包括研究时间、研究地点、抽样处方数、抗菌药物处方数、单联抗菌药物处方数、双联及以上抗菌药物处方数。

（4）对于重复发表的数据只纳入第一次发表的文献。

（5）综述性文章、会议摘要，以及我国香港、澳门、台湾地区的文献不纳入研究。

（三）文献质量评价

参考已有文献，根据世界卫生组织推荐合理用药研究方案，本研究文献质量评价标准包括以下几个方面。

（1）该研究是否根据世界卫生组织推荐方案对抗菌药物进行界定。

（2）是否明确研究现场的类型。

（3）是否明确处方类型，即处方是否来自全部患者人群，而不是某一科室。

（4）是否明确处方收集方法，即采用回顾性研究设计还是前瞻性研究设计。

（5）研究样本是否达到 600。

（6）统计分析是否采用世界卫生组织推荐的方法。

纳入文献满足以上标准中的一条记 1 分，总分为 5 分和 6 分的文献被认为是"高质量"，总分为 3 分和 4 分的文献被认为是"中等质量"，总分低于 3 分的文献被认为是"低质量"。

（四）数据提取

本研究主要提取纳入文献的以下数据：第一作者、发表时间、研究时间、研究地点、机构类型、样本量、抗菌药物处方数、单联抗菌药物处方数、双联及以上抗菌药物处方数。

（五）统计分析

按照纳入文献开展研究的时间将其分为三个时期，分别为《抗菌药物临床应用管理办法》实施前（2010—2011 年）、实施点（2012 年）和实施后（2013—2015年）。本研究运用 STATA 12.1 软件，基于 Meta 分析随机效应模型对三个时期基层医疗机构的抗菌药物使用率进行比较分析。根据纳入文献的研究地点，将其分为城市和农村两组进行分组分析。数据分析过程中，采用 $I^2$ 检验评价纳入文献的异质性，采用 Egger's 检验评价纳入文献的发表偏倚。

## 二、结果

根据纳入标准,本研究共纳入 39 篇文献,基于文献质量评价标准,有 11 篇文献被认为是"高质量",23 篇文献被认为是"中等质量",5 篇文献被认为是"低质量"。对 39 篇纳入文献进行分析,异质性检验结果显示 $I^2$ 为 85%,发表偏倚 Egger's 检验显示 $P$ 为 0.035。

《管理办法》实施前、实施点和实施后的文献数分别为 19、7 和 13,基层医疗机构在这三个时期的门诊患者抗菌药物使用率分别为 42.0%、39.8% 和 32.4%,差异有统计学意义($P<0.05$)。根据纳入文献研究开展的地点,将其分为城市和农村两个亚组进行政策实施前后比较分析,城市地区基层医疗机构抗菌药物使用率在管理办法实施前、实施点和实施后分别为 37.8%、32.2% 和 27.7%,农村地区基层医疗机构抗菌药物使用率在这三个时期分别为 64.1%、50.0% 和 45.0%,差异均有统计学意义($P<0.05$),具体数据见表 1。

表 1 《管理办法》实施前后抗菌药物使用情况比较分析

| 项目 | 纳入研究数 | 处方总数 | 抗菌药物处方数 | 抗菌药物处方率(95%CI) |
| --- | --- | --- | --- | --- |
| **总体** | | | | |
| 实施前 | 19 | 1550054 | 250236 | 42.0(35.4,48.5) |
| 实施点 | 7 | 322230 | 156677 | 39.8(26.8,55.8) |
| 实施后 | 13 | 127317 | 21120 | 32.4(24.0,40.7) |
| **城市** | | | | |
| 实施前 | 16 | 844398 | 156894 | 37.8(30.8,44.9) |
| 实施点 | 4 | 211452 | 122289 | 32.2(20.1,52.3) |
| 实施后 | 9 | 121986 | 19237 | 27.7(21.4,33.9) |
| **农村** | | | | |
| 实施前 | 3 | 705656 | 93342 | 64.1(49.5,78.7) |
| 实施点 | 3 | 110778 | 34388 | 50.0(45.1,55.0) |
| 实施后 | 4 | 5331 | 1883 | 45.0(28.1,61.9) |

进一步对《管理办法》实施前后抗菌药物联合使用情况进行比较分析,有 21 篇纳入文献提供了抗菌药物联合使用数据,在含有抗菌药物的门诊处方中,抗菌药物联合使用的处方所占比例在《管理办法》实施前、实施点和实施后分别为 16.9%、19.4% 和 29.6%,差异有统计学意义($P<0.05$),具体数据见表 2。

表2 《管理办法》实施前后抗菌药物联合使用情况比较分析

| 项目 | 纳入研究数 | 抗菌药物处方数 | 单联抗菌药物处方数 | 联合用药处方数 | 单联处方构成比(95%CI) | 联合用药处方构成比(95%CI) |
|------|------|------|------|------|------|------|
| 实施前 | 10 | 143347 | 104395 | 38773 | 83.1(72.7,93.4) | 16.9(6.6,27.2) |
| 实施点 | 4 | 4146 | 3471 | 675 | 80.6(72.7,88.5) | 19.4(11.5,27.3) |
| 实施后 | 7 | 54081 | 41234 | 12847 | 70.4(56.4,84.5) | 29.6(15.5,43.6) |

## 三、讨论

《抗菌药物临床应用管理办法》于2012年8月1日起以卫生部令的形式正式实施,被认为是我国目前级别最高、涉及面最广的抗菌药物管理政策。《管理办法》实施后,有研究对其降低抗菌药物使用率的效果进行评价,但是这些研究多集中在三级医院,尚缺少对基层医疗机构的评价分析。本研究首次采用Meta分析的方法通过对已发表文献进行系统综述评价《管理办法》在基层医疗机构的实施效果。

本研究结果显示《管理办法》实施后,基层医疗机构门诊患者抗菌药物使用率下降明显,但是整体水平仍高于世界卫生组织推荐的门诊患者抗菌药物使用率应低于30%的合理范围,在农村地区这一问题更为严重。已有研究显示影响抗菌药物使用的因素有很多,包括医疗服务供方和需方等多个方面,《管理办法》主要倾向于从医疗服务供方促进抗菌药物合理使用,在目前管理措施取得一定成效的基础上,有必要加强对居民的健康教育,从医疗服务需方进一步控制抗菌药物的不合理使用,尤其应加强对农村地区的监管和健康教育工作。

另外一个值得注意的问题是,随着《管理办法》的实施,门诊患者抗菌药物联合使用率有升高的趋势,本研究是第一次发现这一现象。经济刺激被认为是医务人员过度使用抗菌药物的一个重要原因,门诊抗菌药物处方率是目前考核医疗机构抗菌药物合理使用情况的一个重要指标,是否存在基层医务人员为了控制抗菌药物处方率而过度联合使用抗菌药物的情况尚需进一步研究,有必要加强对医疗机构抗菌药物联合使用的监督和考核。

本研究第一次对《管理办法》在基层医疗机构的实施效果进行评价,也存在局限性,主要为纳入文献存在异质性和发表偏倚,从而在一定程度上影响结果的可靠性,因此需要进一步开展具有代表性的实证研究更准确地评价《管理办法》在基层医疗机构的实施效果。但是在目前缺少实证研究的背景下,本研究发现《管理办法》实施后农村地区抗菌药物使用率仍处于较高水平,并且抗菌药物联合使用率有升高趋势,这对进一步促进抗菌药物合理使用仍有较强的实践参考价值。

## 参考文献

[1] Yin X,Song F,Gong Y,et al. A systematic review of antibiotic utilization in

第六章 公共卫生与疾病预防

China[J]. J Antimicrob Chemother,2013,68(11):2445-2452.

[2]　马万军,干荣富.实施抗菌药物临床应用管理办法对上海样本医院用药影响的分析[J].上海医药,2011(11):557-561.

[3]　肖永红.《抗菌药物临床应用管理办法》——医疗机构抗菌药物管理的纲领[J].中国执业药师,2012,9(6):8-13.

[4]　殷晓旭,伍三兰,涂晓晨,等.我国抗菌药物管理政策研究现状[J].中国社会医学杂志,2014,31(1):3-5.

[5]　Reynolds L,McKee M. Factors influencing antibiotic prescribing in China: an exploratory analysis[J]. Health Policy,2009,90(1):32-36.

[6]　Li Y, Xu J, Wang F, et al. Overprescribing in China, driven by financial incentives, results in very high use of antibiotics, injections, and corticosteroids[J]. Health Affairs. 2012,31(5):1075-1082.

# 社区慢性病健康管理医疗
# 意见领袖识别实证研究

徐娟[1]，李莹莹[1]，吴静[1,2]，高红霞[1]，张一鸣[1]，潘兴宇[1]，张治国[1]

1 华中科技大学同济医学院医药卫生管理学院

2 华中科技大学公共卫生学院

【摘要】目的：设计并评价社区慢性病健康管理医疗意见领袖识别问卷，为利用意见领袖提高社区慢性病患者健康管理效果提供依据。方法：参照 Flynn 意见领袖识别量表，结合社区慢性病健康管理特点编制问卷，并进行信度效度检验。选取荆门市四个社区 265 名高血压患者进行实证研究，采用疾病知识得分、行为控制得分和疾病控制率评价问卷识别效果。结果：问卷由健康管理自我效能、健康管理知识素养和健康管理影响力三个维度组成，共计 17 个条目。三个维度的 Cronbach's $\alpha$ 系数分别为 0.869、0.885、0.966；每个维度的探索性因子分析均只得到一个主要因子，方差累计贡献率分别为 67.68%、69.02%、83.31%。问卷识别的潜在医疗意见领袖与非潜在医疗意见领袖在疾病知识得分（$Z=-2.053, P<0.05$）和行为控制得分（$Z=-4.702, P<0.05$）的差异有统计学意义，在疾病控制效果的差异（$\chi^2=0.319, P=0.572$）无统计学意义。结论：医疗意见领袖问卷有较高的信度效度和效果，可用于慢性病医疗意见领袖的识别。

【关键词】慢性病管理　健康管理　意见领袖　健康促进

　　随着慢性病管理理念的发展，社区已经成为慢性病防治的重要阵地。患者的健康教育与健康促进是社区慢性病管理工作重点之一，而健康促进的成功与否取决于患者是否由"知"到"信"再到"行"的改变。健康行为改善除与知识有关外，还与患者的信念、生活环境等相关。但目前慢性病患者一方面缺乏从知识到行为转变的动力，另一方面缺乏健康行为持续的氛围。如何有效地对慢性病患者进行健康教育和健康促进，是社区亟待解决的问题。传播学、消费者行为学等领域较早关注意见领袖对普通群体行为的影响，目前医学领域也引入了意见领袖理论，并证实意见领袖的引入有利于提高知识普及率、新技术采用率、健康行为改变等。因此本研究将医疗意见领袖理论引入社区慢性病管理，探索意见领袖介入下的慢性病管理模式及其效果。鉴于目前我国尚未有慢性病医疗意见领袖的相关研究，也尚未编制适合中国慢性病管理特点的医疗意见领袖识别量表,因此本研究初期需设计慢性病健康管理医疗意见领袖的识别问卷,识别慢性病医疗意见领袖,并对问卷的质量与效果进行评价。

# 一、对象与方法

## (一)研究对象

我们在 2015 年 12 月期间采用了分阶段随机整群抽样的方法,在荆门市选取一个社区卫生服务中心,再从该社区卫生服务中心管辖的四个社区卫生服务站中各选择一个小区,将该小区中所有纳入社区高血压规范化管理的 265 名患者作为研究对象。

## (二)医疗意见领袖识别问卷设计

### 1. 意见领袖的概念

意见领袖是指那些能够通过一种适当的方式影响他人的想法、态度、信念、动机和行为的人,该概念起源于传播学理论,最早出现在 1940 年保罗·拉扎斯菲尔德、贝雷尔森等人提出的两级传播理论(two-step flow theory)中。意见领袖几乎在任何一个群体都存在,他们和普通人一样,但可能会有更多一点的教育或者更高一些的社会地位。他们愿意在该领域投入大量的精力并与媒体接触,因此在该领域他们可能知道得更多,更积极主动。他们通常通过与周围的人进行大量的沟通来扩大自己的影响力。

### 2. 意见领袖的识别量表的发展

意见领袖的识别方法以自我报告法和社会计量法应用最为广泛。其中,意见领袖自我报告法是通过意见领袖量表进行识别。意见领袖量表一般由反映意见领袖心理素质的相关问题构成,被访者根据自身情况回答。通过回答分值的计算得出意见领袖特质程度,最后根据一定的标准判断意见领袖。首个意见领袖量表由拉扎斯菲尔德和卡茨在 1955 年提出,这个量表被称为卡茨-拉扎斯菲尔德量表,该量表仅包括两个问题,分别测量自我评估的个人影响力和实际影响力这两个意见领袖特征。在该量表基础上,Rogers、King 和 Summers(1970)进行了进一步的修正得到了 King&Summers 量表,该量表由 7 个问题组成,评估了个人影响力、实际影响力、交往行为等意见领袖特征,与此前的量表相比增加了考察意见领袖特征的维度。1986 年 Childers 又对 King&Summers 量表进行了修正,把答案的两分制更改为五分制,并将讨论的话题限定于特定领域,减小了问卷的理解偏差,使识别结果更准确。但这些量表都倾向于关注意见领袖的沟通交流能力,而不是影响力,即改变他人的观点、态度、行为等的能力。在 1996 年,Flynn 对量表进行了进一步的修改,增加了影响力方面的测量,经过信效度检验,最终保留 6 个问题,其中第 5、6 两题为测量影响力的指标,该量表被称为 Flynn 意见领袖识别量表。基于自我报告法的意见领袖量表,在经过 Roger、King、Childers、Flynn 等人的修正和完善基本进入成熟期,后续的研究更多地集中于该量表在市场营销、创新扩散等不同领域的应用。

**3. 医疗意见领袖识别问卷内容**

本研究基于 Flynn 意见领袖识别量表,将问卷话题限定在"高血压健康管理",为了方便患者理解与评分,本研究采用 10 分制,从患者健康管理自我效能、健康管理能力及健康管理影响力三个维度进行评价,以下为各个维度定义。

(1)健康管理自我效能:在社会认知学领域中,自我效能是患者从事自我管理活动时的信心,诸多研究表明,自我效能是慢性病患者自我管理状况的重要影响因素。本研究考察的是患者进行自我健康管理活动时的信心,包括饮食、运动、疾病感知和疾病处理多个方面。

(2)健康管理能力:本研究的健康管理能力包含对慢性病知识的掌握程度、知识学习主动性和将知识转化为行动的能力。

(3)健康管理影响力:健康管理影响力是区分意见领袖与非意见领袖的关键性指标,已有研究认为意见领袖区别于他人的关键点是具有影响他人的意愿与行为。为了更加深刻地刻画医疗意见领袖的影响力,本研究将 Flynn 意见领袖识别量表中的个人影响力和实际影响力均细化为知识、行为两个方面进行考察,具体指标见表 1。

**表 1　医疗意见领袖识别问卷指标构建结果**

| 维度 | 指标 | 条目 | CITC* | Cronbach's α 系数 | 因子载荷 | 特征值 | 累计方差贡献率/(%) |
|---|---|---|---|---|---|---|---|
| 健康管理自我效能 | 饮食控制信心 | Q1 | 0.614 | | 0.739 | | |
| | 规律运动信心 | Q2 | 0.559 | | 0.688 | | |
| | 疾病感知信心 | Q3 | 0.844 | 0.869 | 0.927 | 3.384 | 67.68 |
| | 疾病处理信心 | Q4 | 0.781 | | 0.890 | | |
| | 健康管理总体信心 | Q5 | 0.724 | | 0.844 | | |
| 健康管理能力 | 个人知识评价 | Q6 | 0.617 | | 0.781 | | |
| | 疾病知识学习主动性 | Q7 | 0.688 | | 0.848 | | |
| | 健康管理知识学习主动性 | Q8 | 0.674 | 0.885 | 0.816 | 3.451 | 69.02 |
| | 知识到行为的转变能力 | Q9 | 0.700 | | 0.858 | | |
| | | Q10 | 0.682 | | 0.848 | | |

| 维度 | 指标 | 条目 | CITC* | Cronbach's α 系数 | 因子载荷 | 特征值 | 累计方差贡献率/(%) |
|---|---|---|---|---|---|---|---|
| | 知识个人影响力 | Q11 | 0.826 | | 0.902 | | |
| | 行为个人影响力 | Q12 | 0.886 | | 0.932 | | |
| | 不良习惯改变个人影响力 | Q13 | 0.788 | | 0.898 | | |
| 健康管理影响力 | 实际影响力 | Q14 | 0.745 | 0.966 | 0.896 | 5.832 | 83.31 |
| | 知识实际影响力 | Q15 | 0.846 | | 0.931 | | |
| | 行为实际影响力 | Q16 | 0.847 | | 0.929 | | |
| | 不良习惯改变实际影响力 | Q17 | 0.790 | | 0.901 | | |

注:CITC(Corrected Item-Total Correlation)项目总体相关系数。

**4. 医疗意见领袖识别与评价标准**

本研究将问卷识别出的意见领袖定义为潜在医疗意见领袖。将所有指标总得分定义为医疗意见领袖特质得分,并对其进行排序,得分排名前20%的患者被认定为潜在医疗意见领袖。本研究通过分析识别出的潜在医疗意见领袖是否具备意见领袖基本特征来评价问卷识别效果。基于意见领袖概念,医疗意见领袖应当比非医疗意见领袖具有更多的疾病知识、更强的行为控制能力和更好的血压控制效果。

**(三)实证研究调查内容**

对选取的265名研究对象进行问卷调查。包括自行设计的医疗意见领袖识别问卷和高血压患者健康管理自评表。采用统一培训的调查员进行一对一问卷访谈的方法进行数据收集。健康管理自评表中知识得分包含疾病知识、治疗知识和健康管理知识3个方面,共15道题,满分为15.5分;行为控制包括饮食、运动、吸烟、饮酒、规律用药和定期测量血压6个方面,满分为6分。血压控制效果采用近三个月血压是否异常进行衡量。

**(四)统计学分析**

问卷采用 Epidata 3.1 软件进行双录入,采用 SPSS 20.0 统计软件进行分析,由于评价得分数据呈偏态分布,采用最小值、中位数和最大值进行描述,秩和检验进行组间比较;计数资料采用构成比进行描述,采用 $\chi^2$ 检验进行组间比较。$P < 0.05$ 为差异有统计学意义。

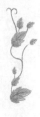

## 二、结果

### (一) 识别问卷的信度效度评价情况

尽管医疗意见领袖识别问卷参考了已有的成熟量表,但进行了一定的修改与添加,所以需验证问卷的质量与效果。本研究采用荆门市 265 名社区高血压患者实证数据对问卷进行了信度效度评价。信度检验结果显示,三个维度的 Cronbach's $\alpha$ 系数分别为 0.869、0.885、0.966,均在 0.7 以上。效度检验结果显示,三个维度的 Bartlett 球体检验 $\chi^2$ 值分别为 784.880、778.474、2295.705,且 $P$ 值均小于 0.05,适合进行因子分析。分析后每个维度均只得到一个特征值大于 1 的主要因子,方差累计贡献率分别为 67.68%、69.02%、83.31%,说明问卷具有较好的结构效度。因此该问卷达到基本的测量学要求,可用于进一步调查与分析。

### (二) 识别问卷得分情况

对潜在医疗意见领袖与非潜在医疗意见领袖的问卷得分进行统计(表2),结果显示潜在医疗意见领袖在意见领袖特质得分、健康管理自我效能得分、健康管理能力得分和健康管理影响力得分中中位数均高于非潜在医疗意见领袖,且差异均具有统计学意义($P<0.05$)。

表 2 医疗意见领袖识别问卷得分情况

| 得分 | 潜在医疗意见领袖 | | | | 非潜在医疗意见领袖 | | | | $Z$ | $P$ |
| --- | --- | --- | --- | --- | --- | --- | --- | --- | --- | --- |
| | 最小值 | 中位数 | 最大值 | 秩均值 | 最小值 | 中位数 | 最大值 | 秩均值 | | |
| 意见领袖特质 | 84.00 | 141.00 | 168.00 | 198.19 | 0.00 | 102.00 | 147.00 | 103.25 | -8.383 | 0.000 |
| 健康管理自我效能 | 29.00 | 46.00 | 50.00 | 179.44 | 0.00 | 38.00 | 50.00 | 107.86 | -6.328 | 0.000 |
| 健康管理能力 | 21.00 | 40.00 | 48.00 | 188.18 | 0.00 | 31.00 | 44.00 | 105.71 | -7.286 | 0.000 |
| 健康管理影响力 | 0.00 | 54.50 | 70.00 | 192.88 | 0.00 | 29.00 | 61.00 | 104.55 | -7.813 | 0.000 |

### (三) 识别效果评价分析

潜在医疗意见领袖在知识得分中位数为 11.50、行为控制得分中位数为 5.00,其中知识得分中位数显著高于非潜在医疗意见领袖,且差异具有统计学意义(表3);潜在医疗意见领袖近三个月出现血压异常人数占该人群的 17.80%,低于非潜在医疗意见领袖的 21.7%,但差异不具有统计学意义($\chi^2=0.319$, $P=0.572$)。

表 3　医疗意见领袖识别效果评价情况

| 特征 | 潜在医疗意见领袖 | | | | 非潜在医疗意见领袖 | | | | $Z$ | $P$ |
| --- | --- | --- | --- | --- | --- | --- | --- | --- | --- | --- |
| | 最小值 | 中位数 | 最大值 | 秩均值 | 最小值 | 中位数 | 最大值 | 秩均值 | | |
| 知识得分 | 2.00 | 11.50 | 15.00 | 139.94 | 0.00 | 9.50 | 15.00 | 117.58 | −2.053 | 0.040 |
| 行为控制得分 | 3.00 | 5.00 | 6.00 | 164.65 | 1.00 | 5.00 | 6.00 | 111.50 | −4.702 | 0.000 |

## 三、讨论

### (一) 问卷识别的医疗意见领袖具备意见领袖基本特征

问卷设计中充分考虑了慢性病健康管理医疗意见领袖的特点,围绕其在健康管理的多个维度进行了指标构建,通过信度效度检验确保了问卷达到应用要求。问卷识别的潜在医疗意见领袖与非潜在医疗意见领袖相比具有更高的知识水平与行为控制能力,在血压控制效果方面也优于非医疗意见领袖,而差异不显著可能受患者测量血压行为和回忆偏差等因素的影响,有待进一步的验证。初步判断问卷具备区分医疗意见领袖与非医疗意见领袖的作用。

### (二) 医疗意见领袖的独特性与局限性

本研究所关注的是患者群体内的慢性病健康管理医疗意见领袖,这类医疗意见领袖通过与周围普通患者的交流沟通,能够影响普通患者的疾病防治意识,此外,他们具有更好的行为控制能力从而带动普通患者进行行为控制。不同于目前国内研究较多的网络意见领袖,医疗意见领袖中社会中心性上不会呈现像网络意见领袖一样的高度集中,他们更可能表现为小群体的聚集。不同于基于热点事件的话题意见领袖的关注度与影响力随时间衰减的特征,医疗意见领袖所形成的影响力在一定时间内持续且稳定。但是单一领域的意见领袖的影响力也是单一性的,因此慢性病健康管理的医疗意见领袖仅会在慢性病管理中对他人有影响。

### (三) 医疗意见领袖的影响力可被开发以提高社区患者健康促进

慢性病健康管理医疗意见领袖存在于患者群体之中,具备较高的慢性病健康管理能力,愿意去影响且能影响周围的患者,因此,社区在进行患者健康行为干预时可借助医疗意见领袖的影响力提高干预效果。本研究后期将对医疗意见领袖介入社区慢性病管理的模式与效果进行分析。

## 参考文献

[1] 高爱梅.社区高血压患者知、信、行现况调查与分析[J].中国初级卫生保健,2016,30(1):59-61.

[2] Rice R E, Wu Z, Li L, et al. Reducing STD/HIV Stigmatizing Attitudes

Through Community Popular Opinion Leaders in Chinese Markets[J]. Human Communication Research,2012,38(4):379-405.

[3] Kelly J A. Popular opinion leaders and HIV prevention peer education: resolving discrepant findings, and implications for the development of effective community programmes[J]. Aids Care,2004,16(2):139-150.

[4] Bloomfield H E,Nelson D B,Ryn M V,et al. A trial of education,prompts, and opinion leaders to improve prescription of lipid modifying therapy by primary care physicians for patients with ischemic heart disease[J]. Qual Saf Health Care,2005,14(4):285-263.

[5] Berner E S, Baker C S, Funk Houser, et al. Do local opinion leaders augment hospital quality improvement efforts? A randomized trial to promote adherence to unstable angina guidelines[J]. Medical Care,2003,41 (3):420-431.

[6] Lazarsfeld P F,Berelson B,Gaudet H. The peoples choice:How the voter makes up his mind in a presidential campaign[J]. Biological Psychiatry, 1968,77(2):177-186.

[7] 陈旭辉,景礼.意见领袖的识别偏差及影响因素研究——基于量表-社会网方法比较视角[J].现代传播,2015,37(11):140-145.

[8] King C W,Summers J O. Overlap of opinion leadership across consumer product categories[J]. Journal of Marketing Research,1970,7(1):43-50.

[9] 武文颖,张月.国内"意见领袖"研究综述[J].中国传媒科技,2014(12): 9,156.

[10] 朱洁.中西方"意见领袖"理论研究综述[J].当代传播,2010(6):34-37.

[11] Flynn L R,Goldsmith R E,Eastman J K. Opinion Leaders and Opinion Seekers:Two New Measurement Scales[J]. Journal of the Academy of Marketing Science,1996,24(2):137-147.

[12] 孙胜男.糖尿病患者自我管理现状及影响因素的研究[D].北京:中国协和医科大学,2010.

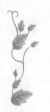

# 我国卫生执法体系建设中
# 的问题思考与政策建议

陶思羽[1]　乐虹[1]　方鹏骞[2]
1 华中科技大学医药卫生管理学院
2 华中科技大学健康政策与管理研究院(智库)

【摘要】本文主要围绕我国卫生执法体系建设,通过对卫生监督的立法现状、执法体系和执法队伍建设现状的分析,总结其中阻碍我国卫生执法体系发展的主要问题,建议制定卫生基本法,完善配套法律;完善顶层设计,明确卫生执法机构定位;推进综合监督体系建设,整合卫生执法资源;加强执法队伍建设,提高执法效能和服务水平。

【关键词】卫生执法　卫生监督　体系建设

我国卫生立法从 20 世纪 80 年代至今经过几十年的发展,基本形成了一个以法律为躯干,以行政法规为主要形式,以我国规章为重要补充的涵盖医疗服务、公共卫生、计划生育和药事管理的卫生法律体系。我国卫生立法应充分实现立法目的,对实现依法治国、建设法治国家、建立强有力的执法体系有重要意义。因此,发现和思考卫生执法体系中不完善之处,提出解决思路,是当前卫生法研究领域应当关注的重点。

## 一、现状

### (一)医疗行业综合监督法律法规现状

根据相关法律、法规规定,目前卫生综合监督机构主要具有公共场所卫生、医疗机构卫生、放射卫生管理等执法职能。其中,多数职能由法律、法规、规章等文件共同规范约束。我国主要卫生立法如表 1 所示。

表 1　我国主要卫生立法

| 类型 | 名称 | 文号 | 颁布年份 |
|---|---|---|---|
| 法律 | 《中华人民共和国传染病防治法》 | 中华人民共和国主席令第 15 号 | 1989 |
| | 《中华人民共和国母婴保健法》 | 中华人民共和国主席令第 33 号 | 1995 |
| | 《中华人民共和国献血法》 | 中华人民共和国主席令第 93 号 | 1997 |
| | 《中华人民共和国执业医师法》 | 中华人民共和国主席令第 5 号 | 1998 |
| | 《中华人民共和国职业病防治法》 | 中华人民共和国主席令第 60 号 | 2001 |
| | 《中华人民共和国人口与计划生育法》 | 中华人民共和国主席令第 63 号 | 2001 |
| | 《中华人民共和国突发事件应对法》 | 中华人民共和国主席令第 69 号 | 2007 |
| | 《中华人民共和国食品安全法》 | 中华人民共和国主席令第 9 号 | 2009 |
| | 《中华人民共和国行政处罚法》 | 中华人民共和国主席令第 63 号 | 2009 |
| | 《中华人民共和国精神卫生法》 | 中华人民共和国主席令第 62 号 | 2012 |
| 法规 | 《公共场所卫生管理条例》 | 国发[1987]24 号 | 1987 |
| | 《医疗机构管理条例》 | 中华人民共和国国务院令第 149 号 | 1994 |
| | 《血液制品管理条例》 | 国务院第 52 次常务会议通过 | 1996 |
| | 《中华人民共和国母婴保健法实施办法》 | 中华人民共和国国务院令第 308 号 | 2001 |
| | 《计划生育技术服务管理条例》 | 中华人民共和国国务院令第 309 号 | 2001 |
| | 《社会抚养费征收管理办法》 | 中华人民共和国国务院令第 357 号 | 2002 |
| | 《突发公共卫生事件应急条例》 | 中华人民共和国国务院令第 376 号 | 2003 |
| | 《医疗废物管理条例》 | 中华人民共和国国务院令第 380 号 | 2003 |
| | 《乡村医生从业管理条例》 | 中华人民共和国国务院令第 386 号 | 2003 |
| | 《病原微生物实验室生物安全管理条例》 | 中华人民共和国国务院令第 424 号 | 2004 |
| | 《疫苗流通和预防接种管理条例》 | 中华人民共和国国务院令第 434 号 | 2005 |
| | 《放射性同位素与射线装置安全和防护条例》 | 中华人民共和国国务院令第 449 号 | 2005 |
| | 《国务院关于修改〈医疗器械监督管理条例〉的决定》 | 中华人民共和国国务院令第 680 号 | 2017 |

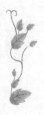

| 类型 | 名称 | 文号 | 颁布年份 |
|---|---|---|---|
| 部门规章 | 《化妆品卫生监督条例》 | 卫生部令第 3 号 | 1989 |
| | 《学校卫生工作工作条例》 | 卫生部令第 1 号 | 1990 |
| | 《中华人民共和国食品安全法实施条例》 | 卫生部令第 17 号 | 1991 |
| | 《外国医师来华短期行医暂行管理办法》 | 卫生部令第 24 号 | 1992 |
| | 《卫生监督员管理办法》 | 卫生部令第 20 号 | 1992 |
| | 《预防性健康检查管理办法》 | 卫生部令第 41 号 | 1995 |
| | 《医疗气功管理暂行规定》 | 卫生部令第 12 号 | 2000 |
| | 《人类辅助生殖技术管理办法》 | 卫生部令第 14 号 | 2001 |
| | 《放射事故管理规定》 | 卫生部令第 16 号 | 2001 |
| | 《放射防护器材与含放射性产品卫生管理办法》 | 卫生部令第 18 号 | 2001 |
| | 《消毒管理办法》 | 卫生部令第 27 号 | 2001 |
| | 《医师外出会诊管理暂行规定》 | 卫生部令第 42 号 | 2004 |
| | 《放射诊疗管理规定》 | 卫生部令第 46 号 | 2005 |
| | 《禁止非医学需要的胎儿性别鉴定和选择性别人工终止妊娠的规定》 | 国家卫生计生委第 9 号令 | 2016 |
| 部分规范性文件 | 《内镜清洗消毒机消毒效果检验技术规范（试行）》 | 卫法监发〔2003〕330 号 | 2003 |
| | 《卫生部关于二级以上综合医院感染性疾病科建设的通知》 | 卫医发〔2004〕292 号 | 2004 |
| | 《学校和托幼机构传染病疫情报告工作规范（试行）》 | 卫办疾控发〔2006〕65 号 | 2006 |

| 类型 | 名称 | 文号 | 颁布年份 |
|---|---|---|---|
| 部分规范性文件 | 《卫生部转发〈关于在行政执法中及时移送涉嫌犯罪案件的意见〉的通知》 | 卫监督发〔2006〕95号 | 2006 |
| | 《关于进一步加强学校卫生管理与监督工作的通知》 | 卫办监督发〔2010〕30号 | 2010 |
| | 《国家卫生计生委办公厅关于进一步加强消毒产品监管工作的通知》 | 国卫办监督发〔2013〕18号 | 2013 |
| | 《国家卫生计生委办公厅关于进一步加强冬春季传染病防治监督执法工作的通知》 | 国卫办监督函〔2014〕75号 | 2014 |
| | 《国家卫生计生委办公厅关于印发新消毒产品和新涉水产品卫生行政许可管理规定的通知》 | 国卫办监督发〔2014〕14号 | 2014 |
| | 《国家卫生计生委办公厅关于戊二醛类消毒剂监管有关问题的通知》 | 国卫办监督函〔2015〕434号 | 2015 |
| | 《国家卫生计生委关于进一步加强消毒产品事中事后监管的通知》 | 国卫监督发〔2015〕90号 | 2015 |
| | 《国家卫生计生委办公厅关于进一步加强预防接种监督工作的通知》 | 国卫办监督发〔2016〕32号 | 2016 |

第六章 公共卫生与疾病预防

### (二) 执法体系建设现状

为了不断改革和完善卫生综合监督执法体系,我国出台了一系列法规政策文件(表2),以明确综合监督在卫生计生体系中的功能和职责,保障卫生计生法律法规的贯彻执行。

卫生执法的主体不仅有卫生计生行政机关,还涉及食品药品监督管理机关、中医药管理机关、质量监督和检验检疫机关、国家安全生产监督管理和国家工商行政管理机关等授权组织。在深化行政管理体制改革和创新监管机制的背景下,目前我国各地开展卫生计生综合监督执法改革的模式主要有组建与卫生计生行政部门相独立的综合监督执法机构,成立一支队伍综合执法,或是在卫生行政部门内设综合监督执法机构实行一支队伍综合执法,还有维持卫生监督和计生监督各自执法。在不同的组织模式下,省级卫生监督机构有的称为卫生执法监督总队,有的称为卫生计生综合监督局,有的称为卫生计生委综合监督执法局;市级卫生监督机构有的称为卫生执法监督支队,有的称为卫生监督局,有的称为卫生执法监督所,还有的称为卫生计生综合监督执法局等。从总体来看,全国实现职能整合和机构改革的卫生计生综合监督不足一半。

**表 2　我国涉及卫生和计划生育监督执法的相关立法**

| 时间 | 名称 | 发布机构 | 效力层级 |
|---|---|---|---|
| 1996 年 | 《关于进一步完善公共卫生监督执法体制的通知》 | 原卫生部 | 部门规章 |
| 1996 年 12 月 | 《中共中央、国务院关于卫生改革与发展的决定》 | 全国卫生工作会议 | 行政法规 |
| 2000 年 1 月 | 《关于卫生监督体制改革的意见》 | 原卫生部 | 部门规章 |
| 2000 年 2 月 | 《关于城镇医药卫生体制改革的指导意见》 | 原卫生部等八部委 | 部门规章 |
| 2001 年 | 《关于卫生监督体制改革实施的若干意见》 | 原卫生部 | 部门规章 |
| 2001 年 | 《疾病预防控制体制改革的指导意见》 | 原卫生部 | 部门规章 |
| 2005 年 1 月 | 《关于卫生监督体系建设的若干规定》 | 原卫生部 | 部门规章 |
| 2005 年 | 《卫生监督机构建设指导意见》 | 原卫生部 | 部门规章 |
| 2005 年 | 《2005—2010 年全国卫生监督员教育培训规划》 | 原卫生部 | 部门规章 |
| 2005 年 | 《卫生行政执法责任制若干规定》 | 原卫生部 | 部门规章 |
| 2005 年 | 《卫生监督稽查工作规范》 | 原卫生部 | 部门规章 |
| 2006 年 | 《卫生监督信息系统建设指导意见》 | 原卫生部 | 部门规章 |
| 2006 年 | 《关于卫生监督体系建设的实施意见》 | 原卫生部 | 部门规章 |
| 2010 年 | 《卫生部关于切实落实监管职责进一步加强食品安全与卫生监督工作的意见》 | 原卫生部 | 部门规章 |
| 2013 年 | 《国家卫生计生委关于切实加强综合监督执法工作的指导意见》 | 原卫计委 | 部门规章 |

| 时间 | 名称 | 发布机构 | 效力层级 |
|---|---|---|---|
| 2015 年 5 月 | 《计划生育监督工作规范(试行)》 | 原卫计委 | 部门规章 |
| 2015 年 11 月 | 《关于进一步加强卫生计生综合监督行政执法工作的意见》 | 原卫计委、中央编办、财政部、人社部、国家公务员局、国家中医药管理局 | 部门规章 |

### (三)执法队伍人才现状

根据《2015 年我国卫生和计划生育事业发展统计公报》显示,截至 2015 年末,我国大陆地区已建立卫生监督机构 2986 个,其中,省级 31 个、市(地)级 387 个、县(区、县级市)级 2505 个,3268 个人口计生法制机构,另有 6 个疾病预防控制中心承担卫生监督职责。共有卫生监督员约 72395 人,卫生监督协管员 17 万余人,以及兼任计生管理服务和监督职能的计生专干 120 万人,形成了从中央到省、市、县(区)各自相对独立的卫生计生监督网络。

根据《2015 中国卫生和计划生育统计年鉴》数据显示,全国卫生监督人员平均年龄为 40.5 岁;大专学历和本科学历较多,各约占三分之一,中专及以下学历占 22.8%,研究生学历仅占 2%;具有中级和助理/师级职称的较多,各约占三分之一,高级职称较少,仅占 6.3%。

卫生监督人员进机构时所学专业分布情况是医学类专业占 53.42%、管理学专业占 7.39%、法律类专业占 4.43%,有近三分之一的人员都不具备专业的学历背景。而最后学位/学历专业的分布则是医学类专业占 52.57%、管理学专业和法律类专业占比分别上升至 8.4% 和 8.47%。对比发现,卫生监督人员进机构后通过第二学历教育、在职教育等途径具备多(双)学历的占卫生监督人才队伍总量的 14.26%。

卫生监督人员从事专业活动的情况:从事卫生专业执法工作的人员占 57.16%,综合业务人员占 25.47%,行政后勤人员占 17.37%。在专业执法活动中,除综合监督、卫生许可、食品安全、医疗执法等业务执法行为外,从事法规稽查业务的占 2.73%,业务管理占 2.24%,信息统计占 0.76%,宣传教育占 0.47%。卫生监督人员所学专业和工作岗位的一致率为 31.05%。

## 二、问题

### (一)卫生执法依据建立尚不完善

一是缺乏统一的法律。卫生执法机构承担着大量不同类别的卫生监督工作任务。目前现行法律法规文件中对卫生监督机构应履行的卫生监督职能要求已逐渐规范和成熟,但是却分散在各个法律法规之中,尚缺乏一部专门针对卫生监督机构工作的独立法律法规文件对其进行有机整合,这就使得卫生监督机构很难将分散的法律法规的指导性和规范性作用落到实处,势必影响其卫生监督与执法的效果。

二是部分职能缺乏法律法规支撑。虽然国家已经认识到卫生执法是医疗卫生领域乃至整个社会需要关注、亟待正视的重点问题,但是其相关法律法规文件的制定滞后于实际需求,目前仍主要依靠相关部门发布的规范性文件进行管理。规范性文件较法律法规相比,其法律效力较弱,且监督管理处罚则均不明确,因此对医疗机构的规范及指导作用较弱,导致卫生监督工作履职情况较差。

（二）卫生执法机构定位不明

一是表现在卫生监督机构的行政执法地位被忽视。2013 年 12 月颁布的《国家卫生计生委关于切实加强综合监督执法工作的指导意见》,要求各级卫生行政部门应当整合下设的监督执法机构和人员,组建卫生委综合监督局,作为卫生计生行政部门集中行使公共卫生、医疗卫生和计划生育等综合监督执法职权。卫生监督机构的执法地位从法规上受到认可,但在国家行政改革过程中（如 2014 年国务院出台《关于全面推进公务用车制度改革的指导意见》,由于不明原因,未将卫生监督机构纳入执法用车单位),卫生监督机构行政执法地位被忽视。这影响了卫生监督机构执法工作的开展与执法地位的稳固。

二是表现在卫生监督机构单位性质尚不统一。在我国已建立的众多卫生执法机构中,单位性质有的是公务员管理的单位,也有参照公务员管理的事业单位,有的是全额拨款事业单位,还有的是差额拨款事业单位。省、市、县三级卫生监督机构单位性质尚未统一,各地卫生监督机构属于参公还是事业单位不一致。这使得卫生监督执法工作人员待遇、身份、福利、保障不一致,影响其工作积极性。

（三）执法主体内部分工不清,面临执法功能缺位、越位问题

卫生行政部门内部尚未形成分工明确的运行机制,卫生行政部门与卫生监督机构分工不明,致使卫生执法系统内部存在缺位、越位问题。卫生执法机构主要监管在实践活动中法律法规要求的程度,检查是否违法;医政医管部门负责控制医疗质量水平,检查医疗服务是否规范。但现实中职责分工比较模糊,职责重叠主要在技术质量管理上。由于医政部门人员配备有限,往往委托卫生监督机构开展相关检查,加重了卫生监督机构的工作负担。比如小诊所的规范化管理,属于医政部门的职责,但由于人手问题被分配给了监督大队。由于监督人员对医疗专业并不熟悉,对诊疗行为规范的判断能力有限,使得处理方式难以规范统一。

另外,行政审批部门与监管对象之间存在矛盾。如行政备案服务方面,《湖北省医疗机构设置审批登记校验管理规定》(以下简称《规定》)中规定,要求对整形手术、技术分级实行备案制,医疗机构合法执业必须走审批流程,省级备案流程是请行业组织做鉴定,再到省卫健委信息平台登记。而《规定》指出,二级医院、三级医院不需要备案。大部分民营医院为小医院,需要进行备案,但由于卫生行政部门内部运作不畅通、备案审批程序烦琐,民营医院备案周期较长。此外,审批部门

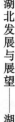

对医疗机构合法执业具有审查责任,出现医疗事故会被追责,审批工作的进程便更加缓慢。审批周期过长,部分民营医院在没有获得备案的情况下仍然在执业,卫生综合监管体系内出现功能缺位情况。

### (四)执法队伍能力较弱,稳定性不高

卫生执法队伍的人数不足、素质整体不高、队伍建设不稳定等影响着执法服务能力的建设和发挥。首先,卫生计生监督机构的队伍人员数量不足,现0.54人/万人口的配置水平与原卫生部《关于切实落实监管职责 进一步加强食品安全与卫生监督工作的意见》中人口每万人应配备卫生监督员1~1.5人的标准有一定差距,导致卫生计生监督执法工作履职不完全,常以重大公共卫生、医疗卫生事件和各类专项整治工作为监督执法的重心,个别卫生监督职责如学校卫生、放射卫生等监督工作存在履职不到位的情况。

同时,监督执法队伍素质整体不高,研究生学历仅占2%,大专以上学历占77.2%,不符合国家对监督员大专学历以上的要求;高级技术职称仅占6.3%,缺乏高层次人才;从专业结构来看,现有监督执法人员的专业结构相对单一,法律基础知识和行政执法意识较弱,难以满足综合监督执法的要求。

此外,当前人才建设机制的不健全影响了执法队伍的稳定性。综合监督主体行使的监督执法权源于法律的授权或委托,行使监督职能的机关应为行政单位,而全国仍有70%的卫生监督机构为事业单位。在参公管理的监督机构中普遍存在行政职称较低和薪酬待遇不高的情况。

## 三、建议

### (一)制定卫生基本法,完善配套法律

一部高位阶、综合性、系统性的卫生基本法对提高综合监督水平和效能有着重大意义。卫生基本法的制定应在健康中国国家战略的视角和全民健康的目标要求下,联系和协调公共卫生服务、医疗保障、卫生监督、环境保护、卫生应急和健康促进等法律规范,明晰中国医疗卫生制度的系统框架,同时配套相关法律法规政策文件,在功能职责上协调统筹各单行法,从医疗服务、公共卫生和计划生育等各方面规范卫生行业行为,保障公民的健康权益。

综合监督执法机构也应结合监管对象落实各项法律法规和政策的实际情况,及时综合行业领域监管现状,评估具体政策的实际监管成效,对完善综合监督执法规范提供现实依据。

### (二)完善顶层设计,明确卫生执法机构定位

第一,要从顶层设计的高度对卫生监督机构的执法地位进行进一步的明确,希望即将出台的"基本卫生法"能从法律的高度对卫生监督机构的执法地位进行规定。同时应当将卫生监督机构重新纳入车改中执法机构的名单,并严格按照执法单位的配置条件配备应有的执法车辆。

第二,要明确卫生执法机构定位,即行政执法、监督专业化。医疗卫生行业综合监管需要发挥卫健委各个业务科室的职能,卫生监督机构应该是卫健委下设的执法机构,卫健委应该积极发挥行政执法职能,拓宽覆盖面,固定五大卫生职能,实现管办分离。

第三,尽快确定单位的性质,进行参公管理,完善各方面的保障,确保日常人才招聘、人员待遇等受到基本保障。理顺各部门间的关系和各自职能,减少工作面的重叠、提高监管效率,形成多方合力,进行综合监管。

### (三) 推进综合监督体系建设,整合卫生执法资源

整合卫生系统的监督执法资源,贯彻落实中央关于卫生计生职能转变与机构改革要求,统一组建各级的"卫生计生综合监督执法局",整合卫生、计生现有行政执法机构和职责,解决九龙治水的缺陷,依法开展综合监督行政执法工作,查处违法行为,充分发挥卫生和计生执法的协同作用。卫生计生行政体系之外的综合监督工作要根据各部门职能定位理顺工作机制,做好各项综合协调工作,注重发挥政府管理社会的整体效能,加强各部门的工作配合,共同做好综合监督相关工作。在上下级和省际卫生计生行政部门及其综合监督机构建立协查机制,信息互通,处理意见和建议及时到位。同时,要按照执法"重心下移,加强基层"的指导思想和"区域覆盖、就近服务"的原则,全面推进卫生监督协管服务工作机制,健全省、地(市)、县、乡(镇)三级四层卫生监督网络建设,强化基层卫生监督服务保障能力,尽快形成综合监督新格局。

### (四) 加强卫生监管执法队伍建设,提升执法专业性

第一,在卫生监督机构内部,要加强卫生监督执法人员的执法专业性,走专业执法道路,而不是部分地进行综合执法。进一步加强对医疗市场监管,事前监管需更加专业化,确保严格的医疗行业准入机制;事中、事后监管同样要加强,行业监管不能丢。

第二,提高卫生监督执法人员自身素质,不断进行继续教育,加强卫生监督执法队伍建设。随着社会发展以及社会管理的精细化,事中、事后的管理越来越重要,因此执法队伍需按照人口比例来配置执法人员,确保监管工作到位。此外,卫生监督执法队伍作为专业执法队伍,需要重点培养年轻一代监督员在实际工作中的执法能力、实践能力,确保卫生监督机构的可持续发展。

第三,要进一步加强卫生监督执法机构的能力建设。首先,加强卫生监督人才的培养和引进,培育首席卫生监督员、专业骨干等,引进高学历医学类、法学类专业人才;其次,以卫生监督执法实际工作为导向,加强对各种现场快速检测仪器的操作技能培训,提高卫生监督执法能力和水平;最后,要特别重视对基层协管员的培训和指导,保证与基层协管员的有效沟通,确保执法的时效性。

# 参 考 文 献

[1] 王丽莎.试论中国卫生基本法的制定[J].中国医院管理,2013,33(1):15-16.

［2］ 乐虹,陶思羽,贾艳婷,等.健康中国背景下构建医药卫生综合监管制度的思考［J］.中国医院管理,2016,36(11):14-17.

［3］ 申国祥.卫生监督与计生执法工作有效对接几点思考［J］.管理观察,2012(8):7-8.

［4］ 张顺华,谭德平.浅论卫生监督机构的转型升级［J］.中国卫生监督杂志,2016,23(3):203-207.

# 第七章

"互联网+"医疗卫生服务

"HULIANWANG+"YILIAOWEISHENGFUWU

# "互联网＋分级诊疗"
# "宜昌模式"的理论与实践①

袁红梅[1],杨燕[1],袁维福[2],李明[1],魏清明[1]

1 宜昌市第一人民医院

2 三峡大学人民医院、三峡大学卫生经济研究所

【摘要】目的:宜昌市通过引入第三方社会资源,将群众就医需求、第三方就医服务和分级诊疗政策管理有机结合,搭建"系统＋服务"于一体的分级诊疗"宜昌模式"。本文将对该模式取得的成效、存在的问题进行探讨,并提出相应的对策及建议,为进一步完善宜昌市分级诊疗提供参考意见。方法:主要运用比率法、描述性统计方法及综合分析评估方法。结果:分级诊疗"宜昌模式"基本实现了"首诊在基层、大病不出县"的目标,但也存在基层服务能力不足、人员积极性不高等问题。结论:宜昌市分级诊疗坚持创新驱动,特点突出,成效显著,具有一定的推广价值。

【关键词】分级诊疗 "宜昌模式"

近年来,在湖北省卫健委、省医改办指导下,宜昌市委市政府高度重视深化医药卫生体制改革,坚持"创新、协调、绿色、开放、共享"的发展理念,以提高人民群众就医获得感为突破口,着力体制机制创新,通过引入第三方社会资源,以服务患者为中心,以"互联网＋"为手段,将群众就医需求、第三方就医服务和分级诊疗政策管理有机结合,搭建"系统＋服务"于一体的分级诊疗服务管理体系,形成了"全程服务人性化、转诊过程智能化、政策管理规范化、服务平台社会化、患者利益最大化"的分级诊疗"宜昌模式",较好地破解了"看病难、看病贵"的难题,基本实现了"首诊在基层、大病不出县"的目标。国务院发布的 2015 年国务院大督查情况通报,对宜昌市创建分级诊疗的经验与做法进行了通报表彰。

① 基金项目:湖北省卫计委指定性项目(WJ2017D0011),湖北省教育厅人文社科重点课题(17D022)。

# 一、"宜昌模式"的主要特点与现状

## （一）观念创新：服务与政策并重

经过分析比较,长期以来各地推行分级诊疗制度效果不佳的主要原因在于,只注重了政策的推进而忽视了患者的就医服务需求,患者的利益在制度执行过程中没有得到充分重视。因此,我们在制度设计时,围绕"以患者为中心"的理念,更多地加入了服务元素。坚持服务第一的原则,通过服务将分级诊疗政策柔性地植入其中,在切实提高患者的就医获得感的基础上,获得群众认可并积极参与,从而推进分级诊疗制度的有效实施。简单地说,就是分级诊疗制度变单纯政策管理推进向服务与政策并重推进。

## （二）体制创新：从体制内走向体制外

为了让分级诊疗管理更具活力,本着"不为我有,但为我所用"的理念,我们尝试引进社会第三方力量共同搭建分级诊疗转诊协作平台。在医疗服务领域里有着良好信誉的健康之路公司,为此提供了大量的专业化服务和技术支撑。在共建宜昌市分级诊疗体系过程中,成功地实现了"三没有",即"没有增添一个机构,没有增加一个编制,没有投入一分钱",形成了老百姓、政府、医院、企业四方共赢的局面。

为维护政府方的信誉和利益,除了以法律文件形式固定公司的公益服务内容和服务赔偿条文外,还采取了其他的安全方式避免可能出现的运行风险。比如:一是在政府公网和新农合信息平台里备份了两套双向转诊软件,以备不时之需;二是有关医疗信息资源可以共享,但控制权皆由政府或院方掌握;三是公司落地服务团队由医院管理,必要时医院可以随时自行组建。因此,公司所有运营核心均在政府控制之下,形成了政府主导、公司运营、医院服务三者融合的高效运行模式。

## （三）机制创新：建立科学的分级诊疗体系

### 1. 建立医疗、医保综合信息平台

打通"信息孤岛",实行平台对接。分级诊疗协作平台是由公司来组织建立,然后将市县乡三级医疗机构信息系统和分级诊疗转诊协作平台对接在一起,这样就实现了医疗资源、信息、服务的互联互通,提升了医疗服务效率。通过将分级诊疗转诊协作平台与新农合管理平台无缝对接,保证新农合管理平台第一时间接收到患者提出的转诊申请信息,经审核通过后第一时间反馈到分级诊疗转诊协作平台,促进转诊过程智能化、高效化、便民化。

### 2. 建立协作机制,规范转诊行为

出台《关于进一步完善分级诊疗制度的实施意见》《常见疾病分级诊疗指南》等规范性文件,按照市县乡三级医疗机构功能定位,制定 324 个病种转诊目录标

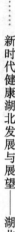

准,并指导各县市区根据辖区内各医疗机构的服务能力,编制辖区内各医疗机构的转诊目录,规范双向转诊工作,最大程度发挥了市县乡三级医疗机构的协同诊疗服务作用。

### 3. 通过医保调控,引导合理就医

调整新农合住院报销政策进一步向基层倾斜,合理设定各级定点医疗机构起付线标准,适当拉开不同级别定点医疗机构的报销比例差别,引导一般诊疗下沉。目前,宜昌市乡级、县级、市(州)级、省级定点医疗机构住院报销比例差达到15%～20%。当阳市着眼基层首诊,按照"四提高、三下调、一减免"的思路,出台推进分级诊疗实施的医保补偿政策。"四提高":提高乡镇卫生院住院补偿比例;住院费用800元以上按100%报销;提高省级医院住院起付线标准;基层首诊和按规定转诊的住院补偿比例均提高5%。"三下调":不按住院病种目录规定未实行基层首诊的住院费用补偿比例下调20%;不按规定或未达到转诊标准到县外就诊的住院费用补偿比例下调40%;适当下调省级医院住院补偿比例。"一减免":减免下转患者及县内同级医院转诊报销起付线。通过医保政策调控作用,有力地消除群众"分级诊疗就是设门槛"的疑虑,就地就近就医成为患者的首选。为方便群众就医,基层首诊制度不搞"一刀切",危急重症、异地就医等特殊情况和转诊目录内病种区别对待,不受基层首诊限制。目前,全市县域内就诊率达到90%,乡镇卫生院住院患者同比上升了20%,有效提高了医患双方的积极性,群众就医习惯正逐步改变。

### 4. 创新医保支付方式

创新医保支付方式,为分级诊疗体系顺畅运转提供动力,减少阻力。在分级诊疗体系中,上级医院的主要功能为诊治复杂疾病,根据其功能定位,医保支付方式以按病种支付为主较为适宜,按照病种的复杂程度、治疗的难易程度,根据科学的经验测算,确定不同病种的支付水平,体现上级医院复杂疾病诊治的医疗服务价值,让医院劳有所得,提高其接纳复杂患者的积极性。到目前为止全市实行按病种付费的病种共有150多个,其中1家县级公立医院单病种(分组)定额付费的病种达到了390种。基层医疗机构在分级诊疗体系中主要功能为诊治常见病、多发病,因此医保支付方式以按人头支付为主较为适宜。

### (四)服务创新:优质专业"一对一"服务

开展落地服务,畅通转诊通道。通过签订合作协议,明确双方法律责任,引入第三方社会专业团队,构建转诊绿色服务通道,为转诊患者提供免费优先就诊落地服务,解决跨地区跨机构就医服务断层问题。患者可以通过转诊平台,预约本地区上级医院乃至全国其他医院专家,由当地落地服务团队提供全程跟踪服务,有效解决了转诊患者挂号难、住院难、找专家难等问题。由于对患者实行了"一对一、点对点"服务,患者就诊更加明了、更加便捷,同时也大幅节省了农民进城就医候诊产生的额外生活费用。第三方社会专业团队提供的就医过程服务更好地体

现了专业、规范的特点,弥补了政府、公立医院服务不足、质量不优的短板。在工作实践中,我们充分地感受到了老百姓对这种服务的欢迎之情、满意之情。

实施签约服务,落实基层首诊。群众通过电子签约与家庭医生建立长期稳固的关系,利用 App、微信、网站、电话等多种方式享受便捷的就医服务。家庭医生通过人口健康信息平台,为辖区居民提供精准的基本医疗服务,居民还能够享受到便捷、有效、经济的公共卫生服务。家庭医生签约服务对基层首诊起到了极大的推动作用。

推行健康管理,引导群众参与。分级诊疗体系与健康管理体系能够轻易对接,并使健康管理工作真正落地。以创建国家健康城市为契机,实施健康教育进网络、健康体验进社区、健康饮食进餐桌、疾病筛查进村居、病媒防控进家庭5项行动,推进居民健康服务监测站建设,加大健康管理理念宣传,推进健康小屋和健康管理信息平台建设,逐步将疾病防控向健康管理转变,实现全人群全生命周期全过程健康管理服务。

### (五) 提升能力:为分级诊疗提供基础支撑

#### 1. 着力项目支撑,夯实服务体系

在城区,投资48.09亿元,建设10个卫生计生项目,建筑面积83.18万平方米,市中心医院门急诊综合大楼、市二医院内科综合住院楼相继投入使用,市一医院门急诊综合大楼主体工程完工,市儿童医院建设项目等一大批项目相继开工,极大提升了宜昌市医疗服务能力,区域性医疗中心地位逐步显现。重视医院内涵建设,加强薄弱学科和急救体系建设,进一步发挥质控中心职能,提升急危重症和疑难病症诊疗等方面能力,增强龙头带动作用,提升宜昌市在长江中上游城市和三峡城市群中的辐射力和影响力。在基层,继续深化县级公立医院改革,改革运行机制,提升服务能力,强化县级医院在医疗服务体系中的枢纽作用。扎实推进"两创一提"工作,"四化"乡镇卫生院、"五化"村卫生室和甲A社区卫生服务中心建设累计达标率分别达到66.3%、100%和44.4%,超额完成省级目标任务。

#### 2. 着力人才支撑,强化内涵建设

实施"卫生人才倍增工程"和"高层次人才培养工程",制定优惠政策,坚持"送出去,引进来",全市卫生计生系统共培养国务院特殊津贴专家3人,省医学领军人才2人,享受省政府特殊津贴及省管专家8人,省中医名师2人,省知名中医4人。共创建省部级临床重点专科45个,中医类国家临床重点专科建设单位1个,国家中医药管理局重点(建设)专科4个;争取到国家自然基金24项,取得科研成果146个。一是补充新鲜血液。从医学教育的源头进行调整,将医学教育的重心向基层医学人才培养倾斜。实施"基层卫生人才提升工程",市财政按照每人每年1万元的补贴标准,在全国地级市率先开展了乡村医生免费定向委托培养工作,逐步实现"一村一名大学生村医"的目标,有效解决了乡村医生后继乏人的问题。

#### 3. 着力信息支撑,打造智慧医疗

按照"智慧宜昌"建设总要求,全面推进全市"1236"人口健康信息化服务管理

体系建设,完善市级医疗卫生云,加强医院与基层医疗机构、公共卫生机构的业务协同和服务联动,促进医疗机构信息互联互通和信息共享。推进市民卡在各级医疗机构的普及应用。进一步探索智慧医院建设,市民卡银医通自助服务系统在宜昌市中心医院率先启用,宜昌市第一人民医院依托智慧云平台的智慧医院一期建设任务全面完成,在患者满意度调查中,对医疗服务的满意度百分比一直处于提升状态。

## 二、主要成效

### (一)医疗资源得到合理利用

实施分级诊疗以后,基层医院就诊人次上升、上级医院接诊压力下降,参合患者就医行为更加合理、有序。患者的合理分流,减缓了大型综合医院的压力,保障了医疗质量和安全。基层医疗机构业务饱和运转,经济运行效果趋好,服务能力也得以提高。截至2016年1月底,全市已通过该平台实现转诊57452人次,其中转门诊920人次,转检查349人次,转住院55774人次,转康复409人次。

### (二)患者受益度逐步提高

实施分级诊疗以来,患者在大医院候诊、候床时间减少,医院诊疗效率提高。医疗费用降低,基金实际补偿比例提高,患者实际费用支出降低,受益度明显提高。2015年全市新农合住院实际补偿比例达到58.2%,高于全省1.5%,政策范围内补偿比为77.5%,高于全省1%。全市新农合例均住院费用4320.69元,比全省例均住院费用4545.48元低224.79元;与2014年同期相比,例均住院费用增幅为4.47%,比全省平均增幅6.34%低1.87%。

### (三)促进了不同层级医疗机构的功能定位

分级诊疗的实施,促使医疗机构更加注重自身医疗技术和服务水平的提升。医疗机构之间由过去采取各种营销手段垄断基层患者资源的竞争逐步转变为依靠医疗服务质量的竞争,由过去同质化竞争转向差异化发展,从而促进了不同层级医疗机构的自我功能定位和良性发展。2015年,新农合住院患者流向省、市、县、乡医疗机构的比例分别为0.5%、12.1%、39.4%、45.8%,其他占2.2%,这反映患者在基层医疗机构住院较多,流向趋于合理,不同层级医疗机构医疗资源得到有效利用,基层首诊成效初步显现。同时,随着群众在基层就医需求的日益增加,倒逼各级政府更加重视基层医疗机构的能力建设和运行机制的改变,这也更有利于基层医疗机构服务能力的提高。

### (四)提高了农合基金的使用质量和效率

随着分级诊疗制度的实施,宜昌市新农合基金支出得到有效控制,资金使用、运用更加安全、合理,效率更高。同时,针对存在不合理且在短期内难以解决的医疗需求问题,通过"小病在基层"的诊疗模式,让不合理的医疗需求在基层医疗机构以比较低廉的医疗服务得到部分解决。2015年全市新农合基金县域内使用量占比为 73.1%，比全省新农合基金县域内平均使用量提高了 5.9%，与 2014 年全市新农合基金县域内使用量相比上升 0.5%，这表明群众医疗需求在基层医疗机构得到了较好的解决，合理有序的就医秩序正在形成。

（五）提升了对分级诊疗制度的认可度和依从性

通过引入第三方社会力量，免费向患者提供亲民的就医落地服务，既节约了政府的财政支出和管理成本，又提高了患者对基层医疗机构的信任度和满意度，增加了患者就医的获得感，减少了对"基层首诊、双向转诊"的抵触情绪，促进了患者就医行为和就医观念的转变。

（六）促进基层人事分配制度的改革

由于基层医疗机构人事分配制度上限制，造成基层服务能力下降。通过引导老百姓基层就医，基层医疗需求增加，客观上就形成了人事分配制度改革的倒逼机制，在一定程度上逼迫政府和相关部门更加重视基层能力的提升。比如，宜都市开展分级诊疗后，将卫生院绩效工资分配由六四比例（60%固定、40%浮动）改变成四六比例。虽然只是微调，尚不能解决根本问题，但毕竟改革已见一丝成效，问题坚冰已经开始融化。

（七）"宜昌模式"普适性强，易复制、易推广、可持续

2014 年 1 月宜昌市开始进行分级诊疗制度研究，同年 10 月，宜昌市完成分级诊疗服务管理体系框架设计，并邀请了多位专家学者领导进行论证、评估。完成大量准备工作后，2015 年 5 月，以湖北省当阳市为试点先期启动分级诊疗工作。当阳市卫计局为此做了大量卓有成效的基础性工作，短期内就取得预期成效，积累了可供借鉴的"当阳经验"。同年 8 月，宜昌市决定全市推广。两个月内全市 774 家医疗机构完成平台建设和系统对接，迅速启动了网上转诊工作，相关配套政策和服务流程也同步完成。通过一段时间的运行，除了经办机构的认识问题和少量平台技术问题外，目前尚未发现影响体系本身安全运行的问题。事先担心的群众、医院的抵触情绪远没有预想的强烈。特别是各个医疗机构对分级诊疗的认识都发生了较大转变。

## 三、存在的主要问题

（一）社会及公众对实施分级诊疗制度的认知度还不够高

全市推广分级诊疗制度后各县市工作发展不平衡，部分管理者认为分级诊疗就是转诊几个患者，对实施分级诊疗在促进不同医疗资源的合理利用、倒逼体制机制改变、促进基层能力建设、建立合理就医秩序、降低不合理医疗费用等方面的重要影响缺乏足够认识。社会动员也不够，许多老百姓还不知晓分级诊疗制度的好处和要求，部分县市管理机构怕麻烦，不愿意承担责任的问题比较突出。同时，消除医院逐利机制，改变群众就医习惯和就医观念需要时间，分级诊疗在实施过程中不可避免地遇到一定程度的阻力。

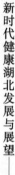

## （二）基层服务能力仍需提升

由于基层医疗机构人才匮乏，乡村医生队伍严重老化，医疗设备陈旧不足，基础设施不够完善等，基层服务能力仍不能完全满足群众医疗服务需求。其中人才缺乏问题尤为突出，一方面是人才引进难。特别是在基层医疗机构实施绩效工资改革后，由于薪酬制度改革缓慢，医务人员个人待遇政策方面未见明显突破，绩效工资总量偏少，基层医疗机构待遇差，缺乏就业吸引力，导致引进人才难。另一方面是大医院、民营医院等由于待遇优厚，对基层人才产生"虹吸作用"，导致人才流失。基层医疗机构的人才问题是基层医疗服务能力的核心问题，人才缺乏导致基层医疗机构"接不住"患者，对分级诊疗的有效实施产生直接影响。

## （三）基层医务人员积极性不高，人事分配制度成为瓶颈

实施分级诊疗以后，基层医疗机构业务量增长，院长满意，但医务人员的薪酬并未得到同步增长，职工不满意。"大锅饭"现象比较严重，没有体现出干多干少、干好干坏的差别。在基层医疗机构绩效工资总量偏低的情况下，薪酬分配无法做到向重点科室、关键岗位等倾斜，无法拉大职工之间的收入差距，无法体现"优绩优酬"，没有做到充分调动积极性，在一定程度上甚至影响了基层医疗业务的开展。

## （四）部门之间协同配合不够

目前，宜昌市分级诊疗只是在新农合范围内实施，职工医保和居民医保没有同步推进。由于医保管理体制不同、医保政策不一致等原因，部门间协调难度大，特别是在医保对患者基层首诊的有效调控和引导方面，没有发挥应有的作用，导致目前分级诊疗还没有实现"全民覆盖"。同时，在新农合经办机构内部，由于面临"两保"体制即将改革，也存在对分级诊疗工作缺乏主动性、不配合、等待观望等问题。

## （五）分级诊疗转诊协作平台尚待优化

目前，系统尚未与人口健康信息平台对接，无法实现患者转诊信息的实时传送。同时，手机客户端的使用率低，其内容过于简单（如健康管理方面的内容未置入），这些导致群众对分级诊疗的依从度较低。系统还缺乏政府财政资金支持。

## （六）下转患者尚须政策支持

目前，系统运行以来患者上转顺利，但患者下转存在一定困难。系统中虽然有这个运行模块，但真正使用的并不多。究其原因有三方面：一是基层服务能力有限，"下转"后"接不住"；二是下转患者缺乏相应的下转标准，对下转工作尚未做出制度性安排；三是医生还缺乏对系统的了解，需要进一步培训。

# 四、对策与建议

（1）建议湖北省政府有关部门加强对宜昌市分级诊疗工作的指导，卫计、人

社、财政、物价等有关部门建立分级诊疗制度的政策协调机制，加大政策、资金支持的力度，同时争取国家项目支持，帮助宜昌进一步做实、做好分级诊疗"宜昌模式"，并使之成为湖北乃至全国医改"名片"。同时宜昌市还需要更强的决心、更大的力度推动全市分级诊疗工作，力求平衡发展，确保实施效果。

（2）建议湖北省加大督办协调力度，落实政府办医的"四个责任"，加强部门协调配合，确保已有政策真正、有效地落地，保障基层医疗机构良性运转和分级诊疗制度的有效运行。全面推行市区一体化、县乡村一体化改革，尽快使所有基层医疗机构全部加入医联体，建立双向转诊绿色通道，有序推进家庭医生签约。尽早出台调动基层积极性的相关政策并有所突破，如合理的医务人员薪酬制度，适当提高人员待遇，充分调动县、乡两级医务人员的积极性，夯实实施分级诊疗制度的核心基础。同时，进一步加强基层医疗机构服务能力建设，加大对房屋、设施、设备、学科建设的财政投入力度，让基层医疗机构"接得住""下转"的患者。

（3）进一步完善分级诊疗政策体系和医疗机构分工协作机制，让一部分常见病、慢性病患者的诊疗分流在基层医院，通过行政、市场、政策合力使优质医疗资源有序有效地下沉。建立完善的分级诊疗数据模型，科学地量化考核指标，开展阶段性总结评估和政策修正工作。

（4）全面深化智慧健康医疗信息化建设，加快省市县三级全民健康信息平台互联互通建设、医疗服务一卡通建设、健康医疗大数据中心建设和数据分析，建立动态、连续、准确的个人电子健康档案，为分级诊疗的实施奠定基础。同时，优化完善分级诊疗转诊协作平台，从框架、流程和政策上进行优化，推广使用手机客户端，置入健康管理等内容，以更加科学化、人性化、智能化的方式提供服务，提高群众对分级诊疗的依从度。

（5）加大对社会与医疗机构（医务人员）的宣传和政策引导。当前"互联网＋"分级诊疗模式的知晓度、相关服务的利用率仍有较大的进步空间，应加强社会对分级诊疗的认识，同时深入开展分级诊疗相关工作。加大宣传力度的同时，还应提高医疗机构医务人员对分级诊疗及相关制度的知晓度及参与度，通过医务人员工作中的宣传来提高患者的知晓度。譬如通过加大培训、讲座等工作的力度，提高医务人员的分级诊疗参与度，进而使医务人员对分级诊疗有更深刻的理解，提高其对分级诊疗的关注度、认可度等。

通过探索分级诊疗"互联网＋"模式，宜昌市初步实现了新农合患者"小病不出乡镇、大病不出县、疑难危重再转诊"的目标。实施分级诊疗是一个长期的系统工程，也是个逐步完善的过程。必须将患者利益、医院效益、医保政策三者有机结合起来，才能保证分级诊疗制度实施的有效性和可持续性。接下来，宜昌市将进一步深化改革，强化措施，再添动力，完善分级诊疗"宜昌模式"，为全面深化医改作出更大贡献。

# 参 考 文 献

［1］ 卢若艳,李跃平,郑振佺,等.慢性病分级诊疗实施现状及障碍分析［J］.卫生经济研究,2017(1):41-43.

［2］ 方鹏骞.中国医疗卫生事业发展报告 2014［M］.北京:人民出版社,2015.

# 信息化建设提高检验科<br>门诊满意度评价

叶巍

湖北省中西医结合医院

【摘要】目的:评估信息技术在检验科门诊工作运用前后患者的满意情况,探讨信息技术在门诊检验中的应用,进而提高检验服务质量。方法:采用调查问卷的方式,随机选取我院 2017 年 1—6 月在信息技术运用前后的 800 名门诊患者作为调查对象,分为对照组和观察组,成功回收有效调查问卷 765 份,对一般情况和重要影响因素进行分析,比较信息化建设前后患者对门诊满意度的影响。结果:在信息技术运用前 85% 患者对检验科门诊服务满意,而采用信息技术以后检验科门诊综合满意度达到 92%,同时在检验报告、服务态度、环境布局、检验流程各项指标上均有所提升。讨论:本研究发现门诊满意度和户籍、医保等因素相关,同时检验科信息化建设有效提高门诊满意度。

【关键词】检验科　门诊满意度

检验科是患者就医的一个重要环节,属于与患者直接接触的窗口单位,不仅要为临床提供准确结果,其服务质量直接影响医院的形象。满意度调查起始于企业领域,用来检验服务过程存在的缺陷,现已被国内外医院所重视。门诊满意度是指患者在就医过程中对医疗服务的期望,并基于这种期望对所经历的医疗服务情况进行评价。在卫生服务领域,门诊满意度是医疗质量评估的一个重要的衡量指标,其较为客观地反映服务质量,并被作为衡量医院质量管理的标准。随着信息化技术和互联网的快速发展,信息技术被运用于医疗系统的各个方面,在检验科的应用更为明显。

然而在我国对检验科门诊满意度的调查很少,运用信息化技术对门诊满意度的提升也少有分析。本文以调查问卷的形式对我院检验科门诊运用信息化技术前后患者满意度的情况进行搜集,并对结果进行统计分析,为检验科的服务质量持续改进提供理论依据。

# 一、对象与方法

## （一）研究对象及纳入标准

对 2017 年 1—6 月在我院门诊检验科就诊患者随机发放满意度调查问卷,根据信息化建设前后时段将就诊患者分为对照组和观察组,对对照组和观察组进行匹配。信息化建设除已有的患者资料录入、结果审核、报告统计和资料查询等常用模块外,主要增添:①启用门诊叫号系统,减少患者排队时间;②大屏幕滚动显示结果报告的时间;③屏幕提示标本的时间。总计发放调查问卷 800 份,回收有效问卷 765 份,有效率 95.6%。

## （二）调查工具

采用自行设计的医院门诊满意度调查表。问卷分为三部分,包括调查对象基本情况、对检验科提供医疗服务满意度调查与开放性问题。调查对象基本情况包括性别、年龄、户籍所在地以及医保状况;满意度调查除对综合满意度进行评估以外,同时对检验服务态度、检验报告、环境布局、检验流程进行单项目满意度测评;开放性问题主要是对检验科门诊的认同情况以及建议。门诊满意度调查采用 Linker 分级:①非常满意;②满意;③一般;④不满意;⑤非常不满意。其中满意率的计算公式:满意率=非常满意+满意。

## （三）统计学分析

通过收集采用信息技术前后门诊满意度情况,应用 SPSS 18.0 统计软件对结果进行统计分析。计数资料采用例数百分率表示,$\chi^2$ 检验进行统计分析,采用 Logit 回归分析的方法,建立 Logit 回归模型:$\text{Prob}(Y = 1 \mid X_i) = F(X_i\beta)$,$P < 0.05$ 为差异有统计学意义。

# 二、结果

## （一）调查对象的一般情况

在 765 名调查对象中,男性 365 例,女性 400 例;小于 30 岁 256 例,30~60 岁 259 例,60 岁及以上 250 例;本地户籍 567 例(占 74.12%),常住本地 112 例,外地户籍 86 例;城镇居民医保 257 例,人数最多,占 33.59%,城镇职工医保 222 例,农村合作医疗 114 例,自费 164 例,其他 8 例。调查对象的一般情况具体如表 1 所示。

表 1　调查对象的一般情况

| 项目 | | 人数/人 | 所占比例/(%) |
|---|---|---|---|
| 性别 | 男 | 365 | 47.71 |
| | 女 | 400 | 52.29 |

| 项目 | | 人数/人 | 所占比例/(%) |
|---|---|---|---|
| 年龄 | <30 岁 | 256 | 33.46 |
| | 30~60 岁 | 259 | 33.86 |
| | 60 岁以上者 | 250 | 32.68 |
| 户籍所在地 | 本地户籍 | 567 | 74.12 |
| | 常住本地 | 112 | 14.64 |
| | 外地户籍 | 86 | 11.24 |
| 医保类别 | 城镇居民医保 | 257 | 33.59 |
| | 城镇职工医保 | 222 | 29.02 |
| | 农村合作医疗 | 114 | 14.90 |
| | 自费 | 164 | 21.44 |
| | 其他 | 8 | 1.05 |

## （二）门诊基本情况与整体满意度相关性分析

进行门诊患者基本情况和整体满意度相关性分析时，我们将满意情况作为因变量，患者基本情况如性别、年龄、户籍所在地和医保类别作为调查分析的自变量，采用 Logit 回归分析的方法，建立 Logit 回归模型：$\text{Prob}(Y = 1 \mid X_i) = F(X_i\beta)$（表 2）。结果表明，我院门诊患者性别和年龄与门诊满意度不存在相关性，而本地居民的满意度低于外地和常住人口，其中常住人口的满意度最高，城镇医疗保险和自费患者的满意度较低。

**表 2　门诊患者基本情况和整体满意度回归模型**

| 变量 | 偏回归系数 | P 值 | OR 值 | 95% 置信区间 | |
|---|---|---|---|---|---|
| | | | | 下限 | 上限 |
| 性别 | −0.096 | 0.791 | 0.909 | 0.447 | 1.846 |
| 年龄 | 0.208 | 0.268 | 1.232 | 0.852 | 1.780 |
| 户籍 | 0.808 | 0.003 | 2.243 | 1.308 | 3.845 |
| 医保 | −0.400 | 0.029 | 0.670 | 0.468 | 0.960 |
| 常数 | 1.684 | 0.005 | 5.387 | | |

## （三）信息化建设前后门诊满意度比较

使用匹配的方法随机选取各 200 个调查对象。消除混杂因素户籍和医保因素影响后，对采用信息化建设前后门诊满意度进行比较。经过比较，检验报告、服务态度、环境布局、检验流程均有所提升，分别从 94.5%、82%、67%、65% 上升到

96%、90%、85%、82%,差异具有统计学意义($P<0.05$)。检验报告、服务态度、环境布局和检验流程单项满意度对综合满意度的影响差异具有统计学意义($P<0.05$),因此检验报告、服务态度、环境布局和检验流程对综合满意度有较大影响。在信息化建设后综合满意度从原来的 85% 提升到 92%,经配对卡方检验,差异具有统计学意义($P<0.05$),信息化建设对综合满意度有较大提升(表3)。

**表3 信息化建设前后门诊满意度比较**

| 项目 | 信息化建设前 | 信息化建设后 | $P$ 值 |
|---|---|---|---|
| 检验报告 | 94.5% | 96% | <0.05 |
| 服务态度 | 82% | 90% | <0.05 |
| 环境布局 | 67% | 85% | <0.05 |
| 检验流程 | 65% | 82% | <0.05 |
| 综合满意度 | 85% | 92% | <0.05 |

### (四)存在的主要问题分析结果调查

在开放性问题回答中,检验科门诊需要改进的最突出的问题分别是检验流程和环境布局,检验流程中的排队问题属于门诊难以规避的问题,等待检查时间长、等待报告时间长都是影响患者满意度的重要因素,严重降低了患者对医院的综合评价。在本研究中,根据以往的门诊患者数据,平均每位患者抽血时间为 1.3 min,但等待时间超过 25 min 会降低门诊满意度。以此为依据,建立信息化门诊叫号系统,根据门诊取号患者的数量进行动态窗口管理,使人员动态分配(表4)。在报告时间方面,通过未完成标本提醒系统,提示未完成标本剩余时间,避免标本完成超时。在环境布局上,通过大屏幕显示已审核报告,提醒患者自助取报告。

**表4 标准化动态窗口**

| 就诊人数/人 | 抽血窗口开放数 |
|---|---|
| <30 | 2 个抽血窗口 |
| 30~45 | 3 个抽血窗口 |
| 46~60 | 4 个抽血窗口 |
| 61~75 | 5 个抽血窗口 |
| 76~100 | 6 个抽血窗口 |
| ≥101 | 8 个抽血窗口 |

## 三、讨论

检验科门诊是医院门诊的重要组成部分,患者流动性大,接触时间短,服务周期短,不仅要求结果及时、准确,以便于指导临床医生对患者疾病做出正确诊断,同时要求为患者提供方便快捷的服务。满意度评价虽然属于主观性指标,并且因为医疗行业的特殊性,与患者再次来院就医相关性较小,但作为评价门诊的服务质量的重要指标无可取代。检验科门诊满意度已成为实现基础质量、过程质量和结果质量管理的重要手段与有效措施,作为现代医院质量管理的重要内容,其满意度高低直接影响医院的形象和声誉。

本次调查结果显示:我院门诊患者性别和年龄与门诊满意度不存在相关性,而本地居民的满意度低于外地和常住人口的满意度,其原因可能由于本地患者对医疗的需求更高,同时也是城市医疗市场医院间的竞争日益激烈的表现。城镇医疗保险和自费患者的满意度较低,医疗保险作为影响门诊满意度的一个重要指标,其保险报销比例直接影响门诊满意度,这与以往相关文献一致。

在本次调查中,结果显示信息化系统的建设有效提高门诊满意度,门诊综合满意度由信息化技术运用前的 85% 上升到 92%,在检验报告、服务态度、环境布局、检验流程各项指标上均有所提升。随着现代信息技术的飞速发展,数字化是我国医院未来发展的必然趋势。目前减少患者无效的等候时间和不必要的就医环节,从而适当提高患者在院时间与门诊医生面对面诊察时间的百分比是提高门诊医疗服务质量的关键要素。实验室信息系统优化检验科门诊就医流程,并使得整个过程更加规范化、统一化和自动化,从而提高了传统人工操作的效率,节约了就诊时间,更好地维护患者利益,提高了检验科门诊满意度。

# 参 考 文 献

[1] Schmocker R K, Chemey Stafford L M, Siy A B, et al. Understanding the determinants of patient satisfaction with surgical care using the Consumer Assessment of Healthcare Providers and Systems surgical care survey (S-CAHPS)[J]. Surgery,2015,158(6):1724-1733.

[2] 曹阳,宋雨佳. 基于 ACSI 模型的南京市社区卫生服务中心医疗服务患者满意度调查研究[J]. 中国医院,2018,22(1):43-46.

[3] Feldman M, Golak E. Continuity of care in psychiatric outpatient practice: effect on patient satisfaction[J]. Eur Psychiatr,2015,30:1916.

[4] Liew H-P, Gardner S. Determinants of patient satisfaction with outpatient care in Indonesia: a conjoint analysis approach[J]. Health Policy Technol,2014,3(4):306-313.

[5] Wei J, Shen L, Yang H B, et al. Development and validation of a Chinese outpatient satisfaction questionnaire: evidence from 46 public general hospitals and 5151 outpatients [J]. Public Health, 2015, 129 (11): 1523-1529.

[6] Zhang Q J, Li M, Zhou Y, et al. Improving the influence of pre-diagnosis services on outpatient satisfaction[J]. Med Inform,2015,28(6):28.

［7］　李志勤,杨明松.高效信息化建设在检验科的科学应用［J］.检验医学与临床,2014(12):1744-1745.

［8］　石景芬,龚永,李元峰,等.门诊患者满意度测评量表研制及实证研究［J］.中国卫生事业管理,2015,32(4):262-267.

# 基于"互联网＋"预防接种
# 管理一体化服务模式探讨

徐英,徐勇,田滔滔,鲁芳芳,赵成

宜昌市疾病预防控制中心

预防接种是控制和消除相应传染病的重要手段,它是一项投入少、效益高并具有广泛群众基础的疾病防控措施。普及儿童免疫、控制和消灭针对性传染病不仅是全球的目标,同时也是各国政府的一致行动。在我国已实施有计划疫苗接种几十年,先后实现以省、市、县为单位的儿童接种率达85%的三个目标,使得疫苗针对性传染病的发病率大幅下降。但是,国家免疫规划目标的实现受众多因素的影响,如政府领导、社区负责人、预防接种服务人员、管理人员和督导者、儿童及其家长等。党的十九大报告提出,实践没有止境,理论创新也没有止境。我们必须在理论上跟上时代,不断认识规律,不断推进理论创新,推动互联网、大数据、人工智能和实体经济的深度融合。在信息化时代,国家免疫规划工作应顺应广大儿童及家长的卫生服务多样化需求,提高服务能力与水平,充分利用信息技术加强医务人员与服务对象的沟通,促进信息共享。本文就"互联网＋"预防接种管理一体化服务模式可行性进行探讨,期望促进免疫规划工作的落实,有效保护人民健康。

## 一、强化政府职能,实施基本公共卫生服务均等化

预防接种是一种政府行为。预防为主、防治结合是我国卫生工作的基本方针。2004年修订实施的《中华人民共和国传染病防治法》和2016年修订实施《疫苗流通和预防接种管理条例》(以下简称《条例》)均明确了政府部门在预防接种工作中应该履行的职责,以及公民依照政府规定受种的国家免疫规划疫苗,以保证预防接种工作规范有序地开展。0～6岁儿童预防接种是基本卫生服务内容之一,也是政府以人为本、惠民利民的一项重大民生工程。预防接种是政府实行一定福利政策的社会公益事业,它具有福利性和公益性双重特征:其福利性表现在政府对威胁儿童健康的第一类疫苗承担所有经费,免费向公众提供预防接种服务;其公益性表现在预防接种工作是社会保障体系的组成部分,形成群体免疫的效果可使公众共享。实施疫苗接种所涵盖的内容极其广泛,包括传染病负担、疫苗研发、

疫苗质量保证和质量控制、疫苗生产和供应、疫苗使用策略、疫苗经济学和疫苗的社会可接受性、依从性及效果评估等,这就需要政府领导的重视及多部门的通力合作,实现公共卫生资源公平合理地配制。

## 二、"互联网十"预防接种管理一体化服务模式的基本框架

宜昌市卫生计生委负责规划、目标的制订,组织协调和实施管理,市、县疾控中心负责业务培训、技术指导、培训评价等工作,各接种单位负责具体接种预防工作。实施接种具有多环节,需加强管理,充分保证技术的连续性、监督监测的有效性及信息反馈的及时性,"互联网十"预防接种管理模式基本框架见图1。在具体实践上,通过新兴信息技术,促进"互联网十"预防接种管理领域服务的有机结合,利用信息平台实现预防接种、健康管理资源网络化整合,儿童家长可借助移动设备进行接种预约,查询国家免疫规划疫苗未种情况及季节性疫苗相关卫生知识。许波等认为,在城区的年轻监护人中,智能手机使用率很高,手机 App 有很高的接受率和使用率且产生的流量费用少。因此,采用手机 App 开展预防接种通知是未来的必然性。疾病预防控制中心通过分析相关数据,提高疾病预防控制、卫生应急管理能力,以最小的投入获得最佳的效益。"互联网十"预防接种管理一体化是以"互联网十"为信息技术平台,整合个人基本信息、个人接种信息、疫苗信息、个人健康档案、就医行为,实现在线信息访问,促进信息共享,满足群众日益增长的健康管理需求。基于医疗大数据平台收集孕产妇产前疾病筛查、个人健康数据,粗略筛出高危儿对其国家免疫规划预防接种进行精准服务;生长过程中开展大病传染病实时跟踪记录,有效避免高风险预防接种纠纷事件发生。高危新生儿、儿童的安全接种是提高预防接种率的措施之一。

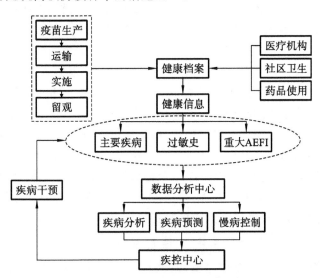

**图1 "互联网十"预防接种管理模式基本框架图**

## 三、"互联网＋"预防接种管理模式

　　《条例》第十条、第十八条、第五十四条对国家免疫规划疫苗采购、销售进行管理，即国家免疫规划疫苗精细化管理，建立疫苗全程追溯制度。建立覆盖本地区疫苗流通与电子监管网络系统，实施疫苗市、县、乡镇三级分发管理，通过前置机自动采集电子监管码，获取疫苗详细信息，如疫苗名称、生产企业、疫苗批号、规格、数量、生产日期、有效期、批准文号、疫苗属性等，动态、科学地掌握疫苗使用情况、市场运用效果，利用电子监管网前置服务，使用唯一码扫描枪来实现疫苗出入库自动管理，疫苗数量低于警界值时提醒用户预警采购。建立冷链温度适时监测网络系统，疫苗储存、运输的全过程应当始终处于规定的温度环境，不得脱离冷链，并定时监测、记录温度，保证疫苗的安全性与有效性。预防接种服务品种的信息（如名称、生产厂家、批号等）更加公开化、透明化。全市各级机构免疫规划疫苗管理明晰，具有可追溯性，提高工作效率，达到事半功倍的效果。国家免疫规划疫苗种类多，采用手工统计管理较为烦琐且易出差错，不能满足不同角度对疫苗使用情况的统计分析。

## 四、一体化管理功能定位

### （一）优化预防接种流程，提高工作效率

　　宜昌市从 2003 年开始实施接种信息管理工作，实现早期电子接种卡记录接种信息，并自动预约通知下一次接种疫苗时间。2008 年与省服务平台对接管理数据，2010 年 12 月启动产科接种点预防接种信息化系统建设工作。初步解决报告数据的真实性、准确性和及时性。湖北省免疫规划信息管理系统（HIIMS）的实施全面实现全省"一地建卡，异地接种"和所有预防接种信息的共享。由于基层设备、省服务平台网不稳定影响数据录入更新。基层普遍存在技术人员不足的现象，智能化开展接种前筛查、登记、预约、咨询、监测、问卷调查等服务，直接拉近服务方与受种者的距离，增加沟通和互动，实现高效服务。由于国家免疫规划目标人群为 0～6 岁儿童，时间跨度长，家长容易忘记而耽误预防接种的执行。目前手机的运用极为广泛，借助信息推送功能，能让家长及时了解接种信息，完成未种疫苗的接种工作，从而提高家长让儿童接种疫苗的依从性。每年开展的入学入托查验预防接种工作时间紧、任务重，若引入智能化管理流程，问题会迎刃而解，既能方便群众，又能减轻专业人员繁重的日常工作，设立预防接种卡自助服务区，能迅速完成入学查验预防接种证明打印校验工作。

### （二）整合利用医疗卫生人口信息资源

　　整合利用医疗卫生人口信息资源，实现一体化管理模式，推行个人健康管理从零起步，即一出生就拥有个人健康信息档案，涵盖出生基本情况如预防接种服务、儿童生长发育、疾病筛查、疾病就诊、过敏史等内容，在婴儿期、幼儿期、少年

期、青年期、成人期、老年期不同时期进行针对性健康干预,实现全生命周期健康干预与管理,最大限度地实现全民健康生活,以及少生病、晚生病的目标。自我国开始实施计划疫苗接种,疫苗针对性传染病发病水平处于极低状态,及早发现传染源相关信息才能做到掌控全局,防患未然。2006 年世界卫生组织在我市开展两脑合作监测项目工作,从住院患者中开展病原学监测,证实我市流脑病例存在 A 群、B 群、C 群菌株感染菌。宜昌市流脑病例正以 A 群为主转变为以 C 群为主,应加大 A＋C 流脑疫苗推广运用力度,有针对性地控制 C 群流脑发生与流行。医院卫生协同防病工作,减少重复采样环节,既提高工作效率,又减少卫生资源的浪费。与此同时,个人健康管理一体化也有助于疑似重大预防接种纠纷事件应急处理,为开展相关因素排查工作提供依据。

### (三)传染病的全方位预警功能的进一步完善

随着一些旧传染病的死灰复燃和 SARS 等新发传染病的不断出现,传染病依然是人类发病率较高、引起突发公共卫生事件较多的疾病。随着旅游和贸易的全球化,国家与国家之间联系愈加频繁,检测、监测和防控传染病应该成为一个全球关注的问题。由于世界经济一体化,交通便捷,人群流动性增大以及一些传染病发病隐匿性因素的影响,疫苗针对性疾病早期发现难度增加,所以对疾病监测的灵敏性要求更高。未来免疫规划工作纵深发展的方向是基于接种目标人群预防接种大数据信息化互联网建设以及空间信息基础设施建设,快速获取并掌握疾病相关信息进行分析,及时发现发病危险因素,加速疫情管理信息的传递和反馈,从而大幅提升传染病预警功能,实现由以疾病为中心的服务模式向"互联网＋"健康管理模式的转变。

### (四)疫苗针对性疾病发病及时报告与 GIS 地理分析系统的展示

通过智能管理迅速核实疫苗接种情况与发病个案的关联性,按不同的区域进行空间扫描探测,以寻找可能的病例聚集区域,同时根据其时空分布情况完成信息的展示与预警功能。智能化的管理使得传染病的预防更具有针对性,预测更具有科学性,预防更具有前瞻性。在信息化时代,国家免疫规划形成智能化全程管理,形成从接种前疫苗采购运输管理、健康筛检、安全接种、接种后 AEFI 监测、疫苗相关性疾病监测评估的产业链,为预防疾病决策、疫苗开发运用提供指导,实现疫苗管理可视化、预防接种信息数字化、服务流程科学化、疫苗针对性疾病发现与处理及时化。国家免疫规划工作智能化管理促使基层儿童预防接种工作更加规范、卫生服务达到"4P"模式,即预测性、预防性、个性化和参与性,积极促进全民健康管理从生命周期早期源头开始实施健康全方位、多层次、全周期的综合健康管理目标方略。

总而言之,通过"互联网＋"预防接种管理一体化服务模式进一步加强预防接种管理,优化服务流程,提升服务效率,形成自上而下和自下而上互动的管理格局,实现公共卫生信息资源共享与共建,高效地实现全民健康发展目标,最终达到人人享受健康的可持续发展目标。

# 参 考 文 献

[1]　王陇德.预防接种实践与管理[M].北京:人民卫生出版社,2006.

[2]　许波,曹玲生.国内外预防接种的预约通知效果及进展[J].中国疫苗和免疫,2015,21(6):686-689.

[3]　孟群."互联网＋"医疗健康的应用与发展研究[M].北京:人民卫生出版社,2015.

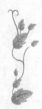

# 宜昌市城区法定从业人员
# 智慧健康服务模式探讨

杜舟,杨静,程云舫
宜昌市疾病预防控制中心

【摘要】目的:探讨提高从业人员健康体检管理水平,规范工作程序,制定确保工作质量的措施与对策。方法:通过分析改革后的体检工作模式存在的问题及其原因,提出管理上的建议和对策。结果:由行政部门承担健康体检身份确认工作,体检机构承担体检和培训工作,提高了健康体检的上岗持证率。结论:建议形成智慧健康服务模式,加强质量控制和督导管理,及时出台与相关法律法规相应的管理细则,充分利用卫生知识培训时机,开展健康教育。

【关键词】从业人员　健康体检　健康服务

2017 年 3 月国家下发文件,取消涉企部分事业性收费,从业人员健康体检费用也在其中。宜昌市从 2017 年 5 月起,食品、公共场所从业人员健康体检身份确认工作由各区食药局、卫生计生局承担,宜昌市疾病预防控制中心等八家具有体检资质的机构提供体检服务,市财政以每人八十元的标准购买公共服务。此工作模式的开展得到了宜昌市政府的肯定。但在取得成效的同时,仍存在着一些问题,管理方面仍需进一步完善。

## 一、基本情况与存在的问题

2004—2017 年宜昌市城区法定从业人员工种分布于二次供水系统、公共交通工具、公共浴室等 18 个行业。相对应的执法监督部门包括工商管理局、技术监督局、卫生监督局等。法定从业人员体检人数呈逐年上升的趋势,2004 年体检人数最少,为 20203 人,2013 年体检人数最多,达到 42428 人。数据来源于体检中心从业人员体检软件。2014 年因更换新的体检软件,无法统计具体的工种分布情况。详细的法定从业人员基本情况见表1。

表1  2004—2017年法定从业人员基本情况

| 年份 | 2004 | 2005 | 2006 | 2007 | 2008 | 2009 | 2010 | 2011 | 2012 | 2013 | 2014 | 2015 | 2016 | 2017 |
|---|---|---|---|---|---|---|---|---|---|---|---|---|---|---|
| 法定从业人员合计 | 20203 | 23127 | 21261 | 29337 | 30128 | 34644 | 35640 | 39966 | 40042 | 42428 | 37356 | 35387 | 33325 | 39340 |

（一）从业人员健康体检的身份确认工作程序没有与相关法律法规及时衔接

新的国家政策颁布执行后,地方食品药品监督部门未制定与新的政策相适应的身份确认工作细则。致使有些需要从业人员健康合格证明的服务对象因不在免费服务范围之内导致执行体检的医疗机构与服务对象之间对接不到位,引起一些矛盾和纷争。

（二）对现有在岗专业技术人员业务培训不够

健康检查技术人员队伍不稳定、流动性大、服务水平参差不齐,特别是检验等方面,技术人员长期与临床诊治脱离,知识更新不及时,影响健康体检的质量。

（三）受检人员中"肠道致病菌"检出率低

某些单位由于体检与检验设备落后、检验方法不规范或检查人员责任心不强,使肠道致病菌检出率很低 ,健康检查起不到应有的作用。

（四）卫生知识培训工作流于形式,培训内容没有及时更新

随着各种突发性传染病以及各种慢性疾病的增加,对从业人员开展卫生知识培训的内容不能仅限于痢疾、伤寒、病毒性肝炎等肠道传染病,还应当增加如艾滋病、禽流感、甲型流感、手足口病等传染病的知识,充分利用从业人员卫生知识培训这个平台,开展健康教育和健康促进工作。

## 二、建议和对策

（一）从业人员健康检查管理流程的制定

应与智慧城市建设工作相结合,建立从业人员健康服务系统。健康服务系统在建设过程中应遵循"五个一体化"的建设模式,即一体化运行管理项目,由市政府牵头,市食药监局承办,各部门配合项目实施;一体化部署数据资源,数据资源统一储存到云计算中心,由云计算中心集中管理,各单位不再自建基础软硬件;一体化对接共享资源,统筹市政府系统建设标准,确保系统对外开放、关联畅通;一体化接入电子政务专网,系统运行依托宜昌市电子政务专网,由市政府统一安排接入,不再另行组网;一体化配置市、县、区三级移动执法终端。其子系统应包括行政许可、日常监管、政企互动、惠民服务等。系统应支持一号登录,一窗监管,一

键共享，一网关联。系统应彻底摒弃许可、监管、申/投诉、抽检、网格化等职能和流程各自为政、相互封闭的建设思路，摒弃各家机构"自扫门前雪"的思想，摒弃监管职能机构搞信息化不管服务民众、服务产业发展的思想，充分贯彻开放、协作、共享的理念，以信息化助推监管职能现代化为核心，着力满足监管与信息惠民两类需求，面向监管部门、生产经营者、消费者、体检机构四个终端，突出网格化平台、检验检测平台、溯源平台、诚信平台的建设，按照"五个一体化"的模式，融合云计算、物联网、大数据、地理信息、移动互联和数据交换等新技术，为全市打造覆盖全流程、全区域、全时段的智慧健康服务系统。通过系统可以做到服务对象一键申请、一键审批、一键预约体检办证、一键领证、一键监督、一键执法的智慧健康服务。

（二）创新健康培训方式

依托手机客户端、微信公众号等多种网络培训方式，培训内容包括食品安全法、公共场所管理条例、传染病的检验检测技术、卫生知识培训技巧，以及传染病、慢性病的健康教育知识和健康促进策略。

（三）加强质控工作，严格督导管理，确保健康检查质量

由卫生行政部门牵头，对开展健康体检、卫生知识培训机构进行业务督导。督导应定期，每月或每季度进行，内容包括预防性健康体检、卫生知识培训、执业机构资质要求、个人资质要求、仪器设备、软件设置、体检工作程序等，一旦发现问题，及时下发督导意见书，并根据具体情况限定解决问题的时间。

（四）"互联网＋"服务办事

建议通过一号办理，行政许可、身份确认审批全部可以实现网上办理。申办事项的民众通过系统办证模块录入统一的社会信用代码，商户的各项信息就通过法人库共享到智慧许可子系统，完成身份确认的信息采集，直接进入许可申请资料预审环节，达到"互联网＋公共服务""一号办理"的水平。

（五）"互联网＋"服务自律

食品安全的第一责任，是生产经营者主体责任。需要食品生产经营者知法、依法、守法。建议通过贯彻互联网思维，在设计开发时，将生产经营者视同客户，设计开发出生产经营者终端页面，通过互联网将法律信息适时分享给生产经营者，使他们可以适时掌握法律法规动向，适时掌握自身守法生产经营情况。

（六）"互联网＋"服务消费

通过信息惠民平台，将商家办证信息，通过网络等方式分享给民众，为市民及时提供食品安全资讯，使市民放心消费，并为民众提供投诉渠道，形成全民监督的氛围。

# 全媒体背景下以医院为中心的
# 慢性病健康教育的可持续发展

罗健

华中科技大学同济医学院附属协和医院

【摘要】健康教育是实现"健康中国 2030"战略目标的重要内容。本文分析了以医院为中心的健康教育在需求侧与供给侧现存的问题，媒体对医院健康教育发展的影响，以及医院在开展健康教育过程中需要解决的问题，提出了以医院为中心慢性病健康教育的发展方向及亟须解决的问题，以提高以医院为中心的健康教育的公信力与服务社会的能力，实现医院健康教育的可持续发展。

【关键词】全媒体　慢性病　健康教育　可持续发展

2012 年我国确诊的慢性病患者人数已经超过了 2.6 亿，慢性病导致的死亡占总死亡人数的 85%。慢性病已经成为我国突出的社会问题与重大公共卫生问题。《中国居民营养与慢性病状况报告（2015 年）》的数据显示：2012 年全国 18 岁及以上成人高血压患病率为 25.2%、糖尿病患病率为 9.7%，与 2002 年相比，患病率呈上升趋势。40 岁及以上人群慢性阻塞性肺病患病率为 9.9%。随着人口的老龄化加剧和慢性病所造成的巨大负担，许多国家为了遏制不断上涨的医疗费用，纷纷开始推动健康促进和健康管理。《"健康中国 2030"规划纲要》提出了"共建共享、全民健康"的战略主题，该规划在第二篇普及健康生活的第四章和第五章中分别提出了加强健康教育、塑造自主自律的健康行为。由此可见，健康教育在慢性病的防治中发挥着举足轻重的作用。健康教育是指通过有计划、有组织、有系统的社会和教育活动，促使人们自愿地改掉不健康的行为，消除或减少影响健康的危险因素，预防疾病，促进健康，提高生活质量。2007—2012 年全国医院门急诊情况显示，五年间全国医院门急诊总人次数由 158191.7 万人次增加到 248309.1 万人次，年均增速为 9.44%，其中急诊每年平均增速为 15.75%，老年复杂慢性病等非急症患者长期占用急诊住院服务，耗用了急诊科近七成的诊疗服务资源。因此，加强慢性病的健康教育与健康管理能有效释放有限的急诊及住院医疗资源。然而，如何提高慢性病健康教育的有效性及患者健康行为的依从性是当前以医院为中心的慢性病健康教育迫切需要解决的现实问题。

## 一、以医院为中心的慢性病健康教育存在的主要问题

健康教育的实质是一种干预,它向人们提供改变行为和生活方式所必需的知识、技术与服务等,而检验其干预效果的标尺即为患者对健康教育的依从性。现阶段,以医院为中心的慢性病健康教育仍存在诸多问题有待解决,具体表现在健康教育的供给侧与需求侧。

### (一)以医院为中心的慢性病健康教育供给侧存在的问题

#### 1. 医院对慢性病危险因素的认知与干预不足

慢性病与健康危险因素密切相关,往往是一因多果、一果多因、多因多果交错混合。而我国医疗服务体系的主体——公立医院普遍重视"果",即疾病的治疗,而对"因"即危险因素的认知及干预不足。这种不足体现在以下三个方面:第一,对健康管理中"可改变的危险因素"如吸烟、饮酒、饮食、体力活动、心理因素等健康教育及行为矫正的频率、力度及效果监测不足;第二,对于一些中间危险因素,如肥胖、高血压、血脂异常等问题的预警警示、早期干预、监测与宣教不够;第三,对于慢性病的远端危险因素,如社会经济、文化因素,以及生活环境等因素几乎未予关注。因此,这些影响患者健康的可改变的危险因素、中间危险因素及远端危险因素仍长期伴随并影响患者的生活与行为,使慢性病反复发作与发展。

#### 2. 健康教育流于形式,尚未建立专门的组织与管理体系

2016年,北京医院疾病控制处李晓琳对8家公立医院实施健康教育情况进行了调查,结果显示:医院开展了形式多样的健康教育活动,但从整体上看,这些工作流于形式,缺乏行之有效的统一模式与完整体系。多数被调查的医护人员都认为,健康教育工作"重要"或"非常重要",认为健康教育是医疗护理工作的一部分。但在落实时却面临很多的困难,主要体现在健康教育工作得不到足够重视、从事健康教育的专职人员及专项资金短缺、医护人员未接受专业的健康教育相关知识与技能的培训、没有时间等。同时,医院普遍缺乏健康教育有效的考核体系,虽然大多数医院已经建立了健康教育三级网络机构,并且也把健康教育工作纳入了医院管理体系,但在实际工作中,健康教育更多的是医务人员自发的、零散的行为,缺乏明确的职责要求、考核标准或奖惩措施。

#### 3. 医护人员缺乏健康教育的专业知识与技巧

医护人员缺乏规范化的健康教育知识与技能的培训,对患者进行健康教育的形式单一,往往采用口头说教,使用健康教育宣传手册、健康教育处方等资料进行教育,且健康教育内容简单,缺乏个性化教育,对健康教育时机把握不当,只是单纯地完成任务。因此,医院健康教育工作效果并不十分理想,患者对健康教育的依从性尤其是行为改变不佳。

## （二）慢性病健康教育需求侧存在的问题

在《"健康中国 2030"规划纲要》的社会背景下，健康教育的需求侧——患者及其家庭健康需求也发生着变化。其具体表现在以下方面：①随着人民生活水平的提高，全民保健意识增强，对健康教育的需求逐年上升。②信息技术的迅猛发展，人们的工作方式、获取信息的途径和学习方式均发生了巨大变化，人们的学习与生活越来越依赖网络，因此，利用网络虚拟社区进行健康教育是网络时代众多网民的新需求。③我国网民主要为青中年人群，学习理解力强，其对健康教育内容的需求更全面、更详细、更深入。④国民对"防未病"的意识增强，对"防未病"的健康教育知识如疾病各危险因素的预防、健康生活方式等的需求增加。⑤个体对碎片化时间的健康教育的需求增加。由于中国网民数量巨大，其使用手机上网的时间呈现明显的碎片化，进餐前、上厕所时、等公交车及公交车上、睡觉前等为其主要的上网时间，因此，其对碎片化时间的健康教育需求增加。

# 二、媒体对医院健康教育发展的影响

## （一）新媒体的特点与发展现状

### 1. 新媒体的特点

有学者曾提出，在广播、报纸、周刊（杂志）、电视四大传统媒体之外的"第五媒体"就是新媒体。新媒体主要是以计算机信息处理技术为基础、以电信网络为运作平台的媒体形态，新媒体使用有线与无线通道传送，如互联网、手机媒体等。新媒体的迅速发展掀起了传媒产业革命的新浪潮，与传统媒体相比而言，新媒体具有个性化突出、受众选择增多、表现形式多样、信息发布实时等特点，具有双向互动性、数字化、多媒体等优势。因此，新媒体的受众范围巨大。

### 2. 新媒体的发展现状

2017 年 1 月 22 日，中国互联网络信息中心（CNNIC）在北京发布第 39 次《中国互联网络发展状况统计报告》，截至 2016 年 12 月，中国网民规模达 7.31 亿，相当于欧洲人口总量，互联网普及率达到 53.2%。其中，我国手机网民规模达 6.95 亿，手机网民占比达95.1%，台式电脑、笔记本电脑的使用率均出现下降，手机不断挤占其他个人上网设备的使用时间。我国网民以 10～39 岁的群体为主，占网民总人数的 73.7%。其中 20～29 岁年龄段的网民占比最高，达 30.3%；10～19 岁、30～39 岁群体占比分别为 20.2%、23.2%，40 岁以上中高龄群体的占比为 23.1%。网民中具备中等教育程度的群体规模最大，初中、高中/中专/技校学历的网民占比分别为 37.3%、26.2%。中国网民的人均周上网时长为 26.4 小时，网络直播类 App 在 17 点、19 点、22 点和 0 点出现四次使用小高峰；微博社交类 App 用户在 10 点之后使用时间分布较为均衡，在 22 点出现较小使用峰值；微信朋友圈、QQ 空间的用户使用率分别为 85.8%、67.8%，微博作为社交媒体的使用率为 37.1%。79.6%的网民最常使用的 App 是微信，其次为 QQ。同时，新增网民年龄呈现两极化趋势,19岁以下、40岁以上人群占比分别为45.8％和40.5％,互联网向低龄、高龄人群渗透明显。

### (二) 全媒体背景下以医院为中心的健康教育的发展现状

全媒体是信息、通信及网络技术条件下各种媒介实现深度融合的结果,是媒介形态大变革中最新的传播形态。全媒体是在具备文字、图形、图像、动画、声音和视频等各种媒体表现手段基础之上进行的不同媒介形态(纸媒、电视媒体、广播媒体、网络媒体、手机媒体等)之间的融合,产生质变后形成的一种新的传播形态。

2013年黎慕等人对我国四省市医疗卫生机构健康教育工作现状和需求的调查结果显示,99.10％的医生和护士在诊疗/护理过程中基本上均对患者开展健康教育,医生和护士开展健康教育的比例分别为98.5％和99.7％,医护人员开展健康教育的形式中口头教育比例最高,占77.15％,其次从高到低依次为发放/播放宣传材料、病案记录和其他形式,分别占14.72％、7.13％和1.00％。建议在利用传统媒体与平面媒体的基础上,开发新媒体技术,如网站、微博、手机微信等,充分利用资源进行防病治病常识的普及和宣传,提高全民健康意识。尽管此调查结果显示以医院为中心的健康教育在主体上仍以口头、发放或播放宣传资料的传统方式为主,不仅费时、费力且工作效率低,但是在全媒体背景下,部分医院、科室已利用新媒体开展了各种形式的健康教育。江西某医院在"医院电子图书馆"建设的基础上,通过二次开发提炼出健康教育、疾病知识、药品知识等信息资源,通过武警部队三级网、HWIFI、微信等网络平台发布,为健康教育工作提供信息化工作平台;有的医院将手机App应用于哮喘、耳鼻喉疾病、孕期保健、高血压、糖尿病的健康教育与管理等方面,特别在糖尿病的管理方面体现了巨大的优势。它是通过健康教育、数据采集、智能统计分析、血糖风险评估、在线医生咨询、健康管理师主动辅导等手段,给服务人群提供行为方式、饮食习惯等自我管理的教育与辅导。一些医院、科室采用微信公众平台、微博等实施健康教育与互动;定时或不定时地向患者及家属推送有关健康教育的资料、视频等。

## 三、医院采用全媒体进行健康教育存在的问题

### (一) 采用传统媒体进行健康教育的受众人群减少,健康教育的覆盖面及效果下降

我国目前互联网普及率已达到53.2％,受众人群已明显超过了传统媒体,因而传统媒体的受众人群已萎缩,公众影响力下降。目前,有相当一部分人群获取知识、信息的习惯已发生变化,手机成了他们主要的信息获取工具,不通过看报、看电视接收信息的群体越来越多。因此,医院采用传统媒体(如报纸、广播、电视等)进行健康教育因受众面狭窄导致健康教育覆盖面及效果下降。因10～39岁网民占所有网民的比例为73.7％,故传统媒体进行健康教育时对此群体的覆盖面尤其薄弱。媒体对受众人群的影响力,归根结底必须以受众人群的认可性接受为

前提和基础,而覆盖面不足必将影响受众人群从健康教育中获益,降低其社会效益与效果。

(二)医院采用微信公众平台等新媒体进行健康教育时信息的科学性和准确性难以保证

目前,许多医疗机构、科室为了稳定自己的就诊患者人群常常建立了专科或专病的微信群,由部分年轻医生(甚至是未毕业的研究生)、护士进行管理,对患者及家属提供健康教育或健康咨询。由于医疗机构尚未建立对自媒体的信息进行审批把关的规范或制度,科室也未有安排高年资的专业人员对群中所发布的健康教育资料的科学性、正确性、严谨性进行把关的要求与流程,有的健康教育资料甚至直接从网络中获取并转发,因此,健康教育信息的科学性与准确性存疑,此将损害患者及家属的健康利益。

(三)新媒体进行健康教育传播的公信力难以保证

新媒体是以数字技术为基础的媒体,借助于数字化网络的媒介用户,既是信息传播者又是信息接收者,传播者与接收者的角色并不像以前大众媒体时代那样固定,任何媒介用户都可通过新媒体渠道发布信息,可以承担传播者的角色。在信息的传播过程中,人们似乎有一种"先入为主"的惯性思维,在权威媒介信息滞后的状态下,以网络、短信、小道消息为主要传播渠道的搅扰人心的"流言"给政府和医疗部门的健康教育传播形成了阻力,侵蚀了正规传播主体如政府与医疗卫生部门进行健康教育传播的公信力。同时,健康教育信息的爆炸式增长,使正规传播主体发布的健康信息在海量的信息中被"淹没或稀释",也降低了其公信力。另外,受众人群对信息的盲目化使其无法在众多信息中真正识别出权威、科学的健康教育信息,从而影响了受众人群对正规传播主体的公信力。

(四)以新媒体为媒介的健康教育的受众人群有局限性

中国互联网络信息中心(CNNIC)发布的第 39 次《中国互联网络发展状况统计报告》显示,截至 2016 年 12 月,我国网民中 40 岁以上的网民的占比为 23.1%,其中 40～49 岁网民的占比为 13.7%,50～59 岁网民的占比为 5.4%,60 岁以上网民的占比为 4%。对于慢性病而言,其高危年龄群主要为 40 岁以上人群,而此人群组中,50 岁及以上患者使用网络者的比例较小,如果仅采用新媒体进行健康教育,势必将使受众人群局限为能使用网络者,从而导致许多真正需要健康教育的慢性病患者或高危人群不能受益。

## 四、以医院为中心的慢性病健康教育的发展方向

(一)以医院为中心的慢性病健康教育应该以受众的参与为前提

以医院为中心的健康教育主要采用一种患者被动接受的方式,长期以来,患者只是沉默地接受,对健康教育的内容、方式、方法是否适合自己无主动权、决定权。此种健康教育模式也无法考虑不同年龄、不同疾病期、不同社会文化背景患

者的健康教育需求的差异。因此，医院健康教育者应转变观念，以受众的主动性、参与性为前提开展健康教育工作。应鼓励受众主动表达自己的健康教育需求、主动参与制订自己的健康教育计划，主动反馈健康教育效果与建议。受众的高度参与性和互动性也将促进医院健康教育者不断反思自己教育中的不足，并根据受众的需求与建议持续改进健康教育的内容、方法。

（二）以医院为中心的健康教育应重视慢性病各级危险因素的教育与干预

长期以来，以医院为中心的健康教育主要围绕"慢性病的症状与治疗、护理"展开健康教育，而对慢性病的各级危险因素（可改变的危险因素、中端危险因素、远端危险因素）的重视与干预不足。其原因可能与慢性病患者病程长，一般仅在病情急性发作、病情加重、疾病终末期已出现多种并发症或伴有其他疾病的情况下选择入院，此时，医护人员的关注与教育重点主要围绕疾病当前的生理、心理变化问题而展开；同时，医护人员对慢性病健康管理中的危险因素的管理与干预的认知意识及干预的方法与技能尚不足，故对各级危险因素与患者疾病的因果关系、由此所造成的疾病负担、社会负担问题的认知有待加强。许多人认为对危险因素的干预主要是疾病控制中心、社区公共卫生人员的职责。而目前我国各省疾病控制中心与社区已经在对慢性病、健康人群的健康管理、健康教育、健康传播方面展开了系列工作，但其真正与每个患者点对点、问题对问题进行辅导还相距甚远。因此，医院健康教育人员尤其要采取有效的方法、措施对慢性病可改变危险因素（如吸烟、饮酒、饮食、体力活动、心理精神因素等）进行干预矫正，定时监测其行为矫正的依从性，随访追踪其出院后的健康生活行为的依从性，并给予持续的跟踪与辅导。

（三）应在政府主导下建立慢性病健康管理的 App，在 App 平台上实现及时的个性化健康教育，使医院健康教育可持续发展

2013 年 9 月美国食品药品管理局（FDA）颁布了"移动医疗应用指南"，同年美国 Welldoc 公司的一款名为"BlueStar"糖尿病移动医疗应用通过了 FDA 的 Ⅱ 类医疗器械审批认证，"BlueStar"也是美国第一个处方 App，由医生开具、医疗保险公司付费。中国疾病预防控制中心进行了"糖尿病移动医疗 App 有效性评估研究"，其结论显示该 App 有助于提高糖尿病患者血糖监测、有效运动及规律服药等行为的依从性，血糖控制效果明显，糖尿病移动医疗 App 是一项控制糖尿病的适宜技术。糖尿病移动医疗 App 基于应用网络和智能技术，整合医疗与信息资源，其关键环节在于健康数据信息的获取、传输、处理和反馈等技术，通过高品质与高效率的健康监测与评估体系，制订健康管理方案和开展健康教育，实施健康干预与疾病治疗等。移动医疗 App 可以有目的性和有针对性地向 App 用户推送健康教育内容，建立 App 用户与医生及健康教育者之间的双向交流与服务，可以实现对患者点对点的个体化教育、对其病情与健康行为依从性进行监测与追踪，并且也可以满足 App 用户利用碎片化时间上网、主动参与健康管理的要求。同时，健

康教育可以兼顾患者年龄与兴趣、生活习惯特点，使受众利用碎片化时间阅读发布的健康教育信息及参与互动。因此，移动医疗 App 应是慢性病健康教育、管理的可持续发展方向。目前，市场上由第三方研发的慢性病管理 App 五花八门，其开发者、版块设计、功能等均有不同差异，有效性缺乏权威机构的认证与评估，也不利于各医院大数据的集合，同时还存在医院、患者数据及信息由第三方控制或外泄的风险。因此，建议应在政府主导下建立慢性病健康管理的 App，并使各专病的 App 达到区域内统一，便于慢性病大数据的集合及增强信息的安全性。在移动医疗 App 平台上实现个体化、及时的健康教育与健康行为的监测与追踪，是医院健康教育可持续发展的方向。

（四）传统媒体和新媒体相结合开辟医院健康教育的新天地

传统媒体在理论与实践层面都经历了较长的历史发展，积累了经过时间检验的独特优势，拥有强大的内容生产力，报道内容的深度、广度、高度方面是新媒体所不能比拟的，并具有良好品牌和知名度的优势，一直具有稳定的受众群与信誉度。而新媒体具有信息发布及时、个性化突出、表现形式多样、受众人群巨大、信息发布零费用、可以与受众真正建立联系等特点。传统媒体与新媒体各具优势，但两者在锁定的受众人群、对社会造成影响的深度、可信度方面均具有差异。因此，医院健康教育应充分应用不同媒体的优势，将传统媒体与新媒体进行有机整合，综合有效地利用不同传播媒介的特性来进行健康教育，以开辟医院健康教育的新天地，提高医院对社会的服务能力与社会影响。

## 五、当前以医院为中心的慢性病健康教育亟须解决的问题

公立医院作为我国医疗服务体系的主体，应在慢性病的防治中发挥重要的服务社会的角色。面对当前医院健康教育的现存问题，医院亟须解决以下问题。

（一）加强健康教育人员的队伍建设与规范化培训

从事健康教育的专职人员及专项资金短缺、医护人员未接受专业的健康教育相关知识与技能的培训是医院健康教育工作普遍存在的问题。故医院应尽快建立健康教育的专职人员与兼职人员的专业队伍，探索健康教育专业人员规范化培训机制，加强对健康教育人员的规范化资质培训与定时的复训。培训的内容应结合实际健康教育工作需要，如健康风险评估、健康行为生活方式的干预、社会化媒体健康教育技术的开发与应用、健康教育效果评价等；并应培训具体工作方法（如健康教育计划、实施、监测、分析、追踪等）；同时需兼顾健康教育综合能力培养（包括人际交往、沟通、专业业务、组织管理、调研、科研等）。对于通过规范化资质培训的人员应授予健康教育的资质准入证。另外，医院还需建立健康教育专业人员的复训机制，每 3 年进行复训，使其专业知识与干预能力与时俱进。

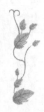

## （二）医院应建立对健康教育内容发布的审核机制

健康教育在防治慢性病的"战役"中举足轻重。然而,采用新媒体进行健康教育,因网络媒体缺乏监管,无论是媒体内部还是外部都缺少一个切实可行的监管制度,"把关人"缺失,由于传播缺乏科学性、准确性的健康教育信息而丧失受众的公信力,甚至损害受众健康利益,故医院应建立对本机构内新媒体健康教育网络的登记与审核、建立监管机制,明确监管责任,落实健康教育传播前的专业审核,提升医院健康教育的准确性与专业性,更好地服务社会。

# 参 考 文 献

[1] 李新华,陶金.浅谈健康和健康教育[J].中国全科医学,2001,4(5):337-339.

[2] 黄竹航,由天辉,赵新华.慢性病健康教育研究进展[J].中国初级卫生保健,2012,26(5):39-41.

[3] 王培玉,刘爱萍.健康管理学与健康管理师——人群健康领域的一个新学科、卫生行业的新职业[J].北京大学学报(医学版),2013,45(3):347-351.

[4] 李晓琳.8家公立医院实施健康教育情况调查[J].中华医院管理杂志,2016,32(4):319-320.

[5] 俞文敏,黄美红,张学敏,等.对网上天涯社区健康教育需求的分析[J].护理研究,2009,23(25):2347-2349.

[6] 高凡.新媒体环境下的健康传播研究[D].武汉:武汉理工大学,2014.

[7] 罗鑫.什么是"全媒体"[J].中国记者,2010(3):82-83.

[8] 黎慕,段斯文,卢永,等.我国4省市医疗卫生机构健康教育工作现状和需求调查[J].中国健康教育,2016,32(6):554-556.

[9] 陈祖林,谢长俊,徐志荣,等.医院健康宣教综合知识资源数据库的建设与应用[J].中华医学图书情报杂志,2015,24(9):50-52.

[10] 栾伟,周诗雯,傅佳顺,等.健康教育类手机软件应用程序的发展及应用[J].中国实用护理杂志,2016,32(20):1597-1600.

[11] 徐杰.微信公众平台在医院健康教育中的应用[J],中国健康教育,2015,31(1):86-87.

[12] 胡洋,刘秀荣,魏娜,等.北京健康教育微博体系初建参与者网络及微博使用习惯的现状分析[J].中国健康教育,2014,30(8):706-708.

[13] 吕锡成.从认同性角度谈当代媒体文化的影响力——以中央人民广播电台《国防时空》节目为例[J].中国广播,2013(11):53-55.

[14] 胡洋,刘秀荣,魏娜,等.北京健康教育工作者微博等新媒体使用现状调查[J],中国健康教育,2013,29(7):641-642.

[15] 邓勇,郭胜习,马韶青.健康传播公共信赖机制构建探析[J].中国健康教育,2015,31(4):425-427.

[16] 石文惠,张红艳,谭枫.糖尿病移动医疗App有效性评估研究[J].中国数字

医学,2016,11（4）:29-31.

[17]　李帅帅,张恩科,李敏,等.糖尿病 APP 管理价值与应用研究[J],中国医疗设备,2015,30(8):144-146.

[18]　苏娟.健康传播中网络媒体的公信力[J].中国传媒科技,2014(8):25.